스스로 통증을 다스리는 법

이 책에는 목과 등 부위에 나타나는 여러 통증에 대해 구체적인 의료 진단이나 의약품 복용법, 수술, 영양 조절 등에 대한 사항이 나와 있지 않다. 대신 자신이 직접 치료를 하면서 어떻게 스스로의 문제를 다스릴 수 있는지에 대한 내용이 나와 있다. 즉 각 신체 부위의 조화가 이루어진 상태에서 힘을 그다지 들이지 않으면서 숨쉬는 방법만 개선하는 것과 같이, 자세나 움직임을 바꾸는 방법을 배움으로써 척추에 오는 통증을 직접 경감시킬 수 있다는 게 이 책의 전제이다.

책에 설명되어 있는 좋은 움직임/자세들을 출근길에 운전하면서든지 운동하면서든지 모든 일상생활에 적용시켜야 한다는 점을 명심하자. 움직임/자세를 취하면 각 신체 부위들에 어느 정도의 힘이 집중되는데, 이 때 다양한 자세에 따른 반응을 잘 인식해야 한다. 지속적인 통증 완화를 위해서는 어떤 자세가 좋은지 나쁜지를 인식할 수 있을 정도가 되어야 하고, 더 나아가서는 특정 신체 부위에 나쁜 자세가 무엇인지를 인지했을 때 다른 적절한 자세로 대체할 수 있을 정도가 되어야 한다. 이런 과정을 통해 통증에서 벗어나 자신의 인생을 스스로 다스릴 수 있게 된다.

prologue

1장에서는 전기적 체계와 구조적 체계가 통증을 심화시키거나 완화시키는 데 어떠한 영향을 주는지에 대해 간략하게 소개한다. 전기적 체계는 신경 체계를 일컫는 말로, 신경 체계가 통증을 야기하고 재발시키거나 혹은 편안한 기운을 주는 등의 활동을 전기로 대체해서 생각해보면 이해가 훨씬 쉬워진다. 예를 들면, '무통(無痛)회로'를 이해함에 따라 통증을 다스릴 수 있다. 구조적 체계는 근육 골격 체계를 의미한다. 어떤 식으로 나타나든 간에 통증이 척추의 구조적인 문제 때문에 발생했다면 구조적 체계를 바르게 자리잡고, 교정하고, 강화해야 한다.

2장은 통증이 심해져서 짧은 순간 안에 바로 완화시키고 싶을 때 쓸 수 있는 방법들을 소개한다. 고통을 경감할 수 있는 자세, 움직임, 호흡법, 명상법 등과 신체 외의 것을 활용하는 고통 경감 '담요' 방법 등이 설명된다.

일상생활에서 스스로 목이나 등, 허리의 통증을 다스리는 방법

보문각

prologue

이 책은 목이나 등 부위에 통증이 있는 사람들이 스스로 통증을 다스릴 수 있도록 하는 지침서로, 스스로를 돌보면서 움직임, 자세, 휴식이나 운동 등을 어떻게 취해야 하는지에 대한 실용적인 전략을 제시한다. 특히 일상생활에서의 자세나 움직임을 교정해서 통증을 완화시키고, 더불어 매무새를 단정히 할 수 있도록 돕는다.

누구나 머리, 목, 어깨, 등, 골반 등 신체 어느 부위에서건 통증을 한 번쯤은 겪어봤을 것인데, 팔과 다리 부위의 통증은 사실상 목이나 등 부위에서 비롯된다. 통증을 최근에 느껴봤거나 벌써 몇 년째 겪고 있는 사람도 있을 것이고, 이러한 통증의 원인은 사고, 노화로 인한 신체 구조의 퇴보, 장기간 지속된 나쁜 자세, 질병 등이라 할 수 있다. 통증을 느껴서 조언을 구했을 때 그냥 참고 살라는, 간단하게 말해서 활동을 자제하라는 말을 들어본 적이 있을 것이다. 통증의 원인이나 위치, 기간 등에 상관없이 이 책에 설명된 자세 교정 방법을 따라해 주면 활동을 자제하지 않으면서도 통증을 완화시킬 수 있다.

책의 구성

3장에서는 앉을 때, 설 때, 걸을 때, 구부릴 때, 물건을 들어올릴 때 어떤 움직임이 좋고 나쁜지에 대해 설명한다. 이 장에 나와있는 간단한 자세 교정 방법, 신체 역학 개선 방법들을 배운다면 목과 등 부위의 통증은 분명 줄어들 것이다. 이로써 궁극적으로는 통증을 완화시키고 신체의 기능을 향상시킬 뿐만 아니라 더욱 건강하고 매력적인 매무새를 갖추게 될 것이다.

3장에 이어서 4장에서는 일상 생활과 관련된 움직임에 대해 조언한다. 일반인의 24시간 주기를 토대로 목욕, 탈의, 통근, 가사일, 원예 작업, 회사일 등과 같은 구체적인 상황 하에서 어떤 움직임이 좋고 나쁜가에 대해 알려준다.

마지막으로 5장은 목이나 등 부위에 통증이 있는 사람들이 운동을 할 수 있는 전략을 제시한다. 몸의 유연성, 힘, 근력 등을 키워야 하는 이유, 안전한 운동 방법, 운동 중 하지 말아야 할 나쁜 움직임 등에 대해 설명하고, 통증을 최대한으로 심각하게 할 수 있는 잘못된 운동 유형과 방법에 대해서도 알려준다. 건강에 도움이 되는 좋은 운동과 오히려 몸에 해가 되는 나쁜 운동에 대해 잘 이해하는 것이 중요하기 때문이다.

prologue

이 책을 처음부터 끝까지 쭉 읽어나간다면 질리게 될 수 있고, 비효율적일 수 있다. 다음 사항들을 읽고 자신에게 가장 중요하고, 효과를 볼 수 있다고 생각되는 정보를 얻을 수 있는 장(章)을 그 때 그 때 읽으면 더욱 효과적일 것이다.

1장은 2장-5장을 어떻게 사용해야 할 지에 대해 간략하게 소개하므로 1장을 제일 처음으로 읽는 것이 좋다.

현재 통증이 심해져서 일상적인 활동을 하는 데 문제가 있다면 2장을 읽어야 한다. 고통을 경감할 수 있는 추천 자세들에 대해 읽고 자신의 통증을 해결해 줄 것 같은 자세들을 직접 따라 해봄으로써 통증이 어떤 형식으로 나타나건 간에 효과가 있는 호흡법, 명상법, 경감 '담요' 방법 등과 같은 유용한 정보를 얻게 된다.

특정한 자세나 움직임 때문에 통증이 증가되거나 야기된다면 3장과 4장에 설명된 내용들을 참고하라. 예를 들어, 앉아있을 때 통증이 심해지는 것 같다면 3장의 '앉기' 부분과 4장에 나온 구체적인 앉는 방법들을 참고하면 된다.

이 책의 활용법

5장에서 설명한 운동 방법들을 집중적으로 활용하기 전에 2장-4장에 나온 전략이나 방법들에 대해 잘 아는 것이 매우 중요하다. 5장에 나오는 대부분의 구체적인 운동들이 이전 내용에서 이미 언급된 것들이기 때문에, 5장의 운동 방법에 대해 모르는 점이 있거나 문제가 생긴다면 이전 내용들을 다시 살펴보면서 그 방법이 특정 상황에서 좋은 움직임인지 나쁜 움직임인지 확인하면 된다.

책의 마지막 부분에는 빈 페이지들을 삽입해 통증을 스스로 다스릴 수 있는 자신만의 맞춤 프로그램을 간략하게 적을 수 있게 했다. 빈 페이지들에 다음과 같은 사항들을 적으면 될 것이다.

3장-5장을 보고, 자신에게 있어 어떤 자세나 움직임이 가장 자주 통증을 악화시키는지 적는다. 자신의 통증에 가장 알맞은 자세, 움직임, 방법 등을 파악하기 위해 2장에 나온 고통 경감 자세 부분 중 자신에게 해당하는 자세가 나온 페이지 번호, 3장과 4장에서 설명된 추천 자세에서 해당 부분의 페이지 번호를 적는다. 2장-4장 뿐 아니라 5장에 설명된 운동 방법들 중 자신에게 가장 효과적이라고 생각되는 것들을 적는다.

prologue

등이나 목 부위가 아픈 경우 척추의 근육 골격 문제에 전문가인 물리치료사나 의사를 찾아가 통증에 대해 진단 받고 치료도 받을 수 있다. 현재 물리치료사에게 치료를 받고 있다면 이 책은 스스로 치료할 수 있는 방법을 추가적으로 알려주는 것이고, 물리치료사에게 물어봐서 자신에게 가장 적합한 자세나 움직임 등이 어떤 것들인지 알아볼 수도 있다. 물리치료사나 의사에게 치료를 받아본 적이 없다면, 문제가 무엇인지 판단하고 다른 통증의 발병 가능성을 줄이는 동시에 스스로 할 수 있는 치료 방법들을 배울 수 있도록 최소한 한 번의 평가는 해 봐야 한다.

이 책의 내용을 활용하기 전에 꼭 병원 검사를 받아볼 필요는 없다. 하지만, 신체가 어떤 반응을 보이는지를 주의 깊게 살펴야 한다. 이 책에 소개된 고통 경감 방법들을 시도했는데 특정 부위에서 아무런 반응이 없거나, 재발하거나, 악화될 경우에는 병원에 가봐야 한다.

타인에게 치료받기 스스로 치료하기

이 책에 소개된 내용을 활용함으로써 통증이 얼마나 경감될지는 확신할 수 없다. 현재 겪고 있는 통증이 빨리 혹은 점진적으로 줄어들 수도 있고, 아주 조금만 줄어들 수도 있다. 어떤 경우이든 간에 고통을 경감하고자 하는 의지가 왕성하고 소개된 내용들을 잘 활용할 수 있다면, 통증을 스스로 잘 다스릴 수 있고 그에 따른 긍정적인 효과도 얻을 것이다.

언급한대로 목이나 등 부위의 통증을 치료하기 위해서는 관련 분야 의사의 도움을 받아보는 것이 좋다. 이 책을 통해 치료하고자 한다면 그 결과에 대해서는 스스로 모든 책임을 져야 한다.

Contents

Contents

4 신체의 기능에 따른 움직임 / 140

Contents

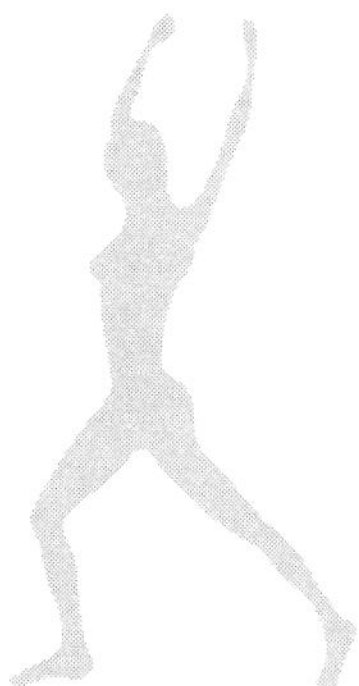

01

전기적 체계와 구조적 체계

전기적으로 통증이 발생하는 것은 대부분 신체의 구조적인 불균형과 전기적인 불균형으로 인한 것이다. 통증을 완화시키려면 이러한 불균형을 가능한 한 많이 줄여야 하는데, 전기적 체계와 구조적 체계가 통증에 어떻게 영향을 미치는지에 대해 먼저 알아보자.

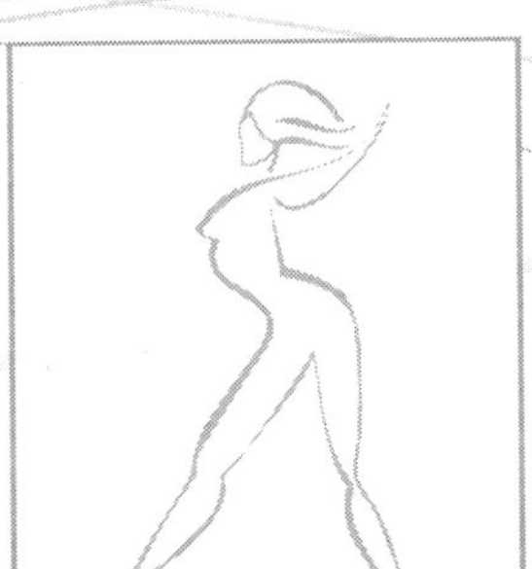

전기적 체계

전기적 체계는 신경 체계인데, 뇌신경이나 척수 등을 비롯한 신체 내 모든 신경들을 포함한다. 전기적 체계는 자동적으로 움직이고, 생각하고, 느낄 수 있는 원동력을 제공하는 복잡한 하나의 회로를 형성할 뿐 아니라 어떻게 움직이고 생각하며 느껴야 하는지 의식적으로 지시하기도 한다. 이 체계 내의 불균형은 통증, 부정적인 감정, 근육의 긴장, 피로 등을 야기한다. 따라서 불균형을 저하시킬 수만 있다면 더욱 안락하고, 편안하고, 힘이 넘치게 될 것이다. 이를 위해 다음에 설명된 전기적 기능들을 잘 살펴보자.

호흡

어떻게 호흡을 하는지는 신경 체계의 전기적 활동들이 어떻게 되어가고 있는지를 여실히 보여준다. 긴장, 불안, 화, 공포, 피로 등으로 인해 호흡을 빨리, 얕게, 불안하게 한다면 신경 체계 내의 전기적 활동들이 증가해서 통증 회로를 가동시킨다(그림 1.1). 통증이나 스트레스가 심해졌을 때는 이에 온 신경이 집중돼서 무의식적으로 나쁜 호흡을 하게 되는 경우가 많으므로 특히 호흡에 주의를 기울일 필요가 있다. 호흡을 가다듬으면 더욱 편안해질 수 있다는 것을 명심하라.

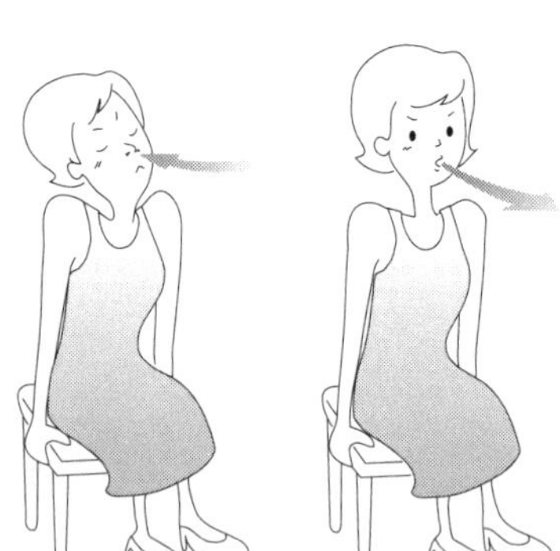

그림 1.1

호흡을 어떻게 하고 있는지 인지하면 호흡 속도를 늦추고 더 깊고 편안한 숨을 쉴 수 있다(그림 1.2). 이렇게 하면 전기적인 과민 정도를 낮추고 통증도 줄일 수 있다.

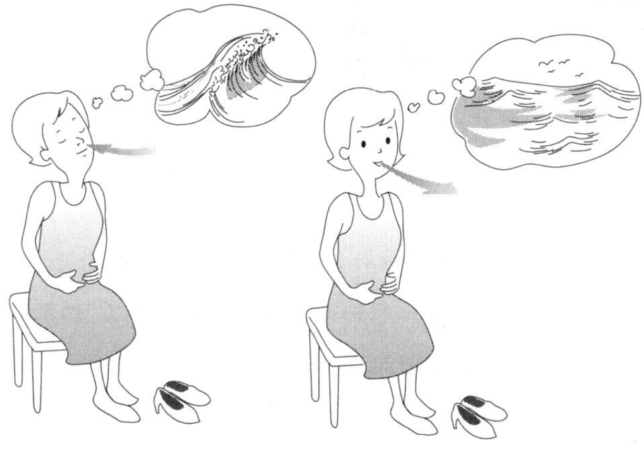

그림 1.2

사고와 지각

화날 때, 걱정될 때, 지쳤을 때, 아플 때, 우울할 때 뇌는 자동적으로 통증에 대한 과민 정도를 증가시킨다. 즉, 평소에는 좋지 않다고 느낄 것을 훨씬 심각하게 느끼게 된다. 어렸을 때 경험하는 것과 비슷한데 예를 들어, 벌받게 될 거라는 걸 알면 그 공포로 인해서 벌을 받기도 전에 긴장하고, 아프고, 호흡이 불안해진다. 공포와 걱정이 부정적인 상상을 하게 만들어 얼마나 많이 아플까, 얼마나 자주 아플까, 얼마나 오랫동안 아플까 하는 등의 생각만 많이 하게 되는 것이다. 호흡을 편안히 하고 긍정적인 생각/상상만 한다면 통증을 줄이고, 더욱 편안해 질 뿐 아니라 문제도 해결될 것이다.

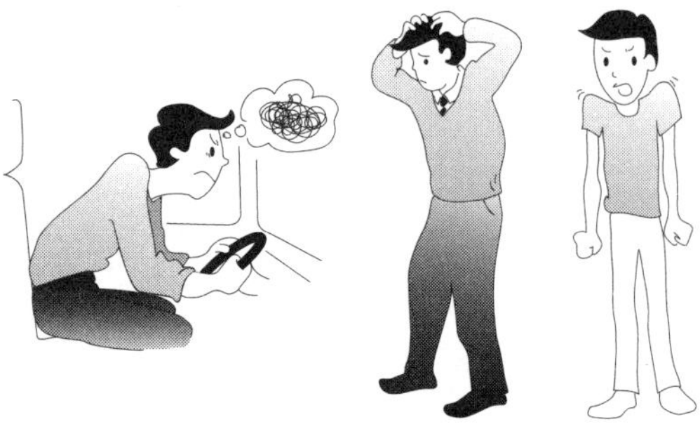

그림 1.3

부정적인 생각은 통증에 대한 과민 정도 외에도, 근육의 긴장이 심화되면서 야기되는 통증도 증가시킨다. 공포, 화, 걱정에 대한 지각은 얼굴, 머리, 척추 주변의 근육 긴장을 심화시키고, 그로 인해 관절들이 한데로 뭉치면서 결과적으로 통증을 심화시킨다(그림 1.3).

우울할 때는 종종 구부정한 자세를 취한다. 우울 증세가 비롯된 이유가 통증이든지 다른 문제이든지 간에 감정적으로 '침체' 되는 것은 자세 면에서도 '침체' 된다는 것을 의미하고, 그로 인해 신체의 체계에 통증을 주는 압박과 긴장을 가하게 된다(그림 1.4).

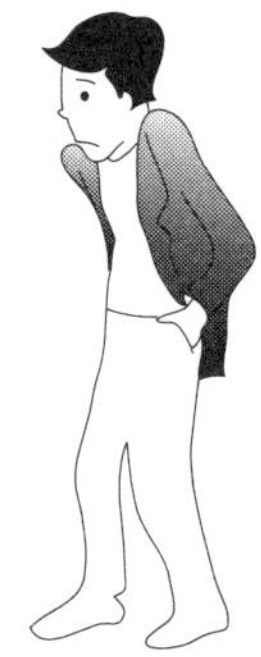

그림 1.4

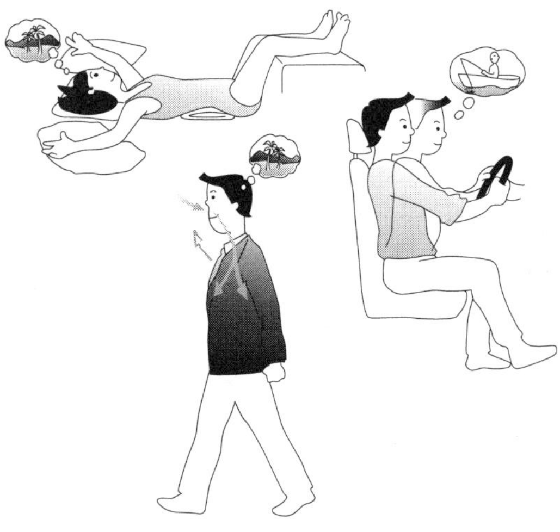

그림 1.5

일상 생활에서 특히 통증, 걱정, 스트레스, 우울 등에서 벗어나고 싶을 때 긍정적인 사고와 지각을 한다면 통증 회로가 심하게 가동되는 것을 막을 수 있다. 긍정적인 생각을 하면 스트레스를 덜 받으면서 더욱 보기 좋은 자세를 취하게 된다. 긍정적인 느낌을 받을 수 있도록 하는 긍정적인 생각들은 실존하는 것이어도 되고 상상의 것이어도 되는데, 외적이나 내적으로 좋은 느낌을 받게 하는 사람이나 장소, 상황 등이 그 예라 할 수 있다(그림 1.5).

근육 긴장

과도한 근육 긴장이라 함은 일부 근육들이 너무 열심히, 너무 오랫동안 일하고 있다는 것을 의미하는데, 이로 인해 근육 내에 화학물질들이 생성되어 종종 '자극점', '고비점' 등과 같이 아주 손상되기 쉽고, 극도로 긴장되어 있고, 굉장히 수축된 근육을 형성하게 된다. 자극점이나 고비점, 근육 경련 등은 모두 너무 많이, 너무 자주 수축되는 근육을 의미하는 말로, 대개 턱이나 목 뒷부분, 어깨, 등, 엉덩이 부분에서 많이 형성된다(그림 1.6).

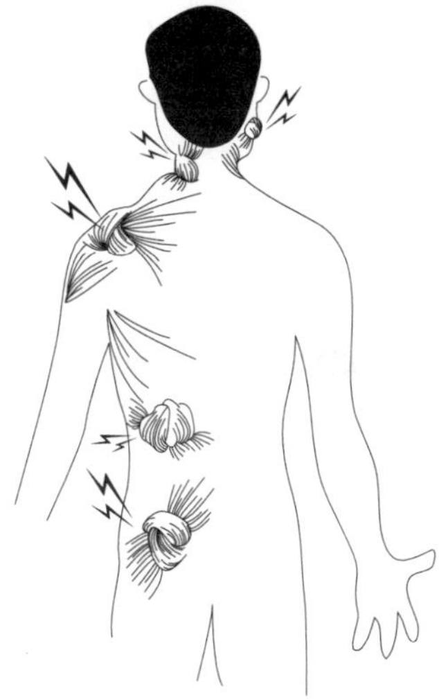

그림 1.6

과도한 근육 긴장은 관절들을 한 곳으로 뭉쳐 압박을 증가시키고, 이로 인해 척추 부위를 따라 통증 회로가 가동될 수 있다(그림 1.7). 이로 인해 목과 등 부위뿐만 아니라 팔이나 다리 부위에도 통증이 증가된다. 따라서 근육 긴장을 심화시키는 사고나 자세, 상황 등에 대해 알고 있어야 한다. 그러면 근육 긴장을 줄일 수 있는 방향으로 호흡, 사고, 지각 등을 의식적으로 조절할 수 있기 때문이다. 즉, 통증을 느끼는 부위의 전기적인 활동을 줄임으로써 긴장을 완화하고 통증을 줄이게 된다(그림 1.8).

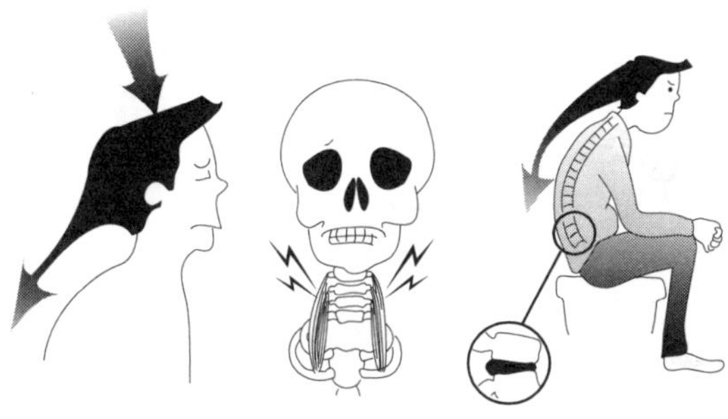

그림 1.7

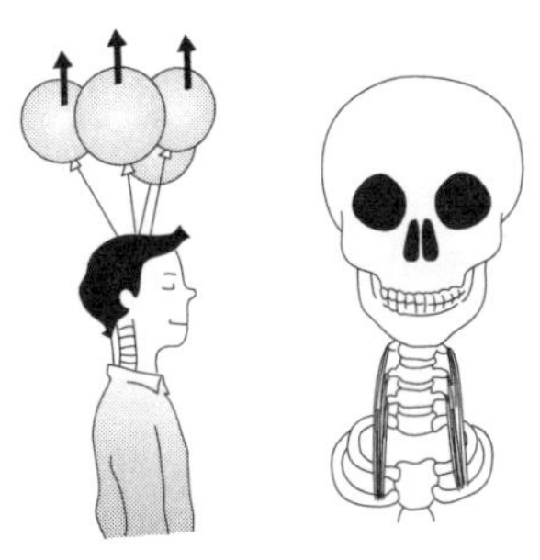

그림 1.8

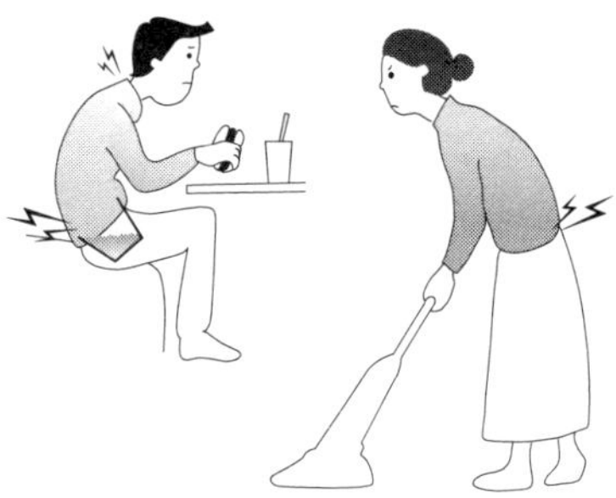

그림 1.9

언급한대로 구부정한 자세도 역시 척추 관절에 압박을 가한다. 구부정한 자세를 계속적으로 취할 경우, 너무 긴장된 근육과 반대로 긴장되지 않고 느슨한 조직들이 공존함으로 인해 과도한 근육 긴장이 야기된다. 이 때 긴장된 부위의 전기 회로가 통증 신경을 가동함으로써 그 부위에 문제가 있음을 알린다(그림 1.9). 검지를 아프지 않을 만큼 최대한 손등 쪽으로 밀어보면 이를 이해하기가 쉬워진다. 뒤로 밀면서 어느 정도가 지나면 통증을 느낄 것이다. 이는 조직들을 원래의 상태로 돌려 놓지 않으면 해가 될 것이라는 점을 전기적 체계가 알려주는 것이다.

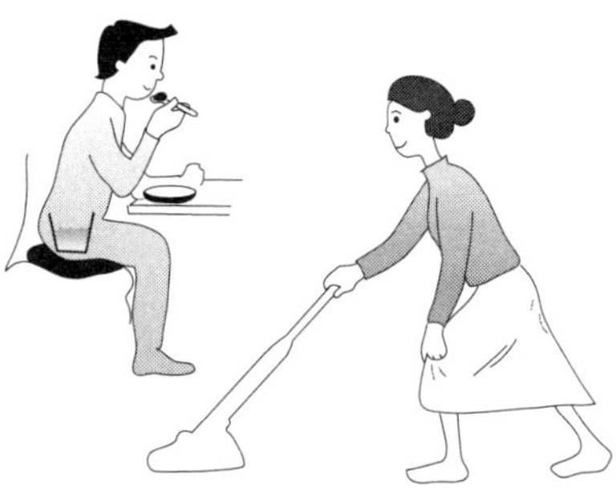

그림 1.10

먼저 예측 가능한 시기, 자세, 기분, 활동 중에 본인이 대개 어떤 자세를 취하는지 인지하고 그런 자세가 어떤 통증을 수반하는지에 대해 적어보자. 그렇게 하면 통증을 줄일 수 있도록 구조적, 전기적인 균형을 향상시키는 방향으로 자세를 교정할 수 있다(그림 1.10).

조직 감각

통증이 장기화되면 움직이지 않거나 접촉을 꺼리거나 잘 하던 것들을 하지 않는 등의 반응을 보이는데(그림 1.11), 이는 모든 활동이 통증을 증가시키는 것 같은 생각이 들기 때문이다. 하지만 오랫동안 활동을 하지 않는다면 전기적 체계는 더욱 예민해져서 통증을 일으킬 확률이 더 높아진다.

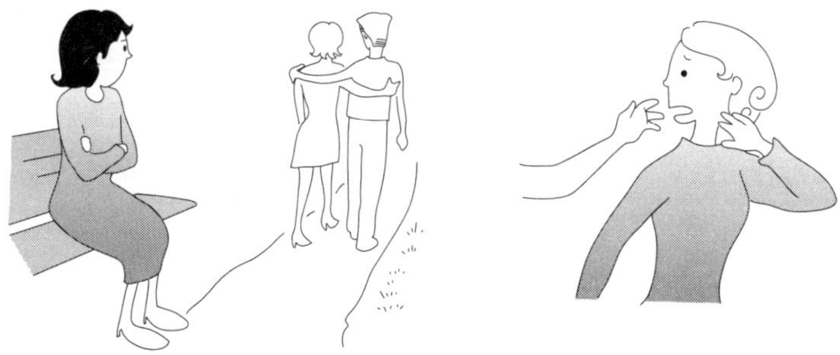

그림 1.11

전기적 체계에는 통증 회로뿐 아니라 무통(無痛) 회로도 있다. 원래 잘 하던 활동들 중 대부분을 안 하게 되면 전기적 체계는 생성된 무통 회로를 사용하지 못하게 된다. 그로 인해 전기적 체계가 무통 회로를 덜 쓰게 되고, 결과적으로 무통 회로보다 통증 회로를 더 자주 쓰게 된다. 즉, 많이 하던 활동들을 멈추는 것은 통증을 증가시킬 뿐이라는 결론이 나온다.

구조적 체계

구조적 체계는 근육 골격 체계를 일컫는 말로, 신체의 '기계적인' 면을 작동시킨다. 구조적 체계에는 골격을 구성하는 뼈, 관절, 골격 등을 연결하고, 움직이거나, 형태를 이루는 겹겹의 근육 조직이 있고, 골격과 근육 조직을 구분 짓는 동시에 매개체가 되거나 이들에 대한 충격을 완화시킬 수 있는 다양한 조직들이 있다.

많은 사람들이 척추 구조상 일부 부위에 어느 정도의 문제를 가지고 있는데, 대개 이러한 문제들은 사고, 노화, 구조 체계의 남용 및 오용 등으로 인해 발생하고 구조적 체계에 통증을 유발한다고 알려져 있다.

통증을 유발하거나 악화시키는 구조적인 불균형으로는 휴식, 일, 운동 등과 같은 일상 생활에서 취하는 불안정한 움직임이나 자세들을 들 수 있다(그림 1.12).

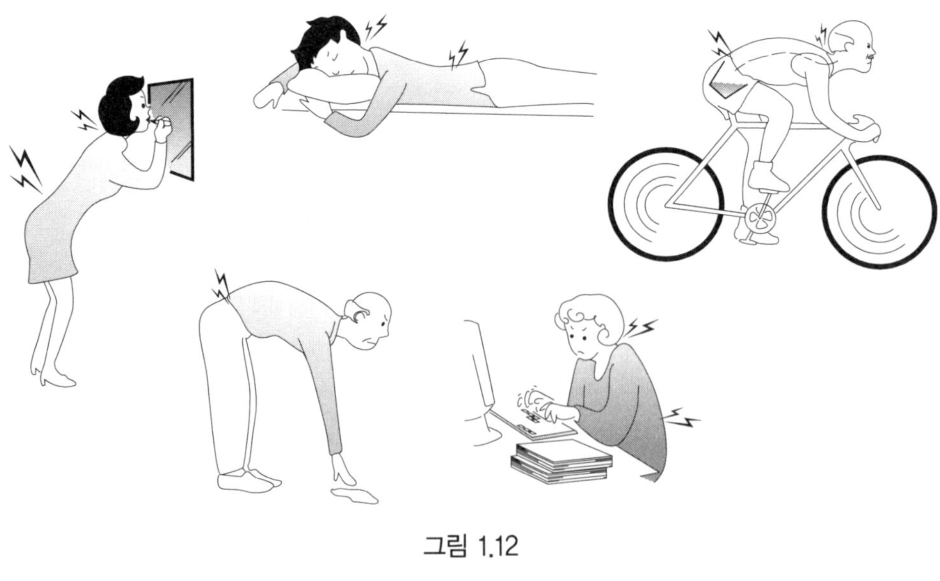

그림 1.12

올바른 움직임

편안함, 기쁨, 즐거움 등을 동반하는 감각이나 활동들을 서서히 진행시킴으로써 전기적 체계가 무통 회로를 가동시킬 수 있도록 해야 한다. 무통 회로의 활동을 증가시키기 위해서는 느리고 편안하면서도 리듬감 있는 움직임들과 마사지, 뜨겁거나 차가움, 편안함을 느낄 수 있는 수준의 전기적 자극 등을 활용할 수 있다. 신체에 어느 정도 내성이 생기기 때문에 일정 시간이 지나면 전기적 체계를 재정비해야 한다. 편안함을 느끼는 수준이 향상됨에 따라 활동의 내용도 더욱 강화해줄 수 있다.

이상적인 관점에서 말하자면 좌우에서 볼 때 척추는 일직선으로 곧아야 하고 좌우 어느 한 쪽으로 치우침 없이 균형이 잡혀야 한다. 또한, 앞에서 뒤쪽으로는 완만한 굴곡을 보이면서 목, 가슴, 허리 부위의 굴곡을 잘 형성해야 한다(그림 1.13).

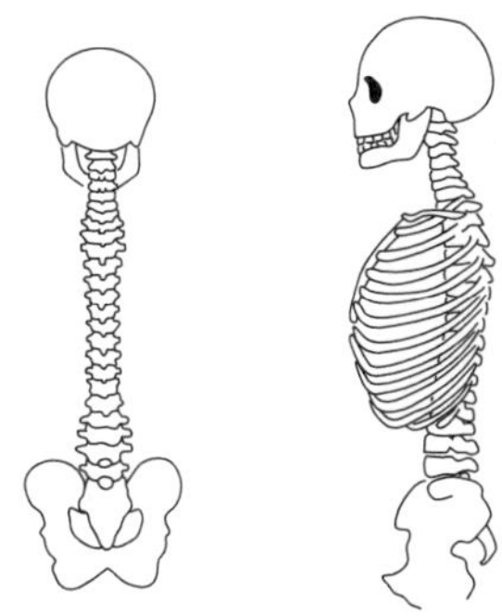

그림 1.13

척추가 좌우 어느 한 쪽으로 치우쳤거나, 앞에서 뒤쪽으로 형성되는 굴곡이 정상적이지 않다면 척추 조직에 통증이 심화된다. 이로 인해 통증 회로가 가동하고, 전기적인 활동이 증가된다(그림 1.14).

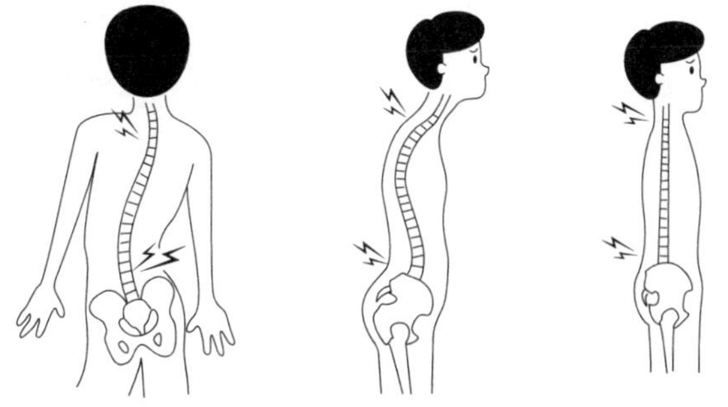

그림 1.14

자세나 움직임을 바로잡음으로써 효율성을 높이고 매무새를 교정할 수 있을 뿐만 아니라 동시에 통증도 가라앉힐 수 있는데, 대개 다음과 같은 방법들이 있다.

- 일상적인 활동을 함에 있어서, 특히 통증을 심화시킨다고 생각되는 활동을 하거나 자세를 취할 때(4장, 5장 참고) 올바른 자세를 취하자.
- 신체에 좋지 않은 스트레스를 가하는 방식으로는 운동을 하거나 활동하지 않는다. 나쁜 자세를 취하고, 관절을 한 곳으로 뭉치고, 긴장시키고, 숨을 멈추는 것은 신체에 전혀 이득이 되지 않고 통증만 야기시킨다(4장, 5장 참고).
- 균형이 잘 잡힐 수 있도록 움직이며 편안한 상태로 운동을 하는 것도 좋은데 압박 줄이기, 늘이기, 강화하기, 이완하기 등의 방법이 이에 속한다(5장 참고).

주요 개념

이제까지 중요한 개념들이 여러 가지 소개되었는데, 책의 나머지 부분에 전반적으로 걸쳐 계속 나오는 개념들이므로 다른 장들을 읽기 전에 다시 한 번 짚고 넘어가자.

전기적 체계

신경 체계를 쉽게 이해할 수 있도록 도입한 개념으로 뇌, 척수, 신체 내 모든 신경, 무통 회로, 통증 회로 등을 포함한다. 호흡, 사고, 지각 등의 기능을 가진다.

통증 회로

신체에 통증을 야기하는 전기적인 회로로서 부정적인 사고나 나쁜 호흡법, 나쁜 자세나 움직임 등으로 인해 이 회로가 가동하고, 과도한 활동이나 활동을 거의 하지 않을 때도 역시 가동된다.

무통 회로

신체에 편안함을 주는 전기적인 회로로서 긍정적인 사고나 좋은 호흡법, 좋은 자세나 움직임, 고통 경감 '담요' 방법, 균형 잡힌 활동, 휴식 등으로 인해 이 회로가 가동된다.

구조적 체계

근육 골격 체계를 일컫는 말로 골격, 근육, 힘줄, 인대 등을 포함한다. 활동을 할 때, 휴식을 취할 때, 운동을 할 때의 자세나 움직임을 제어하는 기능을 한다.

구조적 균형

자세나 힘, 유연성, 근력 등이 조화를 잘 이룬 균형 잡힌 자세를 의미한다. 앞에서 뒤쪽으로 그리고 양 옆으로도 균형이 잘 잡힌 구조라면, 그 구조를 유지하기 위해 최소한의 근육 에너지만을 필요로 한다.

구조적 불균형

자세나 힘, 유연성, 근력 등이 조화를 이루지 못하는 불균형한 자세를 의미한다. 불균형한 구조는 그 구조를 유지하기 위해 근육 긴장을 심화시키고, 심한 통증을 수반한다.

압박

신체의 구조 체계에 가해지는 중력의 압력을 뜻한다. 감기, 통증, 화, 공포, 우울 증세 등으로 인해 심각해질 수 있는 나쁜 자세나 근육의 긴장은 압박을 증가시킨다. 일정 시간이 지나면 극심한 압박으로 인해 구조적 체계가 통증이나 피해에 더욱 많이 노출되면서 극심한 통증을 유발하게 된다.

압박 줄이기

신체의 구조적 체계에 가해지는 압력을 줄이는 것으로, 좋은 자세를 취하거나 근육을 이완시키는 방법이 있다. 너무 오래 서 있어서 혹은 너무 많은 일을 해서 통증이 심해졌다면 가로누운 자세(3장 참고)를 취해 척추의 압박을 줄이고, 통증을 경감시킬 수 있다.

수축

근육의 활동은 수축이라 불리는 긴장을 유발한다. 휴식을 취할 때, 혹은 대부분의 정지된 자세를 취할 때 신체의 균형을 유지하고 지탱하기 위해 편안한 상태로 낮은 정도의 근육수축만(or 약간의 근육수축만) 일어나야 한다.

근육 긴장

압박이나 격분에 따른 통증을 수반하는 근육 활동을 의미한다. 근육 긴장은 나쁜 자세, 피로, 부정적인 사고나 감정 상태 등으로 인해 야기된다.

정상 근육

일상 생활에서 혹은 휴식을 취하는 중에 균형 잡힌 구조적 체계와 전기적 체계 내에서 벌어지는 정상적인 근육 활동을 의미한다.

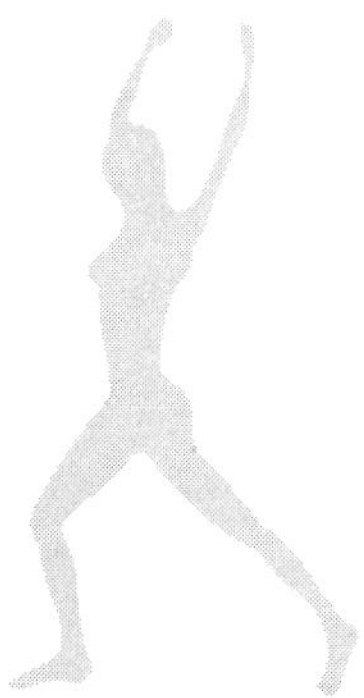

02

통증 빨리 없애기

이번 장에서는 통증을 경감시키고 싶을 때, 그게 바로 지금이겠지만, 스스로 통증을 치료할 수 있는 여러 가지 방법들에 대해 소개한다. 집이건 직장이건, 혹은 움직이는 차 안에 있건 간에 통증을 빨리 줄일 수 있는 안전하면서도 간단한 치료 방법들을 활용할 수 있다. 통증을 스스로 다스릴 수 있다는 점에서 봤을 때, 올바른 방향으로 아주 중요한 발걸음을 떼고 있다고 할 수 있다. 통증을 줄여감에 따라 신체의 전반적인 수행 능력이 향상되기 때문이다.

'필요한 만큼' 고통을 줄임으로써 절실하게 통증을 경감시키고 싶을 때 그렇게 할 수 있을 뿐 아니라 구조적, 전기적 불균형을 해소해 장기적인 관점에서의 통증 경감이라는 이득을 얻게 된다. '빠른 경감'을 위해서 편안한 자세와 움직임 파악하기, 편안하게 호흡하고 상상하기, 경감 '담요'를 활용하기 등과 같은 방법들이 소개될 것이다.

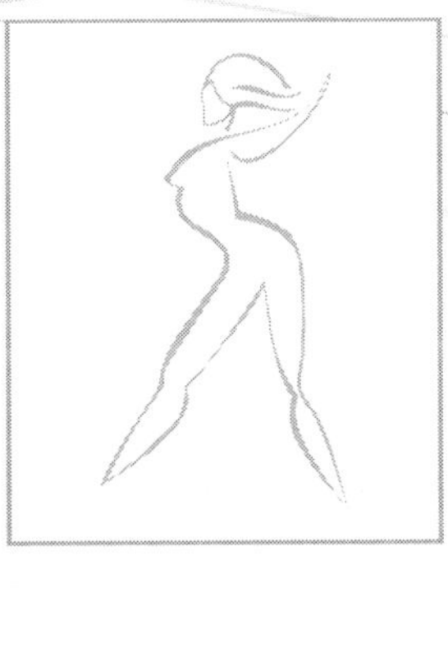

편안한 자세와 움직임을 파악하기

어떤 자세나 움직임을 취하면 압박이나 긴장 등을 증가시켜 결과적으로 통증이 악화되는 경우가 있을 것이다. 비슷한 맥락으로 어떤 자세나 움직임을 취했을 때 구조적 체계가 편안해지고, 통증을 느끼는 부위의 전기적 활동이 잠잠해지면서 편안함을 느끼는 경우도 있을 것이다. 따라서 어떤 자세나 움직임이 통증을 악화시키거나 경감시키는지에 대해 인지하는 것이 아주 중요하다.

요통이 있는 사람들에게 일반적으로 추천되는 편안한 자세들이 몇 가지 소개될 것이다. 개개인에 따라 가장 알맞은 자세는 책에 표현된 그림들과 다를 수도 있고, 타인에게 잘 맞는 자세가 본인에게 잘 맞지 않을 수도 있다. 따라서 다양한 자세들을 취하면서 신체의 반응을 잘 살펴본 뒤 어떤 것이 가장 통증을 효과적으로 줄일 수 있는지 판단해야 한다. 본인에게 알맞은 자세라면 1-20분 내에 통증이 줄어들어야 한다.

척추에서 비롯되어 팔이나 다리 부위에 통증이 나타난다면 다음 사항들을 잘 기억해두자.

목/등 통증 감소, 팔/다리 통증 감소, 목/등 통증이 약간 증가되면서 팔/다리 통증 감소 등은 좋은 징후라 할 수 있지만 목/등 통증 증가, 팔/다리 통증 증가, 무감각해지면서 팔/다리 통증 감소 등은 나쁜 징후라 할 수 있다.

나쁜 징후가 나타난다는 것은 알맞지 않은 자세를 취했거나 똑같은 자세를 너무 오랫동안 취했거나, 너무 극단적인 자세를 취했다는 것을 의미한다. 그럴 때는 자세를 바로잡거나 풀고, 통증을 완화시킬 수 있는 다른 자세나 움직임을 찾아보자.

다음에 소개된 자세들이 통증, 특히 팔이나 다리 부위의 통증을 악화시킨다면 물리치료사를 찾아 구체적인 검사를 받아야 한다.

등을 압박하는 활동이나 자세로 인해 등의 통증이 심해지는 경우

오랫동안 앉아있거나, 몸을 구부리거나, 물건을 들어올릴 때 등을 구부리면서 구부정한 자세를 취할 때 주로 발생한다(그림2.1).

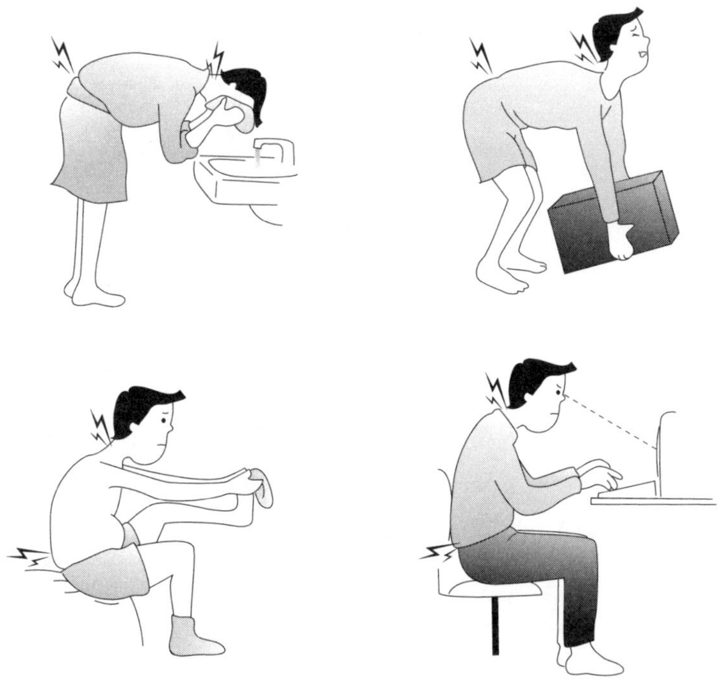

그림 2.1

다음에 소개되는 자세와 움직임들은 구조적으로 척추를 늘이고, 척추에 가해지는 압박을 줄인다. 이러한 자세와 움직임들을 행할 때에는 중력이 몸의 자세에 가하는 압력 때문에 척추 구조가 짧아지고 구부러지는 현상이 일어나지 않을 것이다.

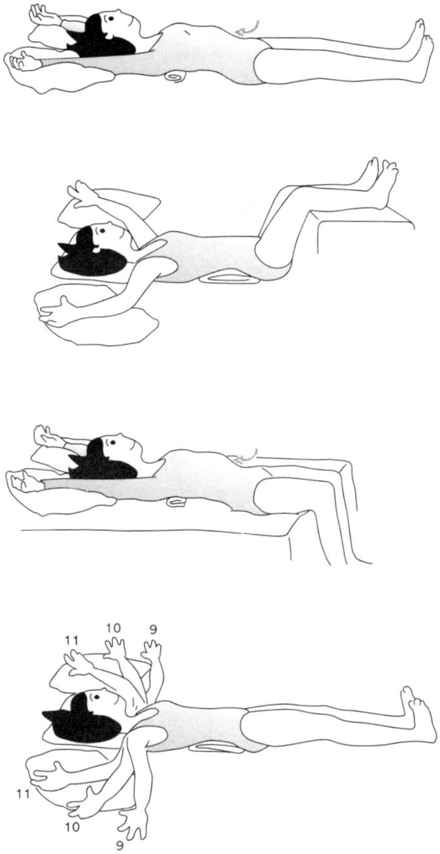

그림 2.2

등을 바닥에 대고 누워 휴식을 취하는 자세(그림 2.2)

등을 바닥에 대고 누운 채 다리를 쭉 뻗거나, 신체 부위 아래에 베개를 몇 개 대거나, 의자/소파에 앉아 몸 전체를 쭉 늘여보자. 등의 아래나 중간, 윗부분 밑에는 수건 같은 것을 접어서 받쳐주면 정상적인 굴곡을 유지하면서 척추를 늘일 수 있다. 팔은 위쪽이나 몸 반대쪽으로 뻗어 주면 척추와 가슴 부위를 늘일 수 있을 뿐 아니라 각 부위에 가해지는 압력도 줄일 수 있다. 팔도 긴장 상태에 있다면 팔 아래에도 베개를 대서 편안하게 만들어주자.

배를 바닥에 대고 눕기(그림 2.3)

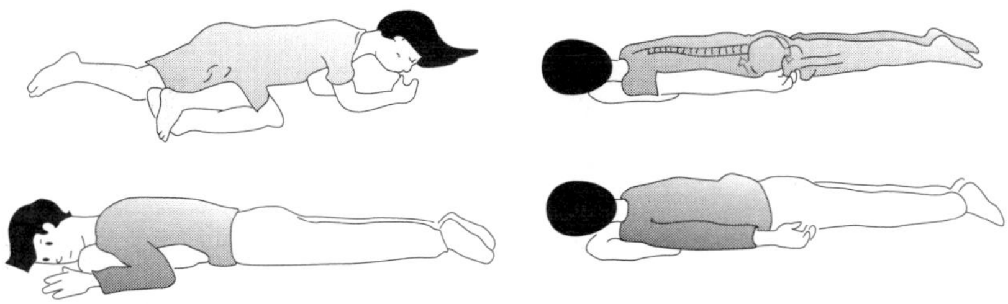

그림 2.3

납작한 베개를 가슴 윗부분 밑에 대고, 얼굴은 손으로 받쳐 머리와 목이 편안한 일직선 자세로 놓일 수 있게 하거나, 자연스럽게 왼쪽이나 오른쪽으로 머리와 목 부분을 돌려 긴장시키지 않는다. 배를 깔고 누웠을 때 등 부분에 불편할 정도의 압력이 가해진다면 배 아랫부분에 베개를 받쳐 주면 좋은데, 특히 배를 깔고 눕는 것에 익숙하지 않을 때 이렇게 한다.

배를 바닥에 대고 팔꿈치로 눕기(그림 2.4)

위의 자세를 취한 후 어깨를 한 쪽씩 번갈아 앞쪽으로 천천히 밀면서 등 아랫부분은 힘을 빼고 자연스럽게 늘어뜨린다. 이 자세를 취했을 때 어깨에 무리가 가면 가슴 아래 단단한 베개 한두 개 정도를 받쳐서 어깨에 가는 압력을 줄여준다. 불편하지 않을 때까지 최대한 이 자세를 취해보자. 이 자세가 통증을 줄여주는 것 같다면 저녁 시간대에 이 자세를 자꾸 취하는 습관을 들여도 좋은데, 계속 앉아있는 대신 잠깐씩 이 자세를 취해주면 좋기 때문이다.

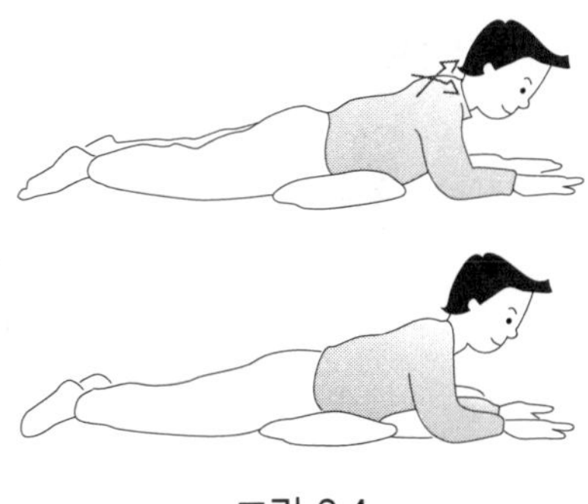

그림 2.4

팔굽혀펴기(그림 2.5)

5장 참고

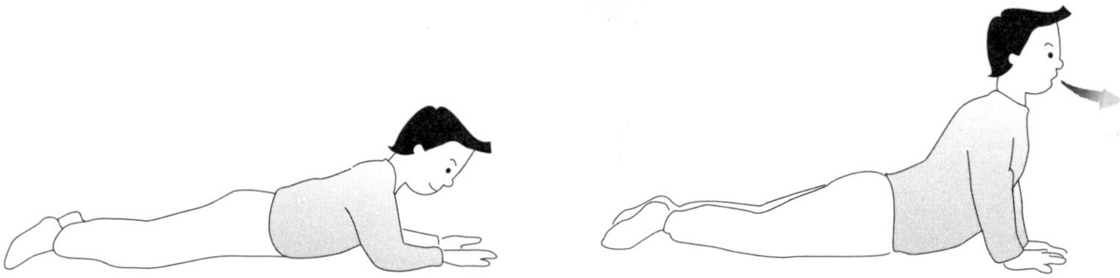

그림 2.5

선 자세에서 몸을 뒤쪽으로 구부리기(그림 2.6)

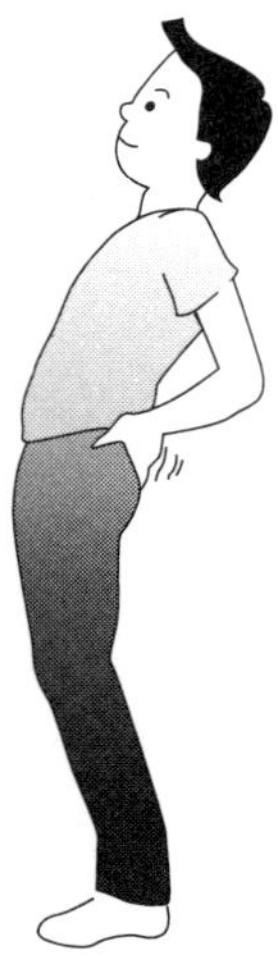

그림 2.6

오랫동안 앉아있다가 처음으로 일어났을 때 가장 먼저 해 주어야 하는 움직임이다. 어느 정도 오래 앉아있다가 일어날 때 어려움이 있거나 통증을 느낀다면 이 움직임을 꼭 기억해두자. 손을 등 아랫부분과 엉덩이 부위 쪽에 두고, 두 다리는 곧게 편 상태에서 천천히 조심스럽게 몸을 뒤로 젖히자. 이 때 머리는 뒤로 젖히면 안 된다. 등 중간부분이나 아랫부분이 불편하지 않을 정도로만 한다. 뒤로 젖힌 상태에서 2-5초 정도 멈춰서 고른 숨을 내쉰다. 2-3번 반복한다.

뒤쪽과 위쪽으로 기대고 앉기(그림 2.7)

앉아 있다가 일어날 수 없거나 일어나기 싫을 때, 앉은 상태에서 몸을 젖히면서 쭉 뻗어보자(3장 참고).

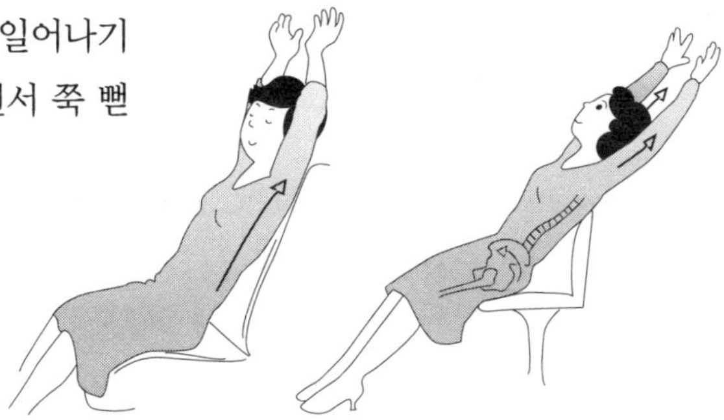

그림 2.7

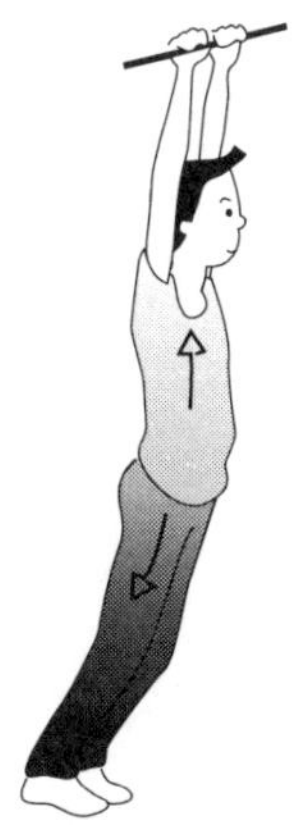

머리 위쪽에 달린 봉을 잡고 몸을 늘이거나 뒤로 젖히는 자세(그림 2.8)

5장 참고

그림 2.8

걷기(그림 2.9)

너무 오랫동안 앉아 있었거나 몸을 너무 많이 구부리고 있은 후에 느끼는 등이나 다리 부위의 통증을 가라앉히는 데에는 걷는 것이 종종 최고의 방법이라 할 수 있다. 걷는 법을 향상시키는 법에 대해서는 3장을 참고하자.

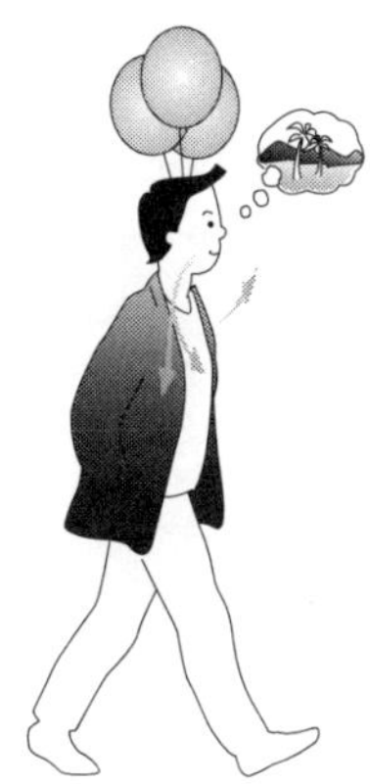

그림 2.9

책상에서 휴식을 취하는 자세(그림 2.10)

책상이나 탁자 앞에 너무 오랫동안 앉아 있어서 일어나는 데에 어려움을 느낄 때 아주 좋은 자세이다. 먼저 의자를 책상 반대쪽으로 밀어낸 후 엉덩이는 바깥쪽으로 내민 채 등 아랫부분을 천천히 책상 쪽으로 구부린다. 무릎은 구부린 채 다리를 양쪽으로 많이 벌려보자. 팔과 머리는 책상 위에 둬서 편안하게 만들면서 동시에 척추가 앞쪽으로 기울 수 있도록 한다. 1분 정도 이 자세로 멈춰 있는다.

오래 앉아 있어서 야기된 등 부분의 통증에 좋은 다른 자세들이 3장에 더 나와 있다.

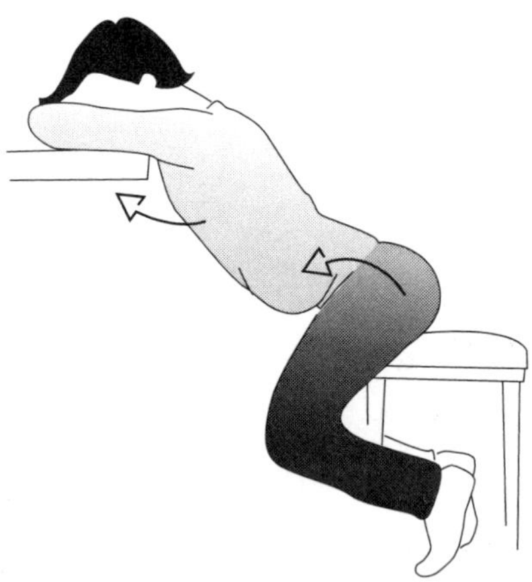

그림 2.10

등을 압박하는 활동으로 인해 등의 한 쪽만 혹은 다리에 통증이 심해지는 경우

다음에 소개되는 방법들은 모두 다 효과가 있다고 확신한다. 소개된 자세들을 취한 상태에서 옆쪽으로 움직이거나 몸을 비틀어 주면 더욱 효과적일 수 있다. 대개 상체나 하체를 통증이 있는 쪽과 반대쪽으로 움직여주면 통증이 줄어들지만, 통증이 있는 쪽으로 움직여 줄 때 통증이 줄어드는 경우도 있다.

수건을 대고 옆으로 눕기(그림 2.11)

통증이 있는 곳을 위쪽으로 향하게 하고 옆으로 눕는다. 골반과 갈비뼈 사이쯤이 들리기 때문에 그 곳에 수건을 잘 말아서 댄다. 위쪽으로 향한 쪽의 팔을 머리 위쪽으로 올린다. 위쪽으로 향하고 있는 가슴과 골반 사이 부분을 늘인다는 느낌으로 자세를 취한다.

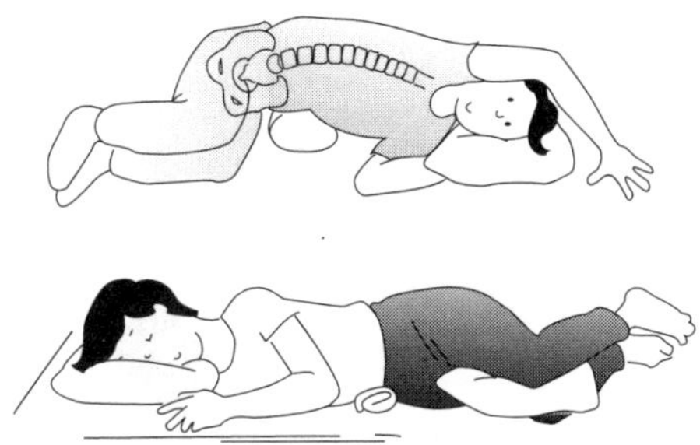

그림 2.11

척추를 축으로 몸 비틀기(그림 2.12)

등을 바닥에 대고 누워 양쪽 무릎을 한 방향씩 번갈아 움직이는데, 무릎을 비틀었을 때 밑쪽에 위치하는 무릎을 받쳐주기 위해 베개들을 댄다. 어느 한 쪽으로 비틀었을 때 더 편안하게 느껴진다면 그 자세로 통증이 가라앉는다고 생각되는 몇 분 정도간 멈춰 있는다(5장 참고).

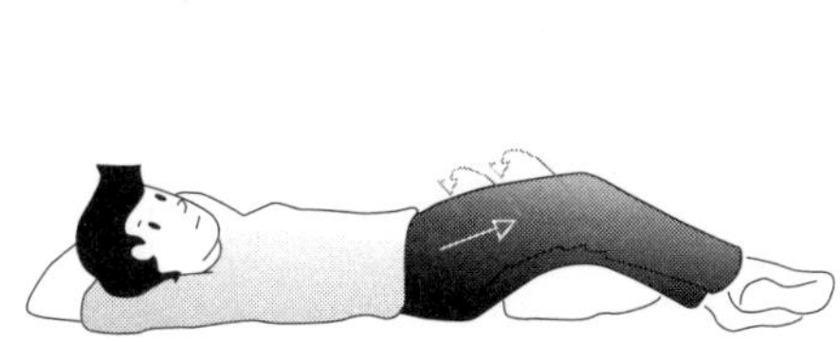

그림 2.12

선 자세로 몸을 옆쪽으로 구부리기(그림 2.13)

보통 몸에 힘을 빼고 통증이 있는 쪽을 늘이는 것이 가장 효과적인 통증 완화 방법이다. 머리 위쪽으로 팔을 들어올리고 통증이 있는 쪽과 반대쪽으로 몸을 구부리면 압박을 줄일 수 있는데, 이 때 앞쪽으로는 몸을 구부리면 안 된다. 머리 위쪽에 매달린 봉을 잡고 이 자세를 취하면 더욱 효과적이다.

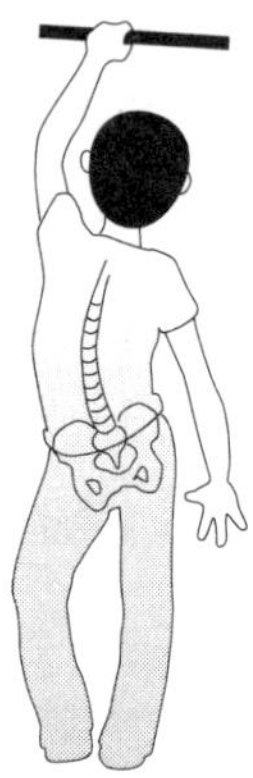

그림 2.13

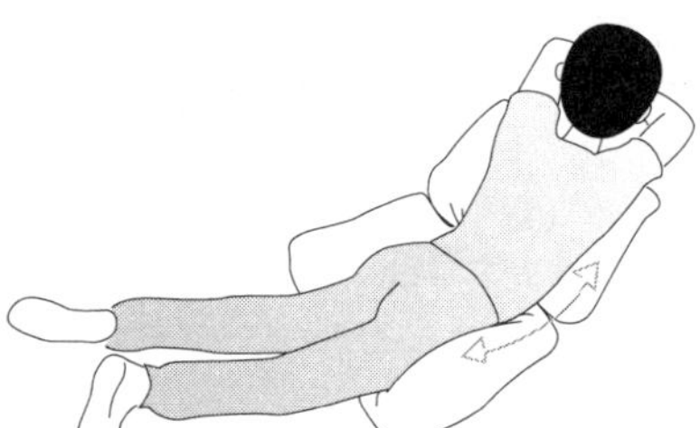

그림 2.14

배를 바닥에 대고 누워 옆으로 구부리는 자세(그림 2.14)

그림 2.4의 자세와 똑같지만, 이번에는 한쪽 방향으로 몸을 구부리기 때문에 오른쪽이나 왼쪽 중 한쪽은 약간 늘여지고, 다른 한 쪽은 짧아진다.

등 아랫부분이 구부러지는 자세나 활동으로 인해 통증이 심화되는 경우

대개 서 있을 때, 특히 부츠나 높은 굽의 구두를 신고 걸을 때, 높은 곳에 손을 뻗을 때, 바닥에 너무 오랫동안 혹은 뻣뻣하게 누워있을 때 이런 경우가 발생한다. 이런 자세에서 등 아랫부분을 구부려 아치 형태(뒤쪽으로 구부러진 형태)로 만드는 것은 나쁜 자세이다(그림2.15).

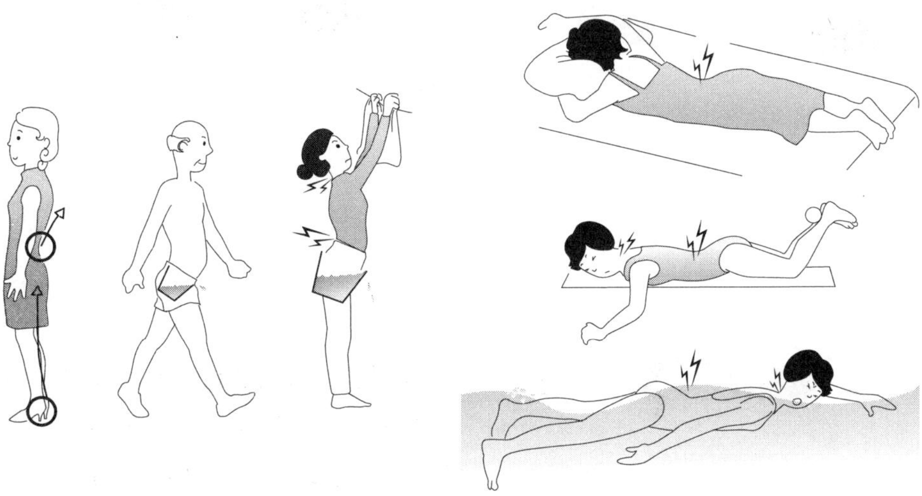

그림 2.15

다음에 소개되는 움직임이나 자세들은 등의 아랫부분을 풀어주기 위한 것으로, 아치 형태로 장시간 자세를 취한 경우에 원래의 앞으로 구부러진 형태로 되돌리기 위한 방법들이다.

무릎을 가슴 쪽으로 당겨 올리기(그림 2.16)

5장 참고

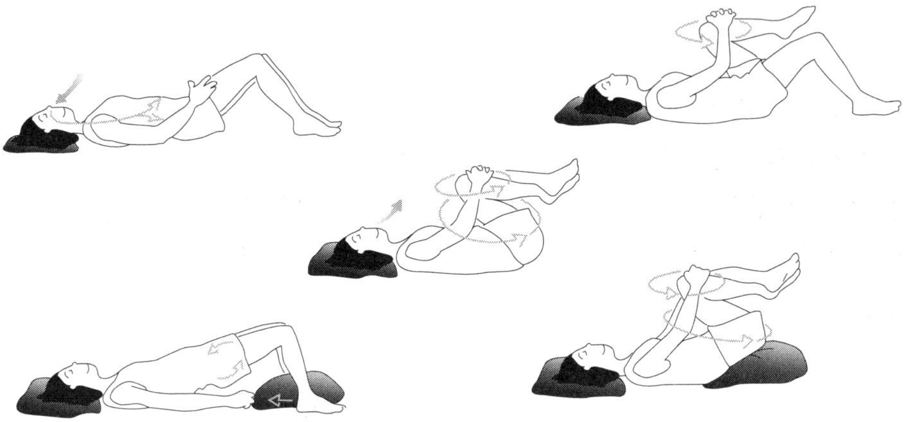

그림 2.16

배를 대고 누워 굴곡 만들기(그림 2.17)

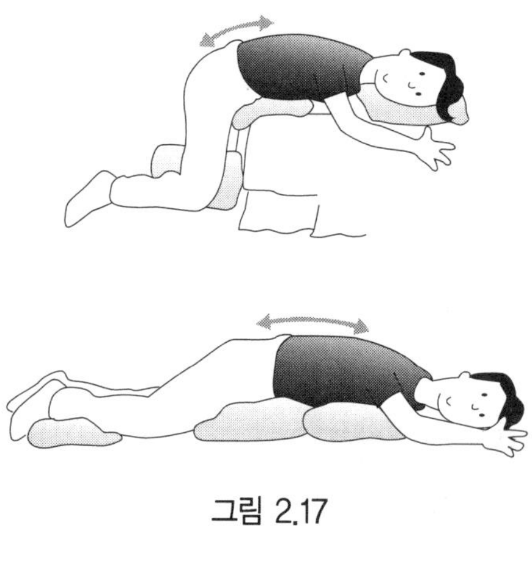

그림 2.17

등의 통증을 바로 없애고 싶을 때 특히 좋다. 등 아랫부분을 약간 편평하게 해 준다는 느낌을 줄 수 있도록 배 아래에 베개를 댄다. 목 부분에도 무리를 주지 않도록 가슴 윗부분 밑에 납작한 베개를 대도 좋고, 정강이나 발 아래 쪽에도 베개를 대면 더욱 편안함을 느낄 수 있다. 무릎을 꿇고 상체를 침대 위에 올리는 것도 좋은 방법이다.

손과 무릎을 바닥에 대고 앉는 자세(그림 2.18)

5장 참고

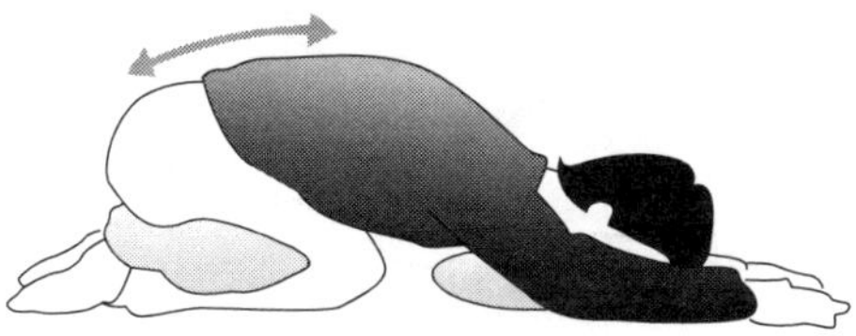

그림 2.18

압박을 줄이는 웅크린 자세(그림 2.19)

몸을 수그려 발을 잡고는 싶은데 잡히지 않을 때 하면 좋은 자세이다. 등을 벽 쪽으로 하고 벽에서 약 한 발자국 정도 떨어져 서서 다리를 적당히 벌린다. 엉덩이와 무릎 부위를 구부리면서 엉덩이 쪽의 끝부분이 튀어나오는 것처럼 만들면서 몸을 웅크린다. 이 때 엉덩이가 벽에 기대져야 한다. 손을 허벅지에 올려두고 손에 무게를 싣는다. 팔에 힘을 주면서 등 부분의 근육을 이완시키고, 그 결과 압박을 최소화할 수 있다. 척추는 약간 아치처럼 만들든지 구부리든지 자신에게 편한 자세를 취하면 된다. 척추가 아니라 팔에 무게를 실어야 한다는 점을 꼭 명심하자.

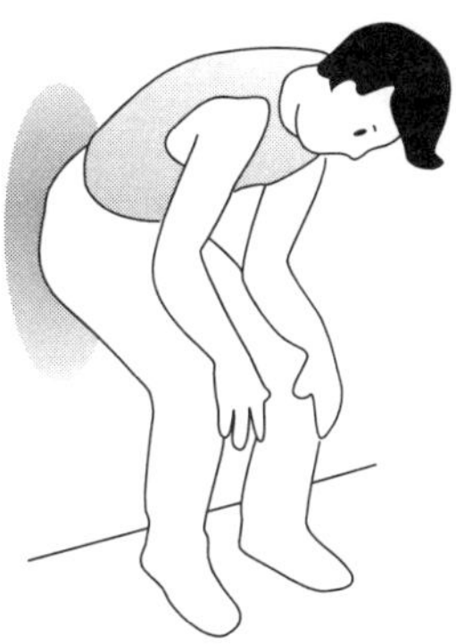

그림 2.19

카운터 같은 곳에서 휴식을 취하는 자세(그림 2.20)

카운터, 창턱, 싱크대 등에 대고 할 수 있는 자세이다.

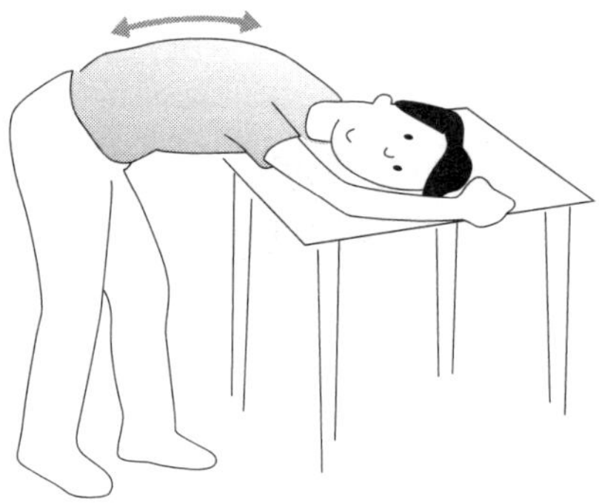

그림 2.20

머리 위쪽의 봉을 잡고 몸을 늘이거나 앞으로 구부리는 자세 (그림 2.21)

5장 참고

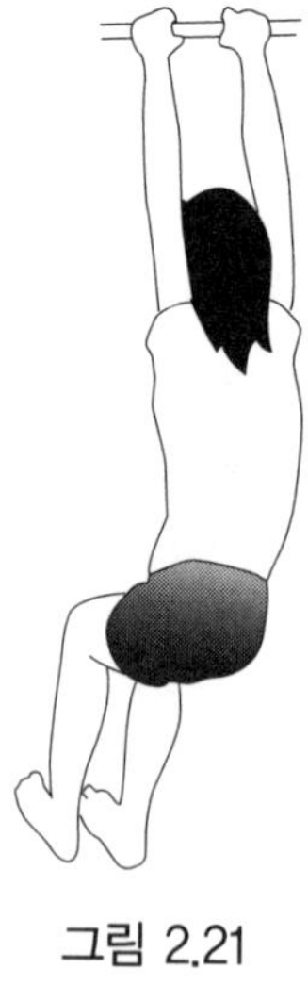

그림 2.21

등 아랫부분이 구부러지는 활동으로 인해 등 한쪽과 다리 통증이 심화되는 경우

다음과 같은 방법들을 시도하면서 몸을 옆쪽으로 움직이거나 비틀면 더욱 효과적으로 통증을 경감시킬 수 있다. 상체나 하체를 통증이 있는 쪽과 반대쪽으로 움직일 때 대개 통증이 가라앉지만, 통증이 있는 쪽으로 움직이는 것이 가끔 제일 효과적일 때도 있다는 점을 명심하자(그림 2.22).

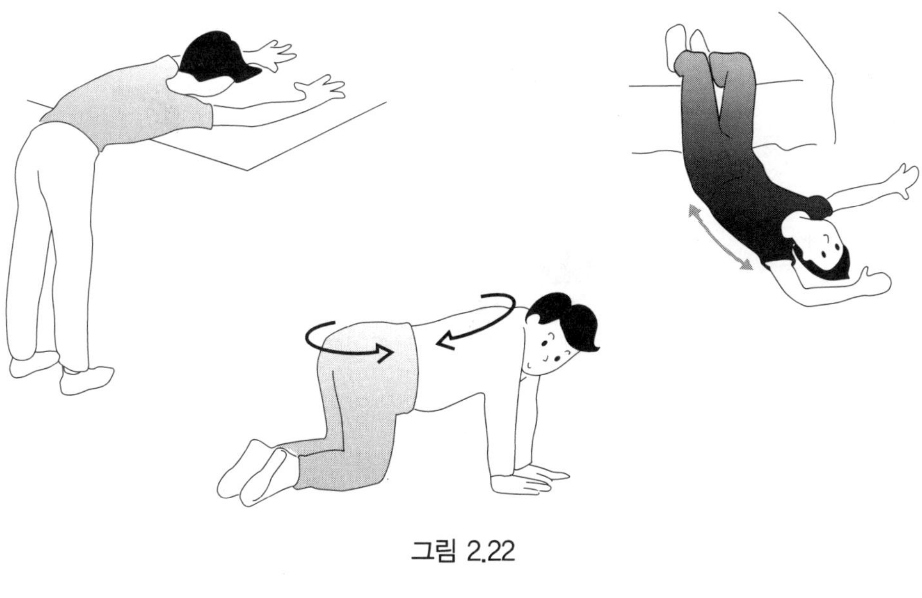

그림 2.22

목 부위로부터 야기되는 목, 팔 부분의 통증의 경우

다음의 자세, 움직임, 상황들은 목 부위로부터 야기되는 목, 팔 부분의 통증을 악화시킨다.

목을 너무 오랫동안 나쁜 자세로 방치하는 경우

앞쪽을 향하면서 아래쪽으로 목이 향하는 경우(그림 2.23)
복사할 때, 타자칠 때, 글을 쓸 때, 책을 읽을 때, 음식을 먹을 때

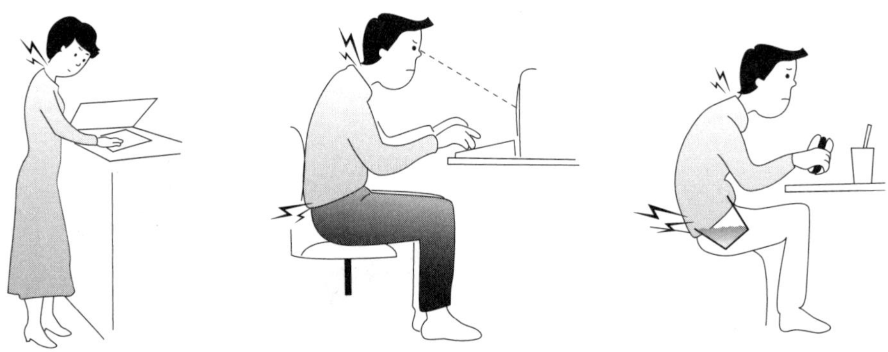

그림 2.23

앞쪽을 향하면서 목을 뒤쪽으로 구부리는 경우(그림 2.24)

화장할 때, 면도할 때, 운전할 때, 시력이 좋지 않을 때, 원시(遠視)인 경우, 컴퓨터 모니터가 너무 높이 있을 경우, 자전거를 탈 때

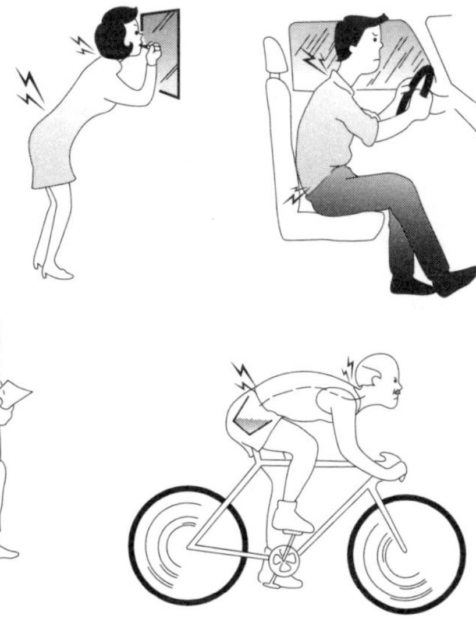

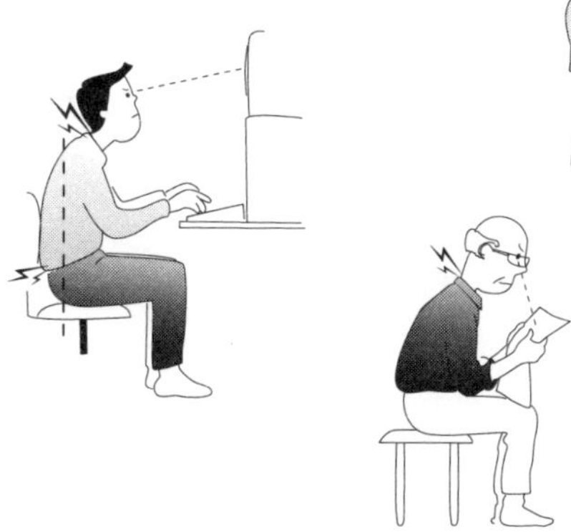

그림 2.24

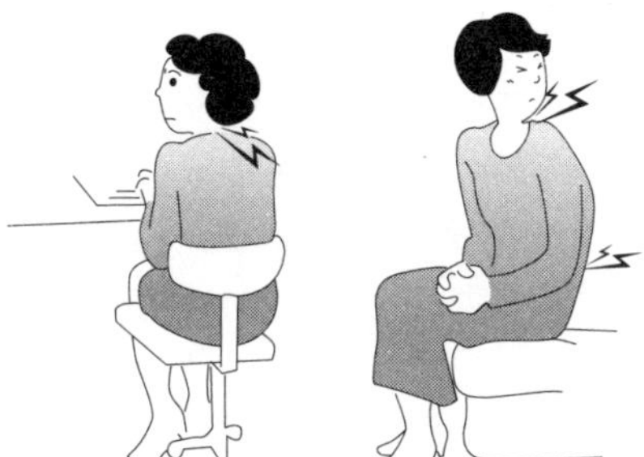

목이 앞쪽으로 향해있지만 아래쪽으로 떨구어져 있고, 한 쪽으로 돌려진 경우(그림 2.25)

교통 수단을 타고서 창문 밖을 내다볼 때, 컴퓨터 모니터나 보고 있는 자료가 한 쪽으로 돌아갔을 때, 바로 옆에 앉은 사람과 얘기할 때, 빗자루로 쓸며 청소할 때

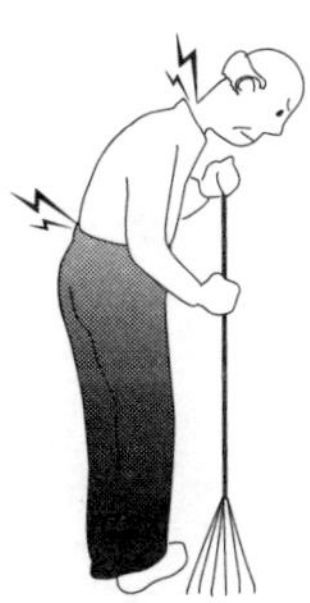

그림 2.25

목이 뒤쪽으로 구부러지고, 돌아간 경우(그림 2.26)

배를 바닥에 대고 누웠지만 뒷목을 받치는 것이 아무 것도 없을 때, 수화기를 귀와 어깨 사이에 끼고 통화할 때

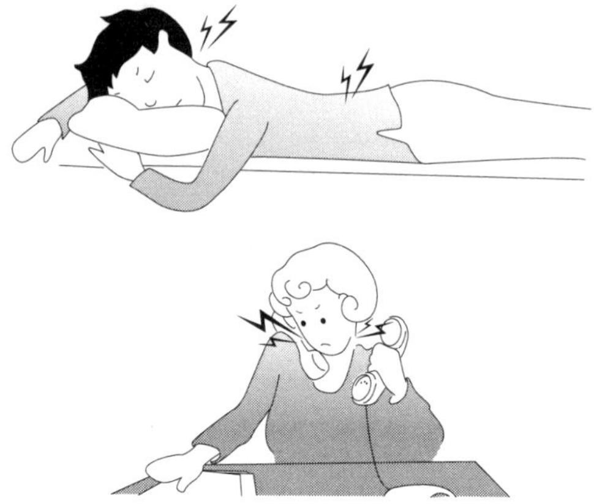

그림 2.26

긴장을 주는 움직임을 취하는 경우

턱을 바깥쪽으로 하고 머리를 앞쪽으로 돌리는 경우(그림 2.27)
차를 후진할 때, 수영하면서 숨을 쉬려고 고개를 돌릴 때, 테니스 칠 때

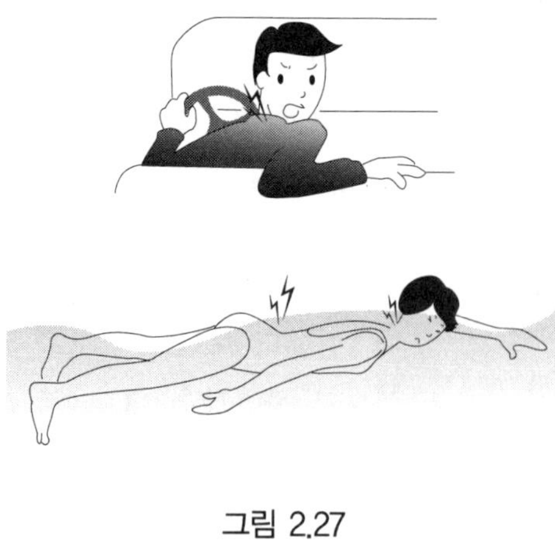

그림 2.27

재채기하는 경우(그림 2.28)
머리를 뒤쪽으로 젖히는 경우(그림 2.29)
병에 든 음료를 마실 때, 청소하거나 페인트를 칠하면서 혹은 물건을 들어올리면서 위쪽을 쳐다볼 때, 무거운 물건을 들어올릴 때

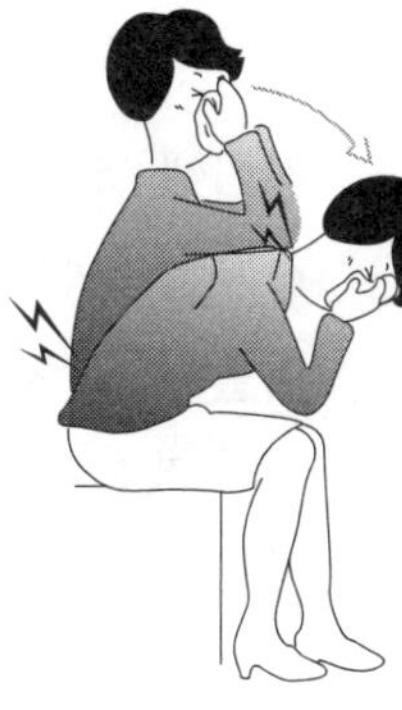

그림 2.28

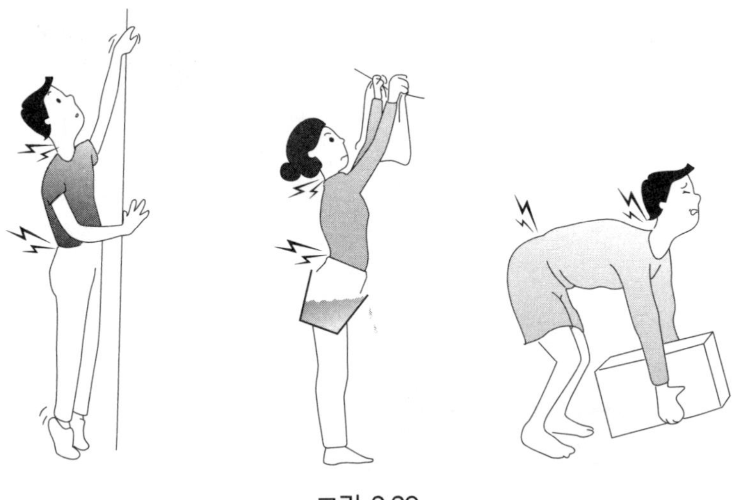

그림 2.29

긴장을 주는 상황에 처하는 경우

감기에 걸렸거나 외풍이 들어오는 경우(그림 2.30)

잠자는 동안 창문이 열려 외풍이 심하게 들어올 때, 날이 춥고 습한 겨울일 때, 차가운 물에서 수영할 때

시간 제한이 있어 압력이 가해지는 경우(그림 2.31)

사무실에서 일할 때, 출근할 때

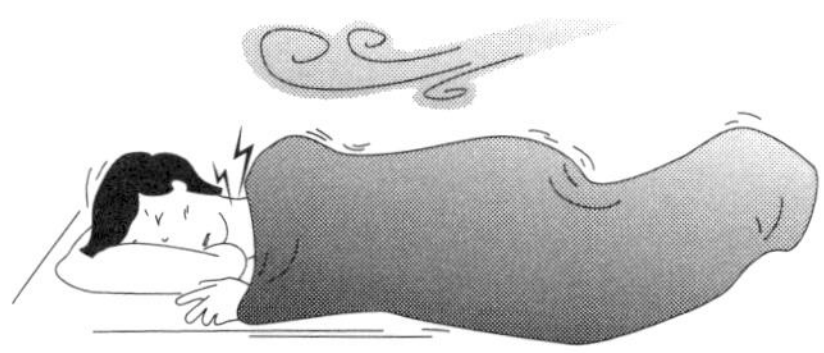

그림 2.30

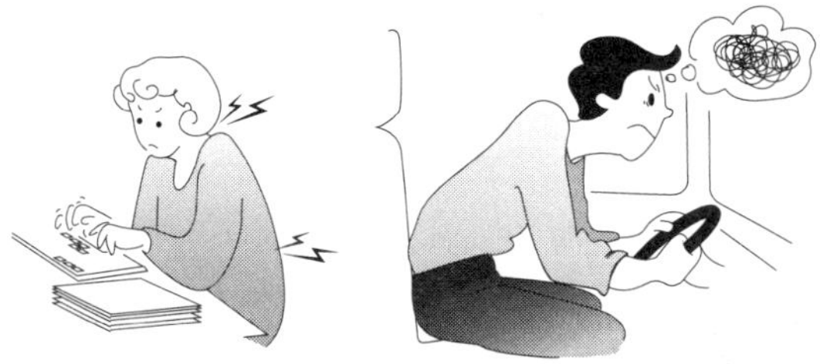

그림 2.31

화나거나, 걱정하거나, 우울한 경우(그림 2.32)

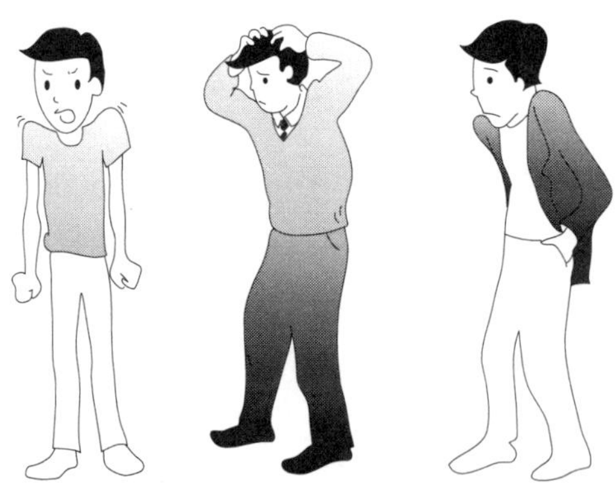

그림 2.32

이제 앞에 언급한 상황에서 어떤 자세와 움직임을 취하면 좋은지에 대해 소개하겠다.

목을 곧게 세우고 압박을 줄이는 자세 - 머리, 목, 팔 부위의 통증을 줄이기 위해 꼭 알아야 하는 움직임이다. 목이 받쳐주는 머리를 균형잡고, 상체가 받치고 있는 목을 균형잡기 위해서이다. 특히 머리를 앞쪽으로 끌어당기거나, 목을 앞쪽으로 기울이거나, 머리를 어느 한쪽으로 기울이거나, 목 윗부분을 뒤쪽으로 구부리거나 하는 등의 활동을 할 때 혹은 했을 때 지금 소개되는 이 자세를 취해주면 좋다.

서 있거나, 앉아 있거나, 등을 대고 눕거나 하는 등의 모든 자세에 있어서 통증을 줄일 수 있다.

서 있을 경우

가슴을 꼿꼿이 세운 채로 머리 전체를 천천히 뒤로 젖히는데, 이 때 눈은 정면을 쳐다본 채로 그 시선을 고정시킨다. 머리는 꼭 전체를 그대로 젖혀줘야 하는데, 위를 쳐다보거나 아래를 내려보면 목을 젖히거나 앞쪽으로 구부리게 되므로 좋지 않다. 어깨나 목 앞쪽에 무리가 가지 않을 정도로 최대한 턱을 안으로 끌어당긴다. 이 자세에서 멈추고 의식적으로 숨을 고르고, 근육을 이완시킨다(그림 2.33). 불편하지 않을 때까지 계속 멈춰 있는다. 이 자세를 편안하게 취할 수 있도록 손을 사용해도 좋다. 3-5번 반복한다.

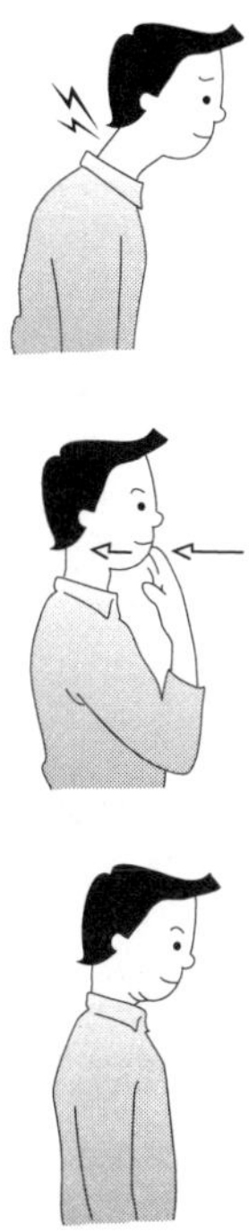

그림 2.33

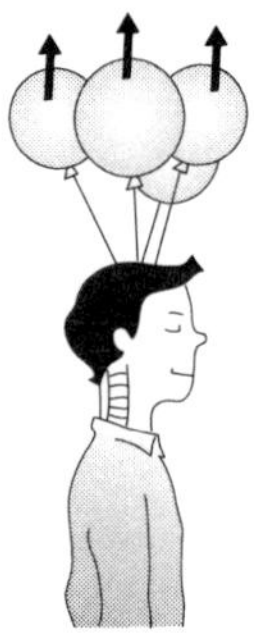

그림 2.34

호흡하면서 머리가 공중에 떠 있다고 생각하라. 척추뼈 사이마다 빈 공간이 있다고 상상하고, 이로써 어떻게 통증 신경에 가해진 압력이 줄어들 수 있는지도 느껴보자. 이 때, 근육을 이완시켜야 한다는 점을 명심하라(그림 2.34). 목을 너무 세게 끌어당기면 통증만 더 세질 것이므로, 머리를 앞뒤로 약간씩 움직이면서 하는 부드러운 움직임이어야 한다.

서서 벽을 이용하는 경우(그림 2.35)

벽으로부터 약 한 발자국 정도 떨어져 서고, 등의 윗부분은 벽에 기대보자. 턱을 끌어당긴 채로 머리 전체를 뒤쪽으로 밀어내 목 부분이 벽을 향해 편평해질 수 있게 만들자. 이 때 목 근육은 긴장을 풀고 이완시킨다. 20초-1분 정도의 시간을 가지고 이 자세를 취한다.

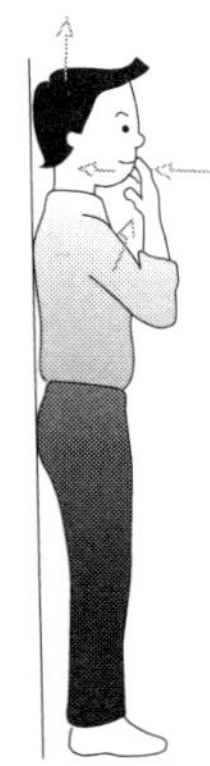

그림 2.35

등을 바닥에 대고 눕고, 수건을 머리 밑에 받치는 경우

머리의 높이를 평소대로 유지할 수 있도록 수건을 머리 밑에 댄다. 수건이 너무 낮으면 머리와 목이 뒤쪽으로 구부러질 것이고, 수건이 너무 높으면 머리가 앞쪽으로 구부러질 것이다(그림 2.36).

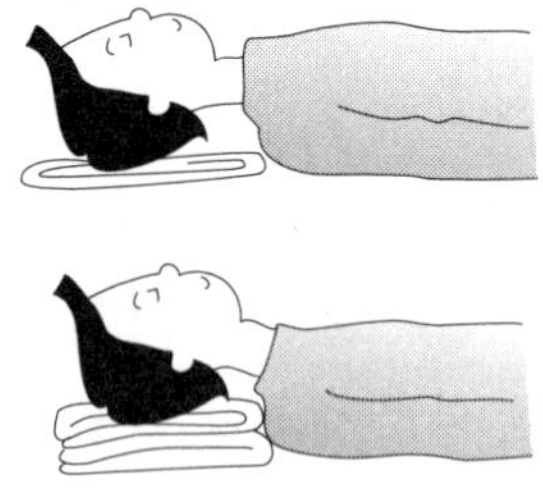

그림 2.36

수건을 밑에 대고 누운 후, 머리에는 아무런 힘을 주지 않은 채 양손을 위쪽으로 올려 수건을 뒤쪽으로 약간 잡아 당긴다. 이 때 머리와 목이 수건과 함께 움직이면서 좀 더 곧고, 늘려진 자세가 나와야 한다(그림 2.37). 이 자세에서 잠시 멈추고 몸의 반응을 살펴보자. 온기나 냉기를 이용하면 통증이 더 효과적으로 가라앉을 수도 있다.

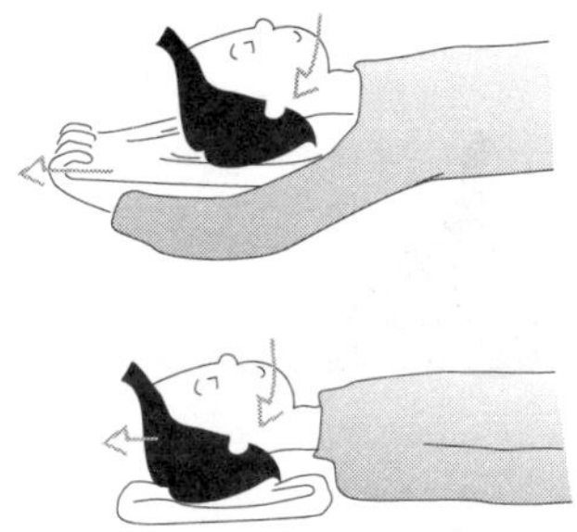

그림 2.37

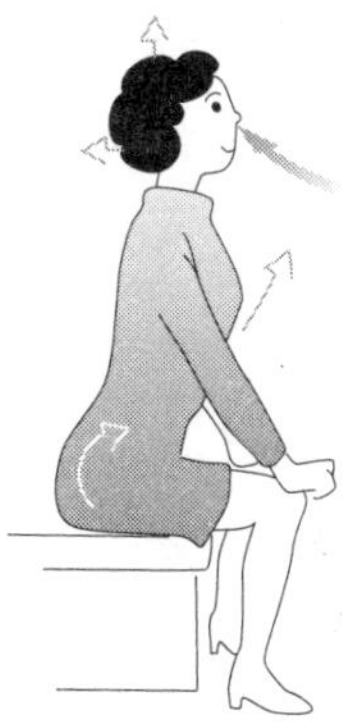

그림 2.38

앉아있는 경우(그림 2.38)

3장을 참고하자. 목 받침대가 있는 의자에 앉아있는 경우 그 받침대를 이용해 목을 편평하게 만들어보자. 팔에 힘을 줘 가슴을 곧게 펴고, 등 아랫부분은 등 받침대 쪽과 반대쪽으로 내밀고, 머리와 목 부분은 뒤쪽으로 천천히 민다.

목 부위의 긴장을 풀어주기 (그림 2.39)

근육이 뭉쳐있는 경우나 조직이 긴장해 있는 경우 이완시켜주는 움직임이다. 5장을 참고하자.

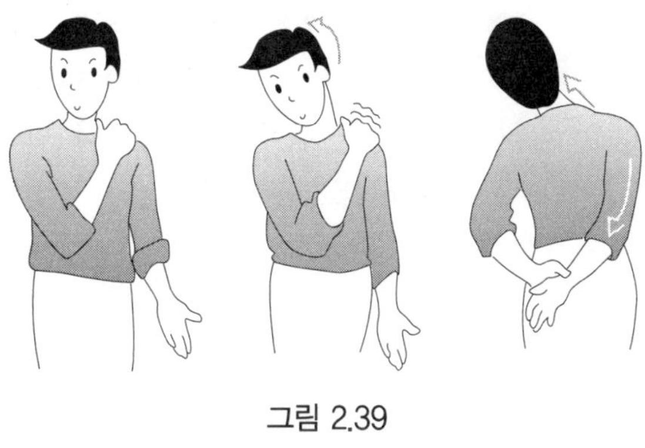

그림 2.39

인체공학적 베개를 활용하기(그림 2.40)

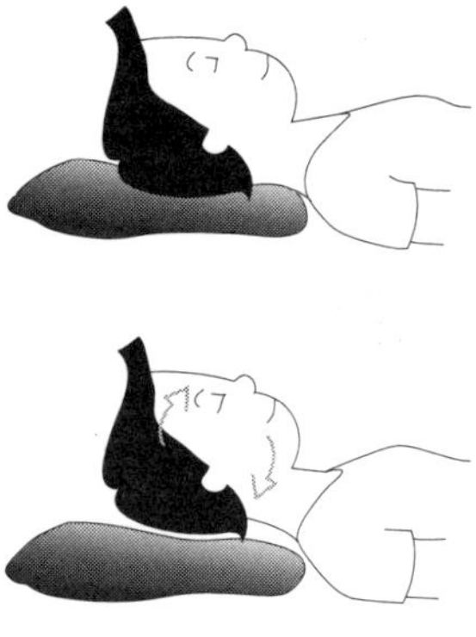

그림 2.40

가까운 약국이나 백화점, 물리치료용품 판매점 등에서 인체공학적으로 설계된 베개를 구입할 수 있다. 머리와 목 부분을 원래의 자연스러운 모양으로 지탱하고자 고안된 것이지만, 개개인마다 다른 골격을 가졌기 때문에 본인에게 꼭 맞는 베개를 찾는 것이 조금 어렵다. 이런 베개는 아주 유용하지만 어떤 효과가 있는지는 직접 써 보는 수밖에 없다. 4장을 참고하자.

테니스 공을 활용하기(그림 2.41)

테니스 공 두 개를 두꺼운 양말 속에 넣고 양말 끝을 묶는데, 공 느낌을 살릴 수 있을 정도 두께의 양말을 사용해야 한다. 이를 목 바로 위쪽, 두개골 아래쪽에 놓는다. 이 자세로 호흡을 가다듬으며 5-15분 정도 멈춰 있는다. 머리 뒤쪽이 아프다면 공을 넣은 양말 위에 수건을 하나 덧대서 약간 더 푹신한 감을 준다.

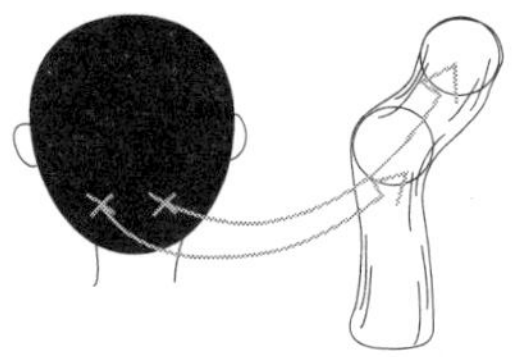

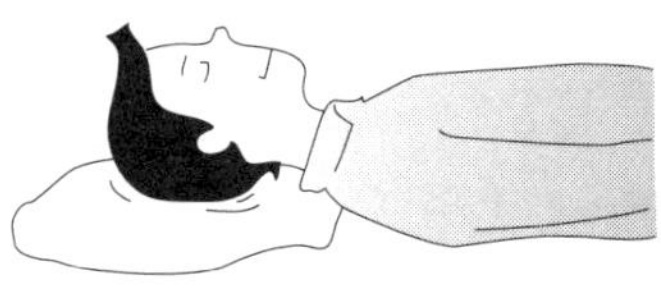

그림 2.41

손으로 머리를 지탱하거나 머리를 벽에 기대는 자세

이는 어떤 자세에 있건 간에 통증을 덜어줄 것이다. 어떻게 머리를 지탱하는 게 가장 효과적인지 다양한 방법을 시도해보자. 대개 한 쪽으로 기울이거나, 앞쪽으로 수그리거나, 통증이 있는 쪽과 반대쪽으로 약간 멀어지게 하는 방법들이 한쪽에서만 통증을 느낄 때 가장 효과적이라 할 수 있다(그림 2.42a). 만약 두개골 아래쪽이 아프거나 머리 뒷부분이 아프다면, 턱을 아래쪽으로 잡아당기면서 머리를 살짝 숙이고, 머리의 무게를 손으로 받쳐준다(그림 2.42b).

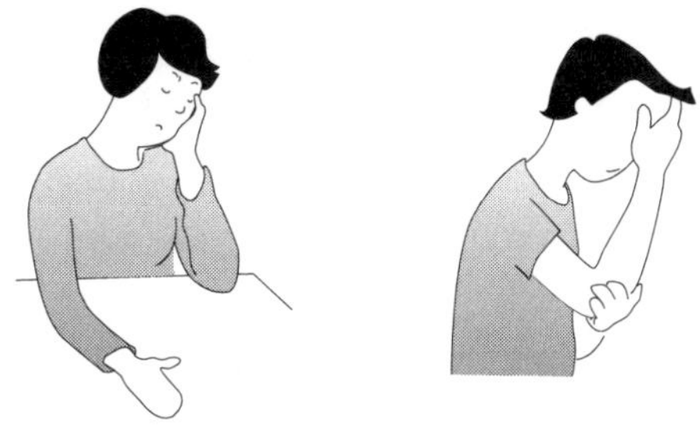

a b

그림 2.42

2장에 소개된 어떤 자세나 움직임을 시도하든지 간에 다음의 전략을 반드시 사용해야 한다.

1. 호흡을 고르게 한다.
2. 고통이 경감된다는 것을 시각화한다. 편안하거나 행복하게 느낄 수 있는 사람, 장소, 사물, 일 등에 대해 상상해보는 것이 하나의 방법이다.
3. 다양한 고통 '경감 담요'를 활용한다. 온기나 냉기, 마사지, 진동 등을 이용함으로써 전기적인 신호를 더욱 편안하게 바꿔보자.

편안하게 호흡하고 상상하기

호흡은 거의 자동적으로 일어나는 현상이기 때문에 호흡을 하기 전에 생각을 하고 하지는 않는다. 하지만 호흡법에 따라 신체가 받는 느낌은 크게 다르므로, 통증을 느끼거나 화가 났을 때 호흡법을 스스로 조절하는 것은 효과적이라 할 수 있다.

숨을 천천히 깊게 쉬면 전기적 체계 내의 통증 회로가 긴장되어 있었던 것을 효과적으로 완화시킬 수 있다. 통증이나 스트레스를 느낄 때는 자동적으로 얕고 빠른 호흡을 하게 되는데, 이는 목, 가슴, 척추 주위의 근육들의 긴장을 심화시킨다. 그 결과 아픈 곳들을 한꺼번에 압박한다.

대개 통증이나 스트레스에 대응하기 위해 신체가 '보호 모드'에 돌입하게 되면 빠르고 얕은 숨을 쉬게 마련이다. 그러나 사실상 보호모드로 인해 신체는 여러 신체적/정신적 스트레스에 더욱 민감하게 반응해서 통증 회로를 더욱 짧은 시간 내에 가동하게 된다. 보호 모드는 전기적 체계에 '경계 경보'를 울리고, 신체에 실제로는 아무런 피해가 없더라도 통증을 느끼게 만든다. 앞부분에서 소개된 자세들 중에서 자신에게 가장 잘 맞는 자세를 취하고 편안한 호흡을 하면 전기적인 활동들이 균형을 잡아 통증 회로는 진정될 것이다.

통증이나 스트레스가 심해졌을 때의 호흡법

정화(淨化) 호흡법

코로 숨을 길게, 천천히 들이쉰다. 공기가 가슴, 등, 특히 복부 아랫부분 등의 여러 곳에 전해지면서 그 부위들을 살짝 들어올린다고 상상하자. 숨을 들이쉴 때 목, 얼굴, 어깨, 가슴 등에 힘을 주면 안 된다.

이 때, 전기적 체계 내에서 적절한 활동들을 할 수 있게 체계를 정비하도록 1-2초 정도 멈춰준다. 그런 후 편하게 입을 벌리고 숨을 내쉰다. 입을 오므리거나 숨을 남겨두지 말고, 느끼는 그대로 공기가 완전히 빠져나올 수 있도록 하는 것이 좋다. 숨을 깨끗하게 만들고 즐겁다고 느끼자. '더러운' 공기는 전기적 체계 내에서 부정적인 활동들을 형성시키므로 더러운 공기를 제거한다고 생각하자. 완전히 숨을 내쉬면서 배 아랫부분은 다시 편평해져야 한다.

주의

호흡법은 쉽고, 자연스럽고, 균형이 잡혀야 하는데 호흡을 하면서 숨이 딸리거나, 머리가 어질어질하거나, 호흡하는 형식에 너무 얽매이거나 하면 안 되고 아주 편안한 자세라야 한다. 정화 호흡법은 통증회로의 활동 수준을 낮출 수 있는 긍정적인 호흡을 적절히 조절하면서 하는 것이라고 생각하면 된다.

평정(平靜) 호흡법

보통 무의식적으로 숨을 쉬는 것과 비슷하지만, 평정 호흡법을 쓰고 있다고 생각하면서부터 약간 달라지는 것을 느낄 수 있다. 의식적으로 호흡을 조절하는 몇 분 동안의 호흡은 거의가 평정 호흡법이고, 산발적으로 정화 호흡법이 섞이게 된다.

방법

코로 숨을 천천히 들이쉬되 정화 호흡법에서처럼 깊게는 들이쉬지 말자. 입과 코로 숨을 내쉬는 동시에 통증, 긴장, 부정적인 생각들도 함께 밖으로 내보낸다고 편안하게 생각하자.

편안하게 생각하고 호흡하기

통증을 효과적으로 통제해 편안함을 느끼고자 한다면, 통증이나 스트레스가 심해졌을 때 호흡을 고르게 하면서 구체적인 생각을 하거나 심리적인 이미지를 그려보자. 생각하는 것과 호흡하는 것은 둘 다 신체 내의 전기적 체계에 큰 영향을 주기 때문에 어떻게 느끼는지에 대해서도 결과적으로 큰 영향을 주게 된다. 마음 속으로 여러 이미지를 그림으로써 전기적 체계 내의 활동들에 직접적인 영향을 줄 수 있다. 즉, 편안함, 기쁨, 행복 등의 개념을 이미지화해서 통증 회로를 막기 위한 자연적인 화학물질들을 양산해내는 것이다. 다양한 이미지를 만들어보고, 전기적인 통증 회로를 가라앉히는 이미지가 어떤 것들인지 파악하자.

실제로 통증을 다스리는 데 효과가 있는 일반적인 이미지들을 몇 가지 예로 들어보겠다.

1) 호흡을 하면서 파도가 천천히 움직이고 있다고 상상하자. 숨을 들이쉴 때는 파도가 높아지면서 절정에 달한다고 생각하자. 숨을 내쉴 때는 파도가 점점 낮아지면서 부스러져 뜨겁게 달구어진 통증 회로에 차가운 물을 끼얹어주고, 그 결과 통증 회로를 진정시켜 준다고 생각하자(그림 2.43).

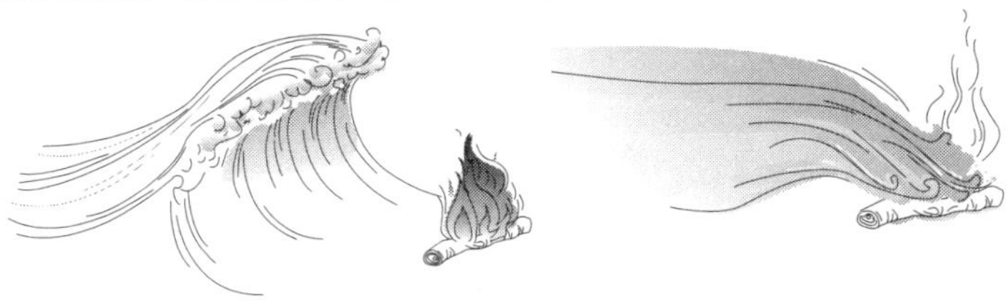

그림 2.43

2) 통증이 있는 부분이 촘촘하게 짜인 직물로 이루어졌다고 상상하자. 통증이 심해진 이유가 '통증선(線)'이 촘촘한 '직물' 사이에 끼여서 꽉 죄어지기 때문이라고 생각하자. 호흡을 하면서 촘촘히 짜였던 부분이 점점 펴지고, 한 번 숨을 내쉴 때마다 통증선이 조금씩 빠져나가는 것을 이미지화해 보자. 숨을 내쉴 때 통증선을 놓아준다는 식으로 생각을 하면서 호흡을 계속하고, '직물'이 점점 펴지는 것이 어떻게 압박, 스트레스, 통증 등을 덜 주게 되는지를 시각화해 보자(그림 2.44).

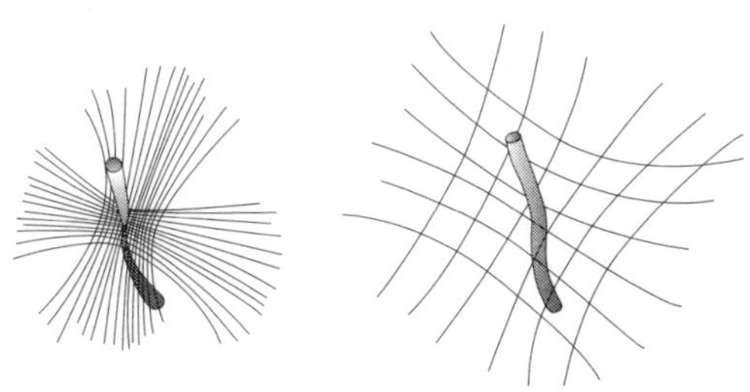

그림 2.44

3) 가고 싶은 곳을 상상해보자. 통증이 느껴지는 부위나 통증 자체에 대해서는 생각하지 말자. 가고 싶은 곳에서 떠다니고 있다고 상상하고, 좋아하는 날씨를 떠올려보자. 몸 전체가 가볍다고 느끼도록 호흡해보자. 숨을 들이쉴 때는 몸이 뜬다고 생각하고, 숨을 내쉴 때는 통증이 없어진다고 생각하자.

4) 잠시 동안 편안함, 행복, 평화로움 등의 감정을 느끼고 있다고 생각하자. 이런 감정을 느끼게 해 주는 것들을 떠올려보자. 미소를 짓고, 신체적으로나 정신적으로 즉, 외면/내면적으로 기분이 좋다고 생각하자. 정화 호흡법이 통증 회로를 없애 주고, 편안함과 행복감을 주는 것을 느껴보자.

5) 심신이 약하고, 상처 받기 쉽고, 지쳤다고 느껴질 때 자신이 반투명의 정육면체 안에 있다고 생각하고, 이를 마음 속에 그려보자. 이 정육면체 안에서 숨쉬고, 움직이고, 보고, 듣는 등의 모든 활동을 할 수 있지만 다른 사람/상황들로부터 부정적인 에너지를 차단시켜 자신에게는 영향을 미칠 수 없게 해준다. 이런 생각을 함으로써 편안함을 느낄 수 있고, 좀더 강해져 있는 자신을 발견하게 될 것이다.

6) 자신에게 잘 맞는 자세들을 취한 채 정화 호흡법이나 평정 호흡법을 하는 동안 긍정적인 생각과 이미지를 계속 떠올리자. 이 때, 신체 내의 어느 부위에서 긴장을 하고 있는지 인지해야 한다. 얼굴에는 가능한 한 편안하고 내적으로 평온하다는 것을 표출해보자. 긍정적이면서도 편안한 얼굴/신체, 편안한 호흡법, 긍정적인 사고 등과 같은 편안함을 자꾸 신체에 전달함으로써 통증이 나타난다는 현실을 직면하는 동시에 통증을 조절할 수 있는 건설적인 방법을 깨닫게 된다. 통증은 등이나 목에서 느껴질지 몰라도 인지되는 곳은 뇌이다. 생각하고 호흡하는 것을 조절하면 뇌가 통증을 어떻게 인지하는지에 엄청난 영향을 줄 수 있다.

경감 '담요' 활용하기

경감 '담요'는 앞서 소개된 자세, 움직임, 호흡, 상상 등을 활용하면서 함께 활용할 수 있는 것으로, 자신이 쓰려고 하는 통증 완화 전략을 좀더 효과적으로 만들 수 있는 '보너스' 방법 같은 것이다. 자세를 바꾸거나 교정하는 것만으로는 통증이 가라앉지 않을 때 다음의 '담요'들을 활용해보는 것도 좋다.

냉기(冷氣)

갑자기 조직이나 관절이 약해지는 경우 냉기를 가하면 좋다는 것은 예부터 알려져 있다. 냉기를 가한 부분은 피부 표면 쪽의 혈액 순환을 차단해 그 부분의 극심한 통증을 줄여준다. 냉기가 통증을 완화하는 데 아주 좋은 이유는 통증이 나타나는 부위의 '열 받은' 신경 조직들을 마비시켜 통증 회로의 활동을 둔화시키기 때문이다. 특히 만지면 너무 아프고, 부었거나, 열이 나 뜨뜻한 특정 부위에 통증이 집중적으로 나타날 때 효과적이다.

피부가 손상되지 않은 상처에 최초 48시간 이내에 냉기가 가해져야 효과적이지만, 그로부터 시간이 많이 지났더라도 특히 과도한 활동으로 통증이 심화될 때 냉기를 가하면 아주 좋다.

자신에게 냉기가 잘 맞으면 배, 등, 옆구리 등을 대고 눕는 고통 경감 자세들을 취할 때 지속적으로 사용해주자.

유의사항

냉기를 가할 때, 예를 들어 특정 부위에 얼음 마사지를 할 때 잔뜩 힘을 주는 사람이 있는데, 오랫동안 힘을 주면 통증이 심화될 것이다. 신체의 반응을 잘 살피자. 냉기가 자신에게 잘 맞지 않고 오히려 거슬린다면 사용하지 말자.

혈액 순환, 심장, 폐에 문제가 있거나 감각이 둔하거나, 상처가 아직 아물지 않았다면 냉기를 사용하기 전에 물리치료사와 상담해야 한다.

냉기를 가한 부위가 따뜻해지면서 약간 욱신거린다면 그만 멈춰야 한다. 더 오래 지속하면 동상에 걸릴 수도 있다.

냉기에 예민하다면 냉수로 샤워하지 말고, 차가운 외풍을 많이 쐬지 말고, 차가운 물에서 수영하지 말아야 하는데, 이는 냉기가 종종 자극적이고, 근육을 긴장시키고, 나쁜 자세를 취하게 하고, 통증 회로를 가동시킬 수 있기 때문이다.

방법

젤팩/얼음팩

시중에서 다양한 사이즈로 판매하는데, 형체가 고정적이지 않은 말랑한 것을 사서 사용하기 전까지 냉동실에 두고 보관한다. 꺼내서 대개 20–25분 정도 사용할 수 있는데, 처음에 너무 차가우면 뜨거운 물에 막 적신 수건으로 얼음팩을 싸서 냉기를 조금 줄일 수 있다. 이렇게 하면 수건이 차가워지기 전까지 온도에 적응할 시간을 준다.

몸을 따뜻하게 하고 편안한 자세를 취한다. 차가운 팩이 뜨거운 통증 회로를 식혀준다고 생각하자.

얼음 국소 마사지

근육 경련이 일어난 특정 부위나 팔/다리 통증에 효과적이다. 손으로 얼음 조각을 들면 너무 차가우므로 행주나 컵에 들고, 통증이 있는 부위나 그림 2.45에 표시된 자극점들에 대고 원을 그리듯이 얼음으로 살살 문질러 준다. 이 때, 마사지를 받는 부위가 무감각해지고, 따뜻해지고, 얼얼해지면 그만 멈춰야 한다. 보통 3-5분 정도를 하면 되는데, 마사지를 받는 부위가 얼마나 큰지에 따라 다르다. 마사지를 멈춘 후에는 그 부위를 수건으로 따뜻하게 감싸준다.

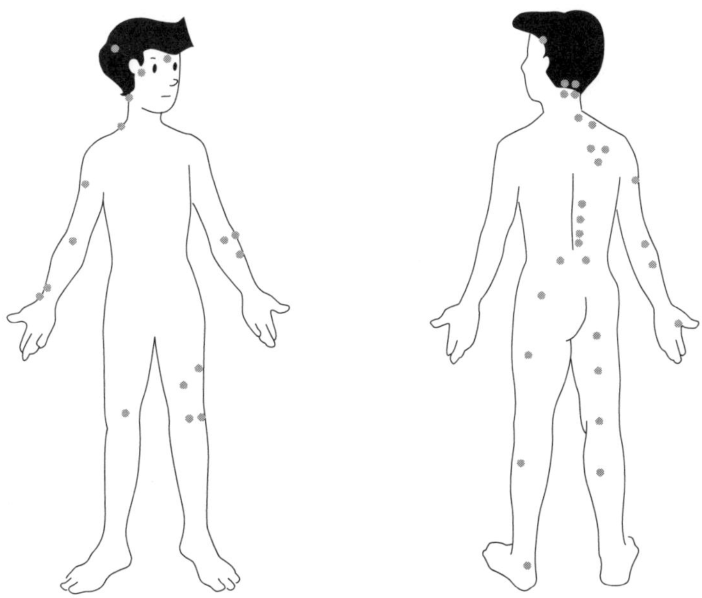

그림 2.45

온기(溫氣)

적당한 온기는 무통 회로를 가동시키는 동시에 통증 회로는 가라앉힌다. 온기는 근육 경련, 긴장, 마비 등에 효과적으로, 몸을 유연하게 해줌으로써 더욱 편안하게 느끼게 해준다. 대개 추울 때, 긴장했을 때, 걱정을 할 때 도움이 된다.

유의사항

통증 부위가 아주 따뜻하다면 온기는 좋지 않은데, 온기가 표면 조직 쪽으로 혈액 순환을 증가시켜 상황을 악화시키기 때문이다.

너무 뜨거워져 화상을 입지 않도록 피부와 온기를 가하는 것 사이에 수건 등과 같은 적절한 단열재가 필요하다. 치료를 받고 있는 신체의 부위가 무감각해지면 그만 멈춘다.

편안한 자세로 척추를 올바르게 두고 누워야 한다는 점을 명심하자. 온기로 인해 신체가 이완될 것이기 때문에, 누워있는 자세를 무언가로 잘 지탱하지 못하면 구부정한 자세가 나올 수도 있다.

이 방법을 쓰는 도중에 덥고, 지치고, 약하고, 우울하다고 느낀다면 온기가 그다지 잘 맞지 않는 것이므로, 신체의 반응을 잘 살펴 온기가 어떤 때에 좋은지 혹은 자신의 몸에 안 맞는 것은 아닌지를 판단해야 한다.

전기열판

통증 부위에 딱 맞게 만들어져 손쉽고 신속하게 열을 전달할 수 있다. 어떤 제품들은 축축한 상태로 열을 전달하기 때문에 아래쪽 조직에까지 열이 전달되고, 어떤 것들에는 안전장치가 달려 있어 만약 치료 중 잠들면 자동적으로 전원이 꺼진다.

실리카겔팩

캔버스 천으로 된 팩 안에 실리카겔이 들어있는 형태로, 70도 정도의 뜨거운 물에서 데워지면 약 30분 정도 열이 지속된다. 화상을 입지 않도록 팩과 피부 사이에 6–10장 정도의 수건을 대주면 좋다.

전자레인지용 팩

시중에는 등 아랫부분과 목 부위에 맞게 제작된 제품들이 있는데, 팩 안에는 젤이 채워져 있다. 얼마 정도 전자레인지로 데우면 팩이 뜨거워진다.

온욕, 사우나, 와류탕(월풀), 증기탕

근육 경련이나 통증을 완화시킬 수 있는 일반적인 방법이다.

※ **경고 :** 혈액 순환, 심장, 폐 등에 문제가 있다면 냉기나 온기의 방법을 이용하기 전에 물리치료사, 의사 등과 상담해야 한다.

진동기/샤워기 마사지/월풀 마사지

신체에 아프지 않을 정도의 진동을 가하면 통증 회로를 균형 잡을 수 있을 뿐 아니라 억제할 수도 있다. 적당한 진동은 혈액 순환을 돕고, 근육을 이완시키는 데 아주 효과적이다.

마사지를 하거나 가볍게 만져주는 것이 자신이 느끼는 통증을 가라앉혀주는 것 같다면 진동 방법을 사용해보자. 그러나 가볍게 만져주는 것이나 누르는 것이 통증을 더 자극하는 것 같다면 진동 방법을 사용하는 양을 점진적으로 늘려감에 따라 내성을 길러주는 것도 좋은 방법이다.

통증 부위가 많이 뭉쳐 딱딱해져서 부드럽게 하거나, 긴장을 풀어주고 싶을 때에도 진동 방법을 사용하자.

방법

휴대용 진동기

목, 팔, 다리 부위에 사용하면 된다. 그림 2.45에 표시된 자극점들에 사용해보자.

샤워기 마사지

긴장이 많이 돼서 딱딱해졌거나 예민해진 부분에 해 주면 좋다.

월풀 마사지

아주 예민한 부위들에 하면 좋은 방법으로, 치료하고자 하는 부위가 월풀 물줄기를 맞고도 편안할 만큼 꼭지로부터 적당한 거리를 두고 앉는다. 1-2분 정도 발바닥을 마사지하는데, 엄지발가락 쪽에서 발뒤꿈치 쪽의 순서로 한다. 처음에 실시할 때 너무 강하다 싶으면 편안하게 느낄 수 있을 만큼 발을 멀리에 두고, 물줄기를 가장 세게 틀어도 발바닥 전체 부위가 견딜 수 있을 때까지 계속해준다. 물줄기가 엄지발가락 아랫부분에 닿을 때 목의 피로가 풀린다고 상상하자. 또, 물줄기가 발뒤꿈치 쪽에 가까워졌을 때 등 아랫부분의 피로가 풀린다고 상상해보자.

혼자 마사지하기

손가락, 테니스 공, 마사지 기구 등을 사용해 혼자서 마사지를 할 때 좋은 기분을 느껴야 함을 명심하자. 마사지를 함으로써 엄청나게 기분이 좋지는 않더라도 괜찮다, 좋다 정도의 느낌은 받아야 한다. 이런 감정을 느낄 때까지 마사지하는 방법을 조정하자.

혼자 마사지를 하면서 신체 조직들의 피로를 풀고, 경직된 부위들을 부드럽게 하거나 편안한 느낌을 받을 수 있다.

방법

목 부위

목 뒷부분의 부드러운 조직 부위에 한 손을 얹고 손가락을 이용해 잡아당겼다 밀었다를 반복한다. 잡아당길 때는 잡아당기는 팔 쪽으로 얼굴을 천천히 돌려주고, 조직 부위를 가볍게 잡고 주물러주듯이 한다. 밀 때는 미는 팔 반대쪽으로 얼굴을 돌려준다(그림 2.46).

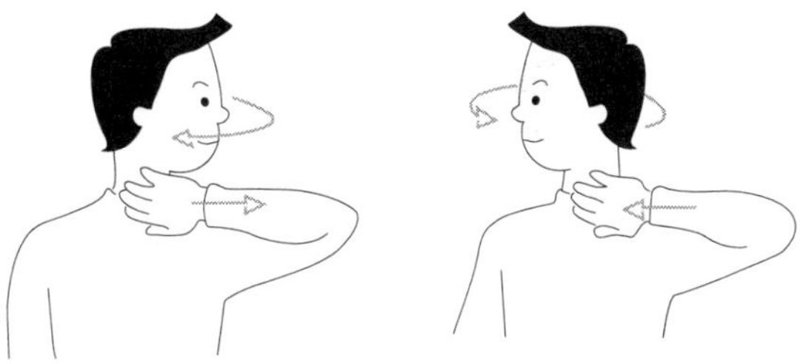

그림 2.46

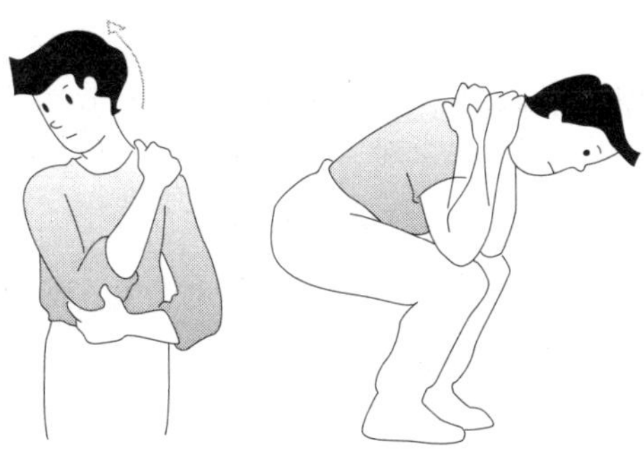

그림 2.47

한 손으로 어깨 윗부분을 세게 주물러준다. 주무르는 팔의 팔꿈치를 다른 한 팔로 받쳐준다. 양손을 다 사용하려면, 의자에 허리를 곧게 펴고 앞쪽으로 구부리고 앉아 양쪽 팔꿈치를 무릎 위에 올려놓는다(그림 2.47).

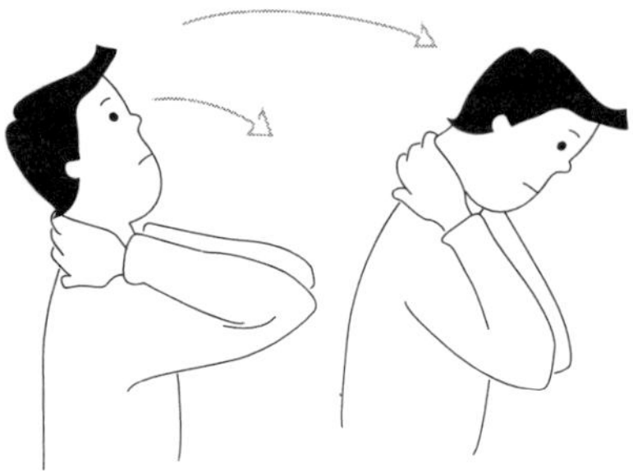

그림 2.48

목 뒷부분의 위쪽에 한 손이나 양손을 모두 올리고 머리를 약간 뒤로 젖혀주면서 전체 손가락을 이용해 가볍게 마사지해준다. 머리를 앞으로 숙임에 따라 손을 점점 아래쪽으로 옮기면서 왼쪽/오른쪽 모두 마사지해준다(그림 2.48).

목, 어깨를 만져봐서 근육이 뭉쳐 있는 것 같은 연한 조직 부위를 찾아내고, 손가락 한 두 개를 이용해 시계방향이나 반시계방향으로 원을 그리면서 리듬감 있게 눌러준다. 너무 세게 누르는 것은 오히려 통증을 증가시킬 수 있으므로 삼간다. 이렇게 마사지를 하는 것이 통증을 완화시킬 수 있는 화학물질들을 어떻게 만들어내는지 생각하면서 편안하게 호흡한다.

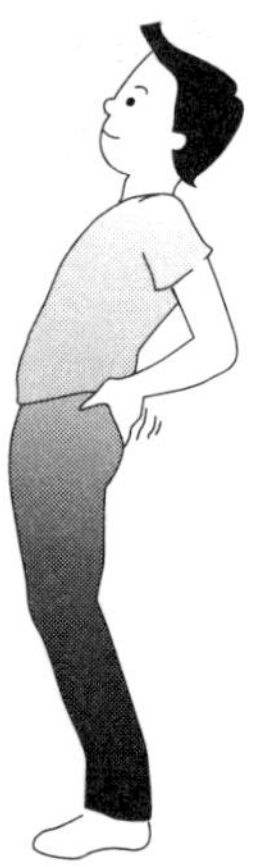

그림 2.49

등 부위

약간 뒤로 구부리면서 등 아랫부분과 엉덩이 쪽의 부드러운 조직들을 잡아준다. 이 상태에서 원을 그리면서 마사지해준다(그림 2.49).

앉아있거나 옆으로 누웠을 때 다리의 긴장된 부위, 단단히 뭉쳐있는 부위들을 잡고 마사지한다.

여러 방법들을 종합적으로 사용하면 사용할수록 더욱 좋다. 예를 들어, 혼자 마사지를 하면서 호흡을 어떻게 하고 있는지, 긍정적인 생각을 하고 있는지, 몸을 잘 지탱하며 편안한 자세로 있는지 아닌지 등을 자문해볼 수 있다. 좀더 편한 자세를 취하고, 편하게 호흡하고, 가볍게 마사지하고, 긍정적으로 생각하도록 하자.

코르셋/목 받침대/기타 받침대

코르셋이나 목 받침대는 통증이 있는 곳을 둘러싸주면서 그 부위를 안정시킬 뿐 아니라 잘못 움직이지 않도록 움직임을 제한한다. 단기간에 통증을 줄이고 싶을 때 혹은 다음과 같은 증상을 보일 때 아주 유용하다.

1. 지치고, 불안정하고, 균형을 잡고 똑바로 서기 힘들 때
2. 쿡쿡 쑤시는 듯한 날카로운 통증 때문에 조금이라도 움직이기가 겁날 때
3. 어떤 일을 해야 하는데 도저히 더 이상은 하기 힘들 때

코르셋이나 목 받침대를 착용하면 그 때만큼의 단기간 내에 활동을 자유로이 할 수 있고, 편안한 느낌을 계속 받을 수 있다.

유의사항

착용 시에 민감한 부위를 직접적으로 누르거나, 너무 꽉 조여서 움직이거나 숨쉬기가 힘들면 통증을 악화시키게 된다.

또한, 너무 자주/오래 착용하게 되면 몸을 구조적으로 지탱해주는 체계를 무너뜨린다. 즉, 너무 자주 착용하게 되면 신체가 효율적으로 스스로를 떠받칠 수 있는 방법을 잊어버리게 되는 것이다. 근육도 마찬가지인데, 코르셋이나 목 받침대를 너무 자주 착용하면 신체가 파업에 돌입했다고 간주하고 근육도 파업에 들어간다. 이렇게 되면 착용을 하지 않을 때 통증이 대개 심화된다.

이런 것들을 착용하는 것은 편안한 자세에서 휴식을 취하는 것보다 우선 순위가 될 수 없다. 따라서 어느 정도 착용한 후에는 착용을 멈추자.

방법

자신에게 가장 잘 맞는 코르셋이나 목 받침대 등을 찾으려면 의사나 물리치료사와 상담해보고, 여러 가지 형태를 직접 착용해보고 고르는 것이 좋다. 본인에게 잘 맞는다면 착용하자마자 긴장이 줄어들어야 하고, 편안한 느낌을 줘야 한다.

신체가 스스로를 떠받칠 수 있는 방법을 잊지 않도록 하기 위해서는 코르셋이나 목 받침대를 착용한 채로 근육을 사용해 줘야 한다. 예를 들어, 등 아랫부분의 통증을 줄이기 위해 복부 쪽에 받침대를 착용했다면 그 받침대가 잘 지탱하리라고 기대한 채로 구부정한 자세를 취하면 안 된다. 대신 받침대를 착용함으로써 몸이 어떤 식으로 받쳐지는지를 느껴야 한다. 자세가 좀더 바르게 잡히는 것 같은 생각을 하면서 신체가 자연적으로 받침대의 역할을 도울 수 있도록 한다. 이를 위해서는 복부 아랫부분을 가볍게 위쪽, 안쪽으로 즉, 코르셋 반대쪽으로 당기고 편안한 호흡을 한다. 거울을 자주 보면서 편안한 자세로 올바르게 자세를 취하고 있는지 확인해준다(그림 2.50). 5장도 참고해 보자.

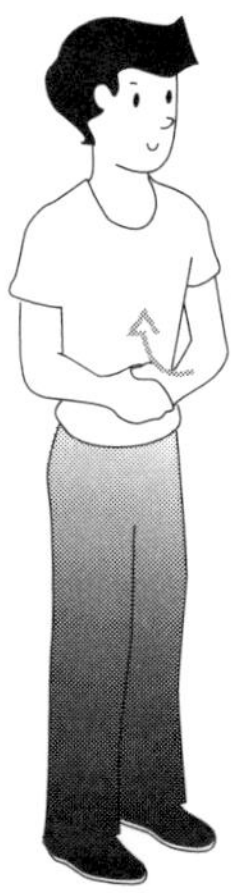
그림 2.50

목 부위에 부드러운 받침대를 착용한다면 목이 앞으로 수그려지거나 뒤로 젖혀져 턱이 위쪽을 향한다거나 하는 자세를 취하도록 착용해서는 안 된다. 잠시 자세를 가다듬고 이제 목을 가볍게 뻗으면서 압박을 줄이고, 여러 방향으로 움직여보자. 목을 돌릴 때는 턱을 내밀어서는 안 된다. 이런 움직임을 취함으로써 신체가 힘을 덜 쓰고도 어떻게 스스로 잘 지탱할 수 있는지를 알게 된다.

2시간 동안 한 번도 벗지 않고 계속해서 착용하는 것을 피하라. 중간에 착용을 풀고 몸의 반응을 살펴 계속 도움이 될 것 같으면 다시 착용을 하고, 오히려 착용을 하지 않은 것이 더 편하다면 착용을 멈춘다. 기분이 더 낫고, 자세가 더 좋아 보이고, 더 자유롭게 움직일 수 있다면 도움을 준다는 것인데 그렇지 않다면 착용을 멈춰야 한다. 착용 여부, 착용 결과, 의문점 등에 대해서는 의사나 물리치료사와 꼭 상담을 해야 한다. 받침대가 효과가 있는지 없는지, 언제 어떻게 착용할지에 대해서는 스스로가 100% 책임을 져야 한다.

전기 자극

피부를 통한 전기 자극은 간단하게 말해, 다양한 전기 회로가 뇌로 이동하는 도중에 피부를 통해 전기적인 신호를 보내는 것이다. 심하지 않고, 편안할 정도의 전기적인 신호를 보냄으로써 통증을 차단할 수 있다는 이론에서 비롯된 방법으로 진동, 온기나 냉기, 마사지 등의 다양한 방법이 통증을 경감시키는 것과 똑같은 방법으로 쓰여진다.

많은 사람들이 긍정적인 결과를 얻었다고 말하지만, 아무런 결과도 얻지 못했다는 사람들도 그만큼 많다. 전기 자극을 함으로써 통증이 일시적으로 더 악화됐다는 보고도 많다. 사람들이 부정적인 결과를 얻거나 아무런 결과도 얻지 못하는 이유에는 어떻게 자극을 줘야 올바른지 모르거나, 적절하게 조정하지 못했을 거라는 점들이 있다. 전기 자극을 어떻게 해야 하는지에 대해 이 책에서 구체적으로 설명하는 것은 무리이고, 대신 몇 가지만 소개하겠다. 관심이 있거나 의문점이 있다면 물리치료사와 상담해보기 바란다.

방법

전기 자극 요법을 올바로 실시하기 위해서는 기계를 어떻게 조정하는지, 전극은 어떻게 대야 하는지 등에 대해 관심을 가지고, 적극적으로 참여해서 알아야 한다. 물리치료사는 이와 같은 기초적인 사항에 관해서는 설명해줄 수 있지만, 궁극적으로는 어떤 방법이 가장 효과적인지를 알아내는 것은 자신에게 달려 있다.

조그마한 전극들은 자극이 전달되는 곳에 저절로 달라붙는데, 대개 2-4개 정도가 달려 있다. 통증이 느껴지는 부위, 특히 아주 아픈 곳을 손가락으로 집어낼 수 있을 때의 부위에 전극을 올려놓는다. 또한 통증이 야기된다고 생각되는 척추 주변이나, 척추 혹은 다른 연한 조직에서 비롯되었을 것 같은 통증이 느껴지는 팔이나 다리 주변에도 전극을 올려놓을 수 있다.

전기 자극 기구에는 보통 자극의 강도, 비율, 질(質) 등을 조절할 수 있는 최소한 세 개의 조절 장치가 달려 있다. 어떠한 상황에서도 불쾌한 느낌을 받아서는 안 된다. 어떤 상황에서는 자극이 빠르면서도 가벼울 수 있고, 어떨 때는 느린 속도로 오지만 강하고, 자극적일 수 있다. 자신에게 알맞은 자극법이 어떤 것인지 알아야 하므로 신체의 반응에 주의를 기울여보자.

전기 자극과 함께 다른 '담요' 들을 사용하고, 더불어 편안한 자세, 호흡, 상상법 등을 통합적으로 사용하자. 가벼운 전기 자극이 통증 회로를 차단하기 위해 전기적 체계 내에 어떻게 화학물질들을 생산해내는지 머리 속에 그림을 그려보자.

신체의 반응을 살펴보기 위해 1-2시간 마다 전기 자극을 멈춰야 함을 명심하자. 몇 시간 동안 계속적으로 이 방법을 사용하면 원래의 결과를 퇴색시킬 수 있다. 자극을 멈췄을 때 기분이 낫다면 통증이 다시 나타나기 전까지는 자극을 멈춰준다. 전기 자극이 도움이 되는 것 같지만 통증이 다시 나타나거나 자극을 멈추고 잠시 후에 통증이 증가한다면, 곧바로 자극기 전원을 켜준다.

주의사항

이제까지 소개된 방법들을 취하는 데 있어 다른 사람들을 방해하고 싶지 않거나, 혹은 다른 사람들이 꺼려 하는 것 같아서 자주 못할 수 있다. 그렇게 되면 통증 회로에 잠시 동안만의 휴식을 줌으로써 오히려 힘을 실어 주는 격이 된다.

딱 봐도 어디가 아픈 것 같은 자세나 표정을 지을 수 있는데, 이는 문제 해결에 아무런 도움도 되지 못한다. 일명 '통증 행동'이라 할 수 있는데, 이는 보통 무의식적으로 남들에게 동정을 구하기 위해 표출된다. 오히려 긴장과 압박을 야기하고, 통증 회로에 집중하게 됨으로써 통증을 더 증가시킨다.

올바른 자세는 취했지만 생각, 감정, 근육 긴장 등에 대해서는 인지하지 못하는 경우도 있다. 계속적으로 통증, 화, 걱정, 긴장 등에 대해 생각하면서 긍정적인 생각으로 승화시키지 못한다면, 올바른 자세일지라도 효과적이지 못할 것이다.

03

일상생활 속에서의 좋은 움직임과 나쁜 움직임

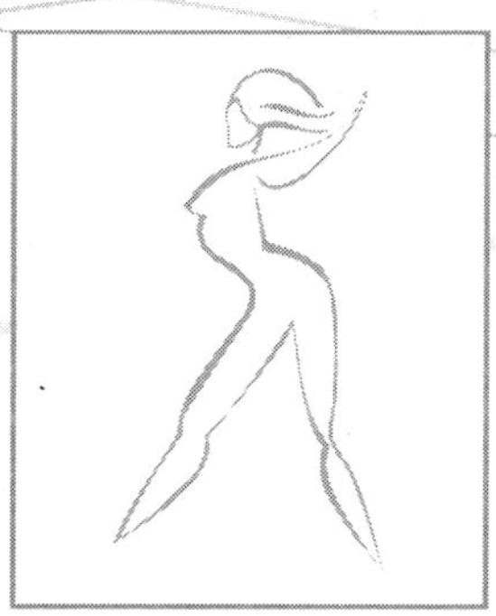

앉 기

앉기는 등 아랫부분과 목 부위에 가장 무리가 가는 자세 중 하나이다. 일상에서 앉아 보내는 시간이 많은 반면 골반과 척추 부위를 제대로 받쳐주는 의자는 거의 없기 때문에, 앉을 때 어떤 움직임이 좋고 나쁜지에 대해 알아두는 것이 좋다.

나쁜 움직임

구부정하게 앉는 것(그림 3.1)

습관적으로 등 아랫부분은 구부리고 앉아서, 꼬리뼈가 굴곡을 이루면서 의자에 맞닿게 되는 자세이다. 이 자세는 아주 흔히 보여지는데 의자나 등 받침대 부분이 너무 푹신하거나, 너무 깊거나, 너무 낮거나, 오목한 형태일 때 자동적으로 이와 같은 자세를 취하게 된다.

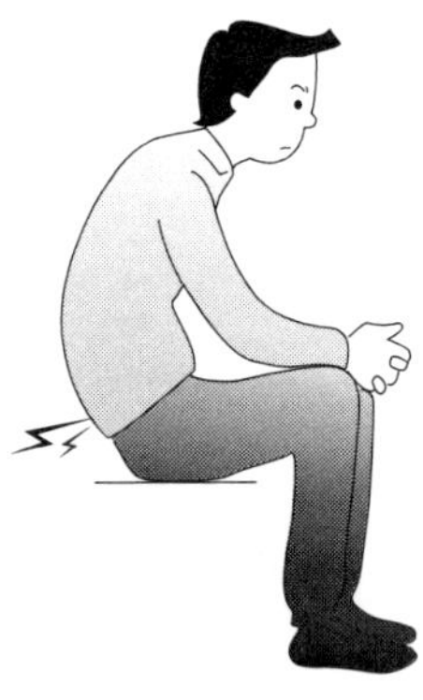

그림 3.1

시험해보기

의자에 앉아 몸을 앞쪽으로 숙이면서 서서히 몸에 힘을 빼 최대한 구부정한 자세로 앉아보자. 이 때 머리는 곧게 세워 앞으로 숙이거나 뒤로 젖히지 말아야 하고, 골반은 의자 바닥 부분에, 척추는 등 받침대 부분에 계속 닿아 있어야 한다. 이런 자세를 취할 때 어떤 나쁜 점들이 있는지 살펴보자.

• 구부정한 몸의 자세

먼저 몸의 측면을 생각해보자(그림 3.2). 그리고 꼬리뼈가 어디에 위치하게 될지에 대해서도 생각해보자.

분명 의자 바닥 쪽에 가까이 위치하거나 어쩌면 더 아래쪽으로 향해 의자 바닥과 완전 맞닿게 될지 모른다. 이제 나머지 신체 부위들이 꼬리뼈 위쪽으로 어떻게 '쌓여져' 있는지 보자. 등의 아랫부분은 상대적으로 둥글게 구부러져 있고, 가슴은 마치 의기소침해 있는 것처럼 아래쪽으로 숙여져 있어 어떻게 보면 가슴이 골반에 지탱되어 있는 것 같고, 등 위쪽도 구부정하게 앞쪽으로 숙여져 있고, 반면 시선은 정면을 향해야 하기 때문에 몸 전체의 구부러진 형태와 아주 상반되게 목 윗부분은 갑자기 뒤쪽을 향해 구부러져 있을 것이다.

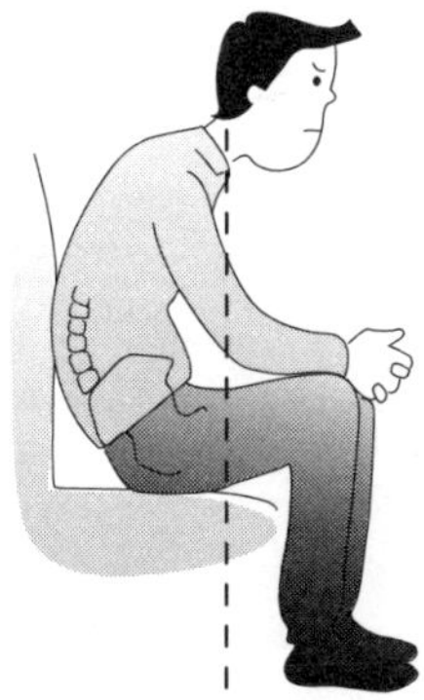

그림 3.2

즉, 머리가 가슴 부위의 지탱을 받아 잘 균형을 잡고 있는 것이 아니라 가슴 앞쪽에 위태롭게 매달려 있는 것 같은 느낌을 받을 것이다.

이런 자세로 자주 앉으면 앉을수록 신체 구조가 이 자세에 익숙해져 평상시에도 이와 같이 구부러진 자세를 취하게 될 것이다.

- **구부정한 자세에서의 호흡**

이 자세에서는 제한적이고도 고통스러운 호흡을 하게 된다. 구부러져 있는 자세의 경우 중력으로 인해 가슴과 골반에 아래쪽으로 체중이 실리면서 횡격막이 효율적으로 움직이지 못하고, 갈비뼈가 자유롭게 확장하지 못한다.

이로 인해 짜증, 피로, 귀찮음, 산만함 등의 현상을 야기시키는 나쁜 호흡을 하게 되는 것이다. 즉, 이 자세가 자연스러운 에너지의 흐름을 방해하면서 신체 내의 질서 체계를 무너뜨린다.

- **구조적 체계에 미치는 통증과 피해**

구부정한 자세는 등 아랫부분과 골반 부위에 압박을 증가시키는 동시에 그 부위들을 지나치게 늘이게 되는데, 이는 등, 목 부위의 통증 및 시간이 지남에 따라 서서히 변화하는 신체 구조의 퇴보현상 등의 주요 원인이라 할 수 있다(그림 3.3).

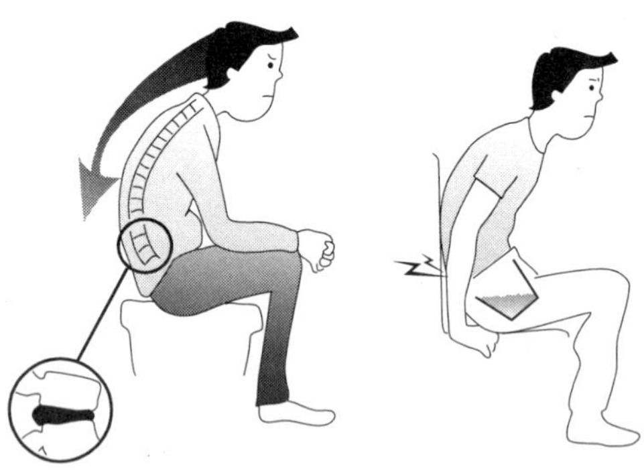

그림 3.3

대개 등이나 목 부위에서 통증이 나타나는데, 더 심각한 경우에는 등, 목, 팔, 다리 등의 부위로까지 통증이 전이된다. 이 자세로 앉는 것이 편안하게 느껴질 수도 있겠지만 이는 통증을 야기하고, 서기와 걷기 등의 자세에 부정적인 영향을 미친다. 구부정한 자세로 너무 오랫동안 앉아있은 후에는 일어서기 위해 곧게 펴져야 하는 등 아랫부분이 그렇게 되기 어렵기 때문이다(그림 3.4).

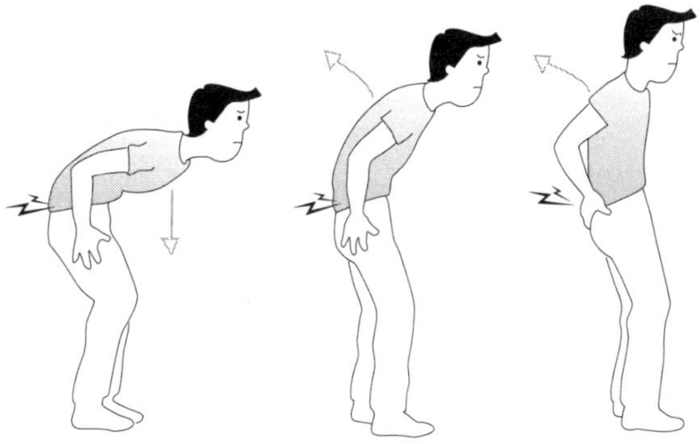

그림 3.4

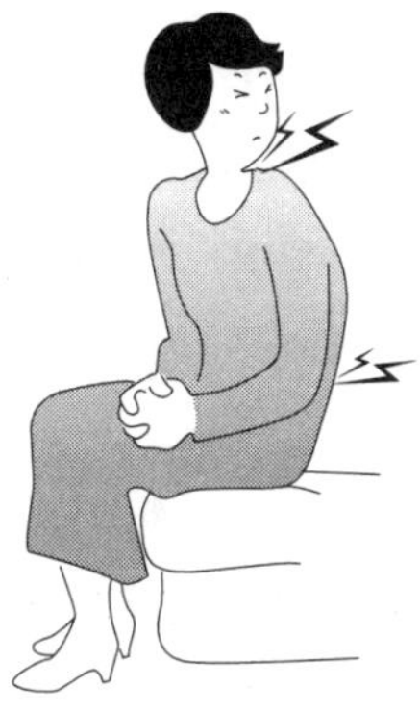

그림 3.5

구부정한 자세에서는 목 윗부분이 심하게 뒤쪽으로 구부러지면서 목의 중간, 윗부분의 관절들이 한데 뭉쳐지는 경향이 있다. 구부정한 자세에서 머리를 좌우 방향 번갈아 가면서 천천히 최대한 돌릴 수 있는 데까지 돌려보자. 최대한 돌렸을 때 목이 뒤쪽으로 구부러지는 부분에 관절들이 뭉치면서 통증을 유발할 것이다(그림 3.5).

이는 머리가 가슴의 앞부분에 매달려 있는 것과 같은 자세를 취함으로써 목과 어깨 부위의 근육들이 과도하게 활동했기 때문이다. 목 아랫부분에 있는 척추 관절들에 중력이 작용함에 따라 앞쪽으로 압박이 가해지는데(그림 3.6), 이로 인해 목, 머리, 어깨, 팔 등의 부위에 두통이나 기타 통증들이 악화된다.

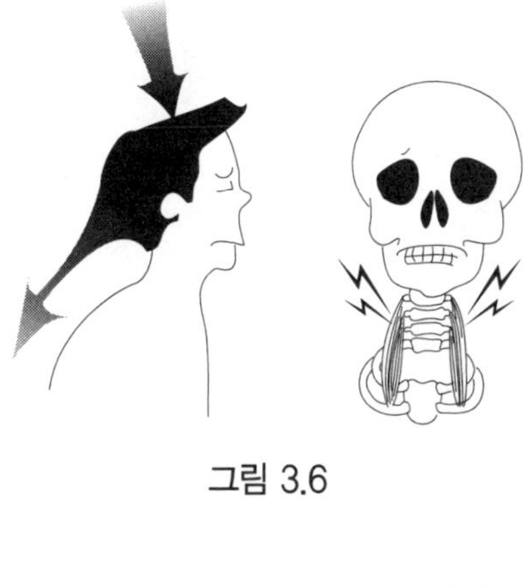

그림 3.6

긴장된 자세로 앉는 것

몸을 잘 받치지 못하거나, 스트레스를 받는 상태로 인해서 심하지 않은 상태이지만 근육들을 계속적으로 긴장시키는 것은 피해야 한다 (그림 3.7).

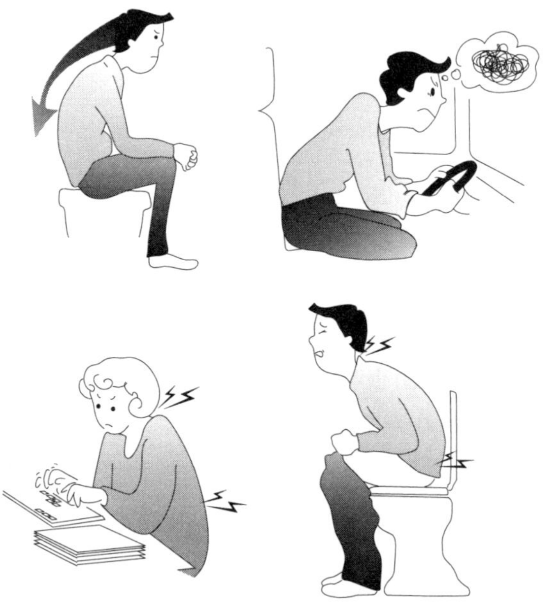

그림 3.7

앉은 자세에서 몸을 곧게 세우기 위해서 계속해서 근육 에너지를 소비해서는 안되기 때문이다.

예를 들어보자. 부드럽고 푹 들어가서 몸을 잘 받쳐주지 못하는 의자에서 곧게 앉기 위해서 몸을 꼿꼿이 세우는 경우가 있는데, 등을 기댈 수 있는 부분과 반대쪽으로 척추 주변 근육들을 긴장시키면서 몸을 앞쪽으로 기울여 앉을 것이다.

출근 시간에 서둘러 운전해 가기 위해 머리와 목을 긴장시켜 앞으로 쭉 뻗을 수도 있고, 마감일에 쫓겨 일할 때는 목, 어깨 등의 부위를 긴장시킬 것이다.

또는, 화장실에 앉아서 볼일을 볼 때 자동적으로 얼굴, 배, 직장 부위의 근육을 긴장시킬 수 있다.

다음의 행동들을 잘 읽어보고, 앉아있을 때 이러한 행동들을 자제하자.

- 이마 찌푸리기
- 눈살 찌푸리기
- 얼굴 찌푸리기
- 이 악물기
- 목, 어깨, 등, 배, 엉덩이 등의 부위를 긴장시키기
- 목이나 어깨 부위의 앞, 위 근육들을 잡아당기면서 몸을 앞쪽으로 곧게 세워 앉으려 하기

한 자리에 너무 오랫동안 앉는 것

인체 구조상 움직이지 않고 아주 오랫동안 앉아있는 것은 불가능하다. 그런데다가 구부정하게 혹은 긴장된 자세로 앉게 되면 인체 구조적으로 최대한 앉아있을 수 있는 시간은 줄어들 것이다.

이상적인 자세로 앉아있는 중에도 정기적으로 자세나 움직임을 바꿔줘야 한다는 점을 명심하자.

따라서 최소한의 노력과 힘으로 신체를 잘 균형 잡을 수 있는 안정되게 앉는 방법에 따라 앉게 되면 더 편안하고, 건강해질 것이다.

계속 같은 쪽으로만 다리 꼬고 앉는 것

다리를 꼬는 것은 신체 구조를 안정시키는 장점이 있는데, 근육을 이완시킴으로써 더욱 편안해지기 때문이다. 다리를 꼬면 골반이 한 쪽으로 기울어지면서 척추의 굴곡을 일시적으로 비스듬하게 만든다. 이 때의 단점은, 다리 꼬는 방향을 바꾸지 않고 이 자세로만 계속해서 앉게 되면 이 비스듬한 척추의 굴곡이 그렇게 굳어진다.

예를 들어, 항상 오른쪽 다리 위쪽으로 왼쪽 다리를 꼰다면 골반 오른쪽 구조가 틀어짐과 동시에 왼쪽은 살짝 들어올려져 등 아랫부분에 비스듬한 굴곡이 생긴다(그림 3.8).

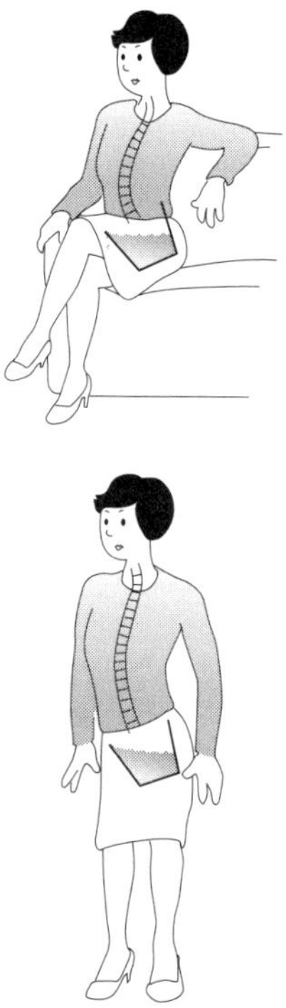

그림 3.8

또, 부드럽고 푹 파져 있어 몸을 잘 받쳐주지 못하는 의자나 등받이가 없는 의자에서 다리를 꼴 경우 대개 구부정하거나 긴장된 자세로 앉게 된다.

따라서 자신이 어느 한 쪽 다리로만 계속 꼬는 버릇이 있는지 확인해보자. 왼쪽 다리를 오른쪽 다리 위쪽으로 꼬고 있었다면 잠시 후에는 오른쪽 다리를 꼬아 주어야 한다. 다리 방향을 바꾸어 줌으로써 계속 한 방향으로만 꼬고 있어서 야기된 구조적인 불균형을 해소하기 위해서다. 그리고 골반은 다리를 꼬기 전에 등받이에 딱 붙여서 확실하게 안정적인 자리를 잡아주어야 하는데, 이렇게 하면 쉽게 좋은 자세를 유지할 수 있게 된다.

좋은 움직임

어떤 특정한 나쁜 자세로 앉는 버릇이 있다면 다음의 좋은 움직임들을 배움으로써 더욱 건강하고 편안한 앉는 법을 알아보자.

골반 자리 잡아주기

이 방법은 처음 자리에 앉을 때 골반을 잘 자리잡고, 오래 앉게 되었을 때 지속적으로 골반의 자리를 잘 잡아주기 위한 쉽고도 중요한 방법이다. 앉는 곳이 부드럽거나 푹 파여 있거나 오목한 형태일수록 이 움직임을 취해줘야 한다.

▶ 골반과 상체를 더 곧고 편안한 자세로 자리잡기 위해 움직일 때 손을 허벅지, 팔걸이, 의자 바닥 등에 놓아 받쳐준다. 그런 후 꼬리뼈는 몸 뒤쪽에 남겨둔다는 느낌을 가지면서, 가슴을 들어 엉덩이 위쪽을 지나면서 앞쪽으로 내밀어준다. 가슴을 내미는 도중에 등이 구부러지지 않게 주의한다(그림 3.9).

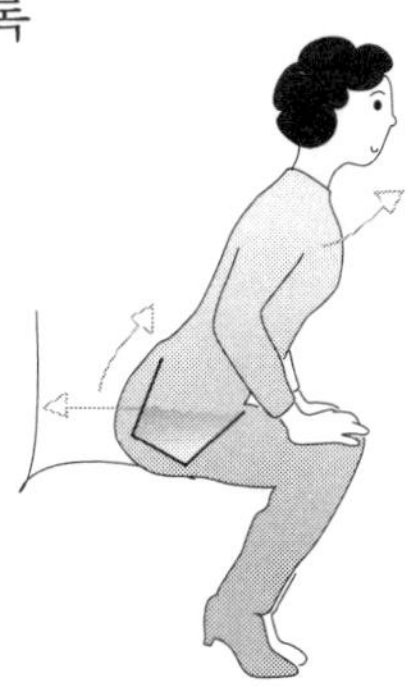

그림 3.9

▶ 팔과 다리에 무게를 실으면서 꼬리뼈를 최대한 뒤쪽으로 움직여준다. 이 때 가슴은 앞으로 내밀고 꼬리뼈는 몸 뒤쪽에 놔두는 이전의 자세를 유지시켜야 한다. 등받이가 있는 의자에 앉는 경우 꼬리뼈를 등받이에 완전히 밀착시켜준다는 기분으로 자리를 잡아준다. 등받이가 푹신할수록 꼬리뼈를 더 밀착시켜 꼿꼿이 세워줘야 한다. 꼬리뼈가 등받이에 닿으면 엉덩이와 허벅지를 의자 바닥에 닿게 해 앉는다(그림 3.10).

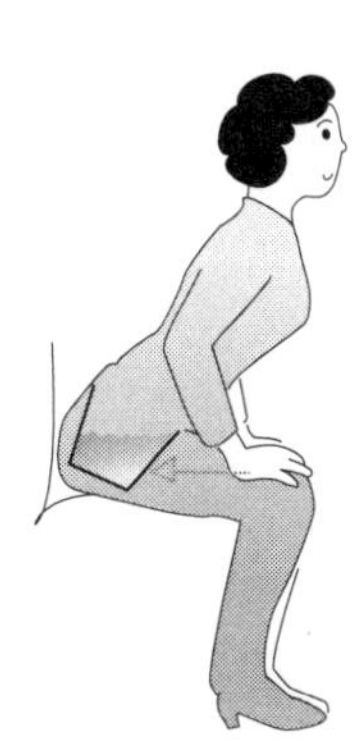

그림 3.10

▶ 이제 상체를 정상적인 상태로 되돌려준다. 이때 완전히 곧은 자세로 아주 균형이 잘 잡혀야 한다는 점을 명심하자. 그런 후에는 몸에 긴장을 풀어줘도 되는데, 골반이 자리를 잘 잡고 지탱을 잘 받는다면 근육을 이완시킨 후에도 상대적으로 안정적으로 곧은 자세로 계속 앉을 수 있기 때문이다(그림 3.11).

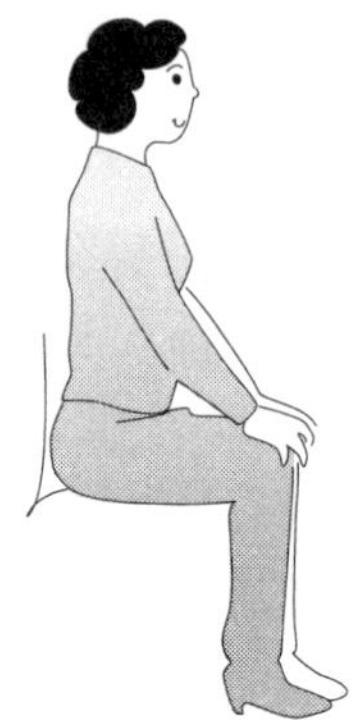

그림 3.11

자동차 기어에 빗대면 '주차' 기어와 '중립' 기어의 차이라 할 수 있다. 골반을 최대한 뒤로 당겨 앉지 않으면 '주차' 기어가 아니라 '중립' 기어에 놓인 것과 같은 상태가 돼서 골반이 점점 아래쪽으로 기울어지면서 구부정하게 앉는 자세로 바뀌게 된다.

주의

어떤 자세로 앉아있건 간에 골반을 자리잡아주는 이 방법은 아주 중요하다. 이 방법을 처음 해보는 사람이나 통증이 나타날 때 이를 하는 사람의 경우, 자세를 조금 과장해서 취해주면 더욱 효과적이다. 이 방법에 익숙해져서 꽤 자동적으로 할 수 있는 사람의 경우, 아주 간단하게 할 수 있을 것이다. 항상 그렇듯이 자신에게 편하도록 자세를 교정하면 되는데, 예를 들어 골반을 옮길 때 자신에게 편한 만큼만 움직여 주면 된다.

여러 가지 좋은 앉기 자세를 취하기

여러 가지 좋은 앉기 자세를 통해 압박과 긴장을 최소한으로 줄일 수 있다. 다음에 소개될 여러 자세들에서 골반, 가슴, 머리 부위 사이의 기본 자세는 크게 변하지 않는다는 점을 기억해 두자. 즉, 뒤쪽이나 위쪽 혹은 어느 한 쪽으로 기울여 앉게 되더라도 골반, 가슴, 머리는 상대적으로 각 부위 간 평행한 상태에 놓이게 된다. 가장 크게 변하는 점은 골반과 엉덩이 사이의 각도이다. 다음에 소개되는 자세들은 골반의 위치를 바꿔주거나 의자의 도움을 받아 취하는 자세들이다(그림 3.12).

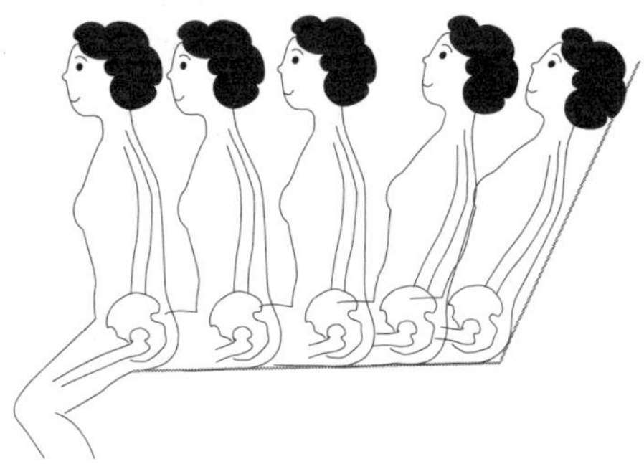

그림 3.12

- **뒤쪽과 위쪽으로 기대 앉기**

실제로 바닥에 눕지 않고도 몸을 수평으로 만드는 데 가장 좋은 방법으로 독서, 감상, 청취, 사고 등의 활동을 하기에 아주 좋다. 등받이가 몸에 가하는 압력을 제거해주기 때문이다. 먼저 그림 3.9의 방법을 이용해 골반을 의자 앞부분으로 가져온다. 그런 후 다리는 좌석 반대쪽을 향해 곧게 뻗고, 등 윗부분과 어깨 부위를 등받이에 갖다 대면서 기대보자(그림 3.13).

이 자세를 통해 등과 목 부분에 압박과 긴장을 거의 주지 않으면서도 아주 곧은 자세로 기댈 수 있다. 의자나 등받이가 푹신한 경우에는 이 자세를 취하지 말아야 한다.

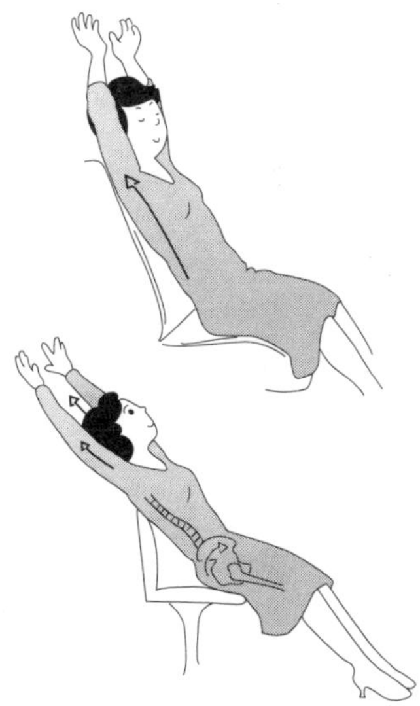

그림 3.13

• 뒤쪽과 위쪽으로 곧게 앉기

손을 자유롭게 쓸 수 있게 놔두면서 뒤쪽으로 편안히 앉는 방법으로, 작업을 하느라 줄곧 구부려 앉아 있어서 지쳤을 때 취할 수 있는 좋은 자세이다. 뒤쪽과 위쪽으로 기대 앉기와 딱 한 가지만 다른데, 이 자세를 취할 때는 골반을 의자 앞부분으로 가져오지 않고 등받이에 딱 갖다 대야 한다. 안정적인 등받이가 있는 어떤 의자에서든 취할 수 있다(그림 3.14).

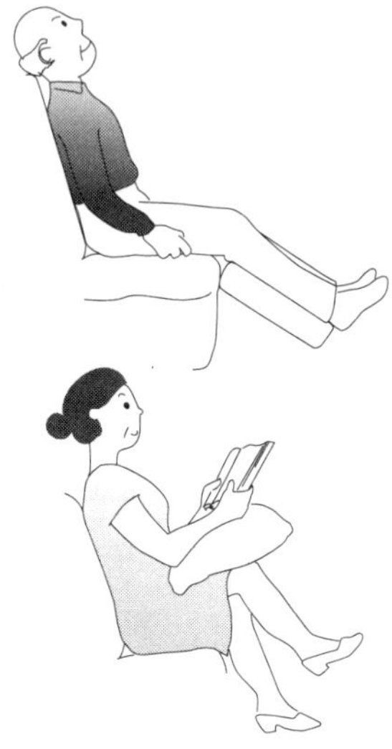

그림 3.14

• 앞쪽과 위쪽으로 곧게 앉기

더 잘 보거나, 먹거나, 의사 소통할 수 있게 해주는 자세로, 등받이가 직접적으로 가하는 압력을 피할 수 있어 척추에 무리가 덜 간다. 등 아랫부분이 더 이상 등받이의 압력을 견뎌낼 수 없다고 느껴질 때 취할 수 있는 효과적인 자세이다. 골반을 자리잡아주는 자세를 약간 과장해서 취하는 것과 마찬가지로, 팔과 다리에 힘을 실어 꼬리뼈가 등받이에 완전히 밀착될 때까지 최대한 등받이 쪽으로 가져간 후 엉덩이를 내려 놓는다. 그리고 나서 몸을 곧게 세울 때, 등 아랫부분과 상체가 등받이에 기대져서 앞쪽을 향해 놓여있는데도 가슴과 머리가 곧게 세워질 것이다. 팔을 팔걸이, 운전대, 탁자, 허벅지 등에 놓아서 척추의 압박을 줄이고 몸을 더 잘 지탱할 수 있도록 하자(그림 3.15).

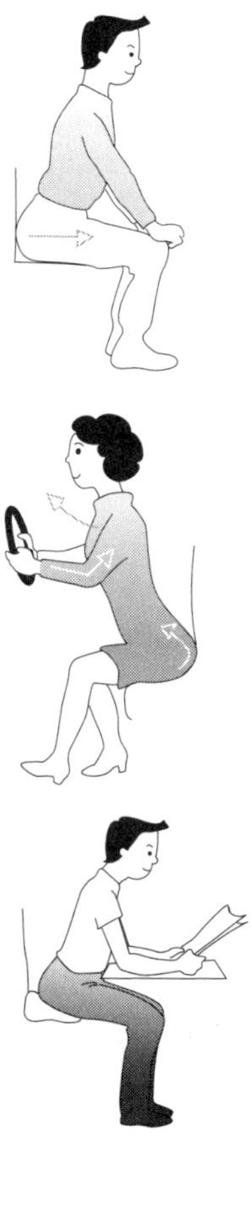

그림 3.15

- **걸터앉기**

앞쪽과 위쪽으로 곧게 앉는 방법과 마찬가지인데, 이 자세에서는 꼬리뼈가 등받이에 닿아 기대지는 대신에 의자 앞부분의 모서리에 앉게 된다.

글을 쓰거나, 음식을 먹거나, 이야기를 하거나 할 때 가까이 가서 할 수 있다. 의자가 너무 푹 파여 있어서 다리가 바닥에 잘 닿지 않거나, 의자가 너무 낮으면서도 푹신하고 깊게 파여 있기까지 해서 뒤쪽으로 기대 앉으면 꼭 의자에 잡혀 먹히는 것 같을 때 취할 수 있는 좋은 방법이다.

의자를 앞쪽에서 뒤쪽으로 1/4 등분을 해서 제일 앞의 1/4 부분에 골반을 둔다. 무릎을 엉덩이 아래쪽에 두면 보통의 앉은 키 높이를 유지할 수 있다.

다리를 넓게 벌리거나, 한 쪽은 세우고 한 쪽은 조금 낮추는 것도 편안하고 안정적으로 앉을 수 있는 좋은 방법이다. 팔은 몸의 무게를 덜기 위해 허벅지나 의자, 탁자 등에 놓아 준다(그림 3.16).

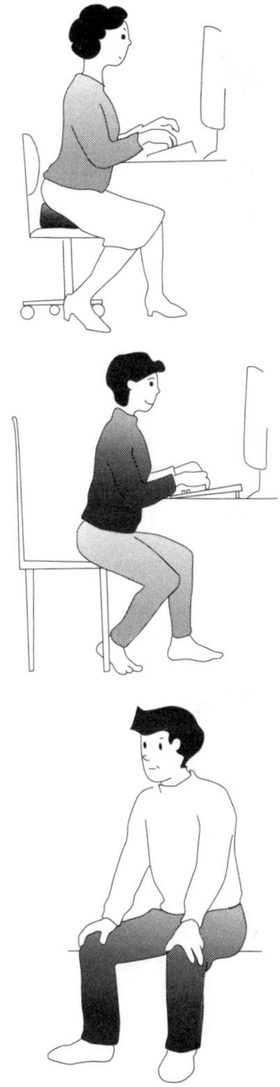

그림 3.16

- **무릎을 굽히고 앉기**

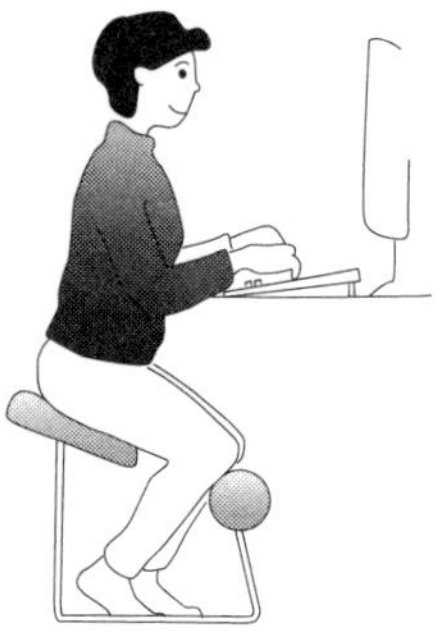

a

무릎을 굽히고 앉을 수 있게 만들어진 전용 의자는 사무실이나 집에 점점 더 많이 보급되고 있는데, 특히 컴퓨터를 쓸 때 이 의자를 사용하는 경우가 많다. 장점으로는, 의자 바닥에 경사가 져 있어 골반이 앞쪽으로 자연스럽게 기울어지면서 근육을 많이 쓰지 않더라도 등 아랫부분이 곧은 자세를 취하게 된다(그림 3.17a). 또한, 등받이가 없어서 등 아랫부분에 직접적인 압력이 덜 가해진다.

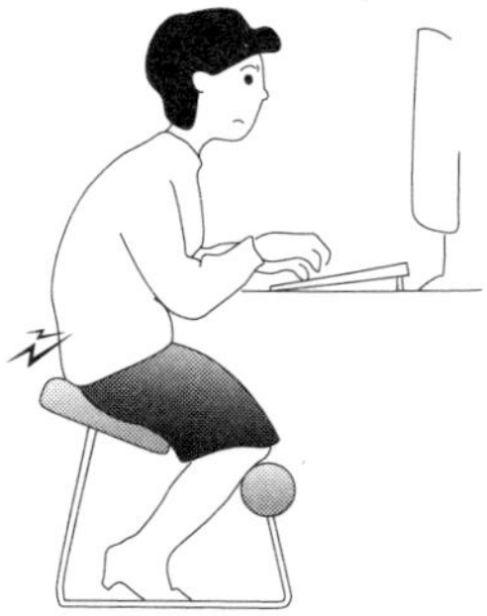

b

단점으로는, 이러한 전용 의자의 경우 일반 의자와는 달리 이미 특정한 형태를 띠고 있어서 다른 여러 가지 자세로 바꿔 앉는 것이 불가능하다. 또, 무릎이나 다리에 문제가 있는 사람들은 무릎을 굽힐 수 있도록 아래 쪽에 설치된 받침대가 불편할 것이다.

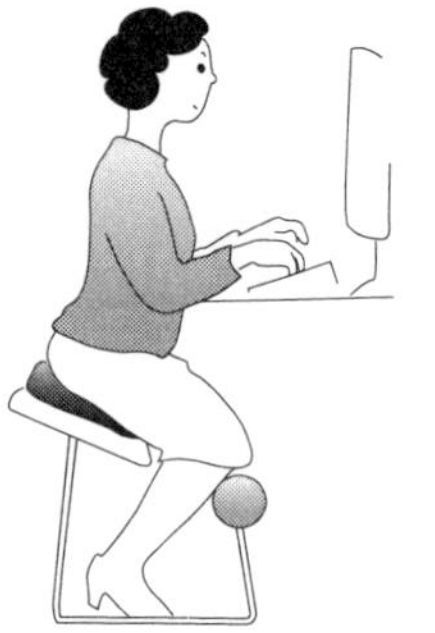

c

그림 3-17

골반과 등 아랫부분에는 별 무리가 없다면 좀더 많이 지탱하기 위해서 의자에 조금만 수정을 가하면 된다. 몸을 최대한 곧게 세운 상태로 계속 앉아있어 보자. 이 때 골반이 아래쪽으로 구부러지면서 구부정한 자세가 취해진다면(그림 3.17b), 골반이 앞쪽, 위쪽을 향할 수 있도록 꼬리뼈 뒷부분 바로 밑에 천 같은 것을 덧대어준다. 그런 후 덧대어 준 것 위에 골반을 잘 자리잡고 다시 한 번 몸을 최대한 곧게 세우고 앉아있어 보자. 별로 힘을 들이지 않고도 곧게 앉을 수 있어야 한다(그림 3.17c).

- **의자 바닥을 편평하게 만들기**

의자 바닥이 너무 낮거나, 푹신하거나, 바닥 앞쪽에 비해 너무 깊다면 골반은 자동적으로 뒤쪽으로 구부러져 구부정한 자세를 취하게 될 것이다. 푹 파인 부분을 메우거나 푹신한 부분을 단단하게 해 주면 바로 이전보다 편안하고 곧게 앉는다는 느낌을 받을 수 있다(그림 3.18).

자동차, 식탁, 사무실 등에 있는 상대적으로 단단한 의자의 경우 엉덩이 뒤쪽의 끝부분이 놓이게 되는 부분에 천 한두 장을 접어서 대준다. 소파 같은 아주 푹신하면서도 낮은 의자의 경우 엉덩이 아래에 크고, 편평하고, 단단한 베개를 대거나 쿠션 아랫부분에 1/8 인치 정도의 합판을 대준다.

자동차나 식당, 극장 등에 있다면 코트, 잡지, 서류 폴더 등을 접어 엉덩이 밑에 놓아 주면 푹신하거나 너무 푹 파인 의자를 임시방편적으로 개선시킬 수 있다.

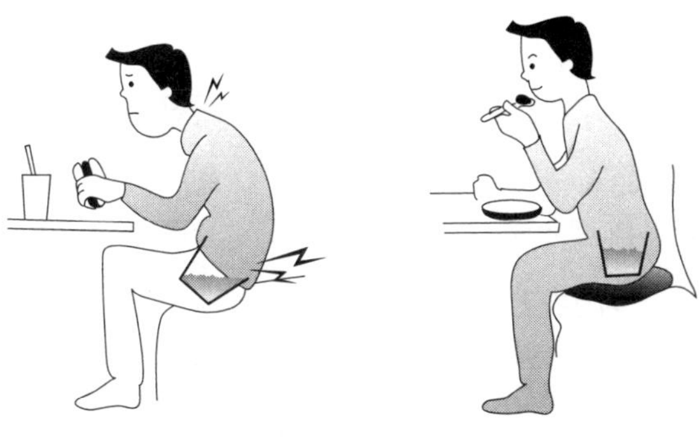

그림 3.18

• **허리 지지물 사용하기**

서있을 때 자연스럽게 나타나는 굴곡을 위해서 등 아랫부분을 받쳐주는 방법이기 때문에, 지지물의 윗부분과 아랫부분이 가늘어서 척추의 굴곡 형태를 그대로 반영해야 한다. 지지물의 굴곡은 각 개인의 척추 굴곡 크기나 형태에 따라 달라야 하고 그에 따라 편안함을 줄 수 있어야 한다. 대개 선 자세에서 굴곡이 큰 사람일수록 앉아있을 때에도 큰 굴곡을 드러내는데, 역으로도 마찬가지이다. 즉, 개인마다 자신에게 맞는 크기와 형태의 지지물을 사용해야 한다.

지지물의 크기와 형태를 고를 때에는 의자의 상태도 고려해야 한다. 푹신한 쿠션이 깔린 의자에서 편안하다고 느꼈던 지지물을 단단한 의자에서 사용하더라도 편안하다고 느낀다는 것을 보장할 수는 없고, 역으로도 역시 그렇다.

허리를 받쳐주는 지지물은 등받이 쪽으로 기대 앉을 때에만 유용하다. 또, 이 지지물만 사용하는 것보다는 골반을 올바르게 자리잡은 후에 의자 바닥에 지지물을 사용하는 것이 더 중요하다고 할 수 있다. 골반을 올바르게 자리잡지 않거나, 의자가 너무 푹신하거나, 너무 낮거나, 너무 오목하다면 단순히 허리를 받쳐주는 지지물을 이용하는 것은 해결책이 될 수 없다.

날마다 앉는 의자가 얼마나 안정적인지 시험해보자. 골반을 잘 자리잡은 후에 몸을 최대한 곧게 세워보자. 의자가 자신에게 잘 맞고 단단하다면 힘을 최소한으로만 들이고서도 의자 바닥과 등받이를 지지해서 몸을 계속 곧게 세울 수 있을 것이다. 근육을 이완시켰을 때 골반과 가슴이 구부정한 자세로 쉽게 구부러진다면 등 아랫부분과 의자 바닥 부분에 무언가를 덧대줘야 한다.

▶ 허리 지지물을 사용할 때의 올바른 자세

먼저 골반을 잘 자리잡는다. 등은 곧게 세운 채 엉덩이를 구부려 꼬리뼈가 등받이에 닿게 한다. 그런 후 엉덩이 부위를 기준으로 몸을 앞쪽으로 숙이고 등 아랫부분과 골반 윗부분 쪽에 지지물을 덧대는데 이때, 가슴과 등은 곧게 세워 준다. 꼬리뼈가 등받이에 닿아 있다면, 지지물은 꼬리뼈 바로 위에 딱 맞아야 한다(그림 3.19). 이제 몸을 다시 원래대로 곧게 세워주고, 지지물에 편하게 기댄다(그림 3.20). 편안한지를 살피고, 그렇지 않다면 지지물의 위치를 조정한다. 어느 정도 시간이 지나 불편하게 느껴지면 지지물을 빼내서 다시 넣어주거나 더 이상 앉아있지 말고 일어나 몸을 움직여주자.

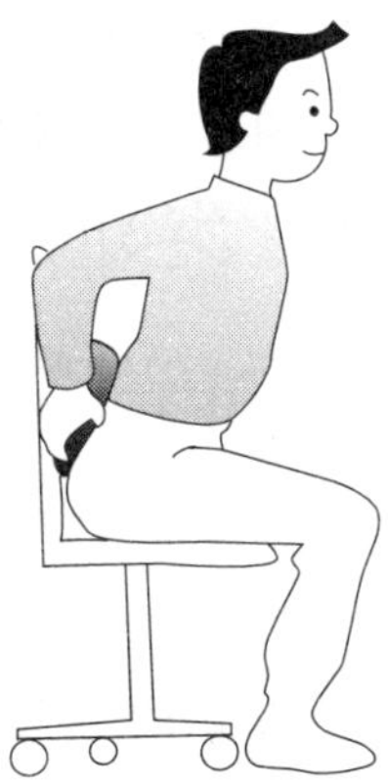

그림 3.19

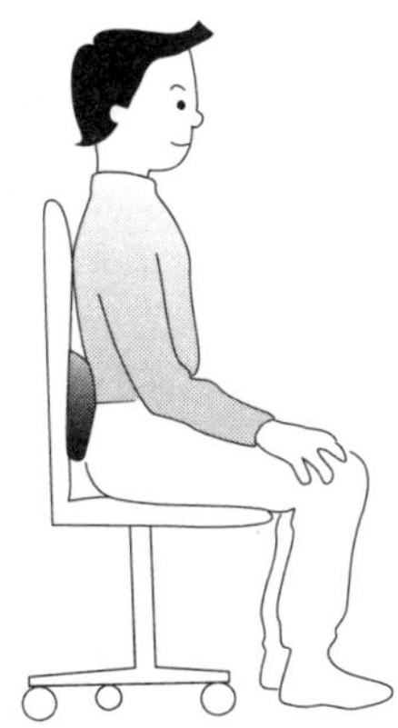

그림 3.20

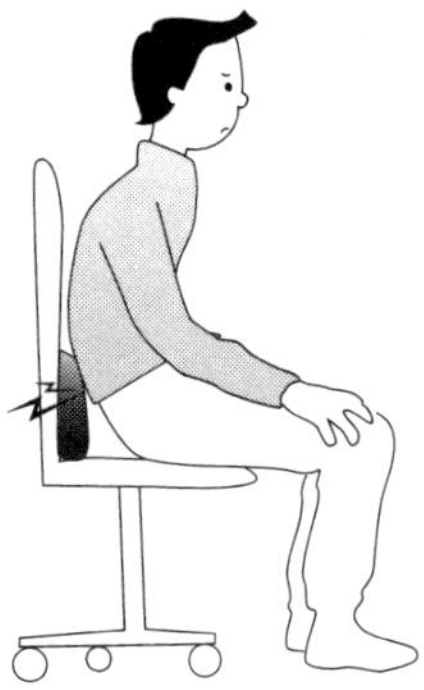

그림 3.21

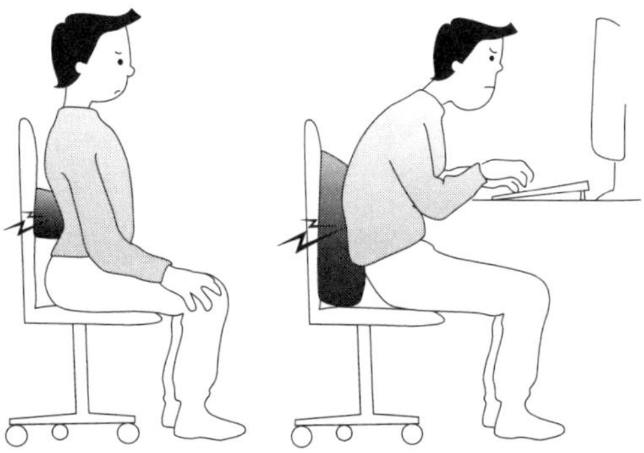

그림 3.22

▶ 허리 지지물을 사용할 때의 문제점

시간과 중력이라는 문제 때문에 허리 지지물이든 사람이든 간에 움직이면서 자꾸 위치를 바꿀 것이다. 거의 대부분 지지물이 미끄러져 내려오게 되는데, 본인이 앉는 자세를 바꾸거나 지지물의 위치를 조정해주지 않는다면 결과적으로 의자에서 앞쪽으로 조금씩 미끄러지면서 구부정한 자세를 취하게 될 것이다. 허리 지지물을 사용함으로써 막으려 했던 바로 그 자세인데 말이다(그림 3.21). 지지물이 너무 크면 등 아랫부분이 불편할 정도로 구부러지거나 이전 상황과 마찬가지로 지지물 앞쪽으로 구부정한 자세를 취하게 될 것이다(그림 3.22).

▶ 허리 지지물의 종류

허리 지지물은 시중에 다양한 형태로 나와있는데 약국, 백화점, 물리치료 용품점 등에서 판매한다. 사기 전에는 꼭 지지물을 의자에 대고 시험적으로 앉아봐야 한다. 판단할 때는 편안한지와 몸을 곧게 세워줄 수 있는지의 여부를 기준으로 한다. 구입하게 되는 지지물을 사용할 특정한 의자를 염두에 두고 판단을 내린다.

▶ 임시방편으로 허리 지지물 만들기

집, 자동차, 사무실 등의 일상 공간에 있지 않을 때에는 임시적으로 여러 가지 물건들을 허리 지지물로 사용할 수 있다. 잡지나 신문을 돌돌 말거나, 코트나 스웨터를 접어서 혹은 책, 노트, 얇은 이불, 항공기 내의 베개 등과 같은 것을 사용할 수 있다.

골반을 받쳐주는 것도 특히 좋은데 앞쪽과 위쪽으로 앉기, 걸터앉기, 무릎 굽히고 앉기 등의 앉는 자세에서 모두 효과적이라 할 수 있다. 간단하게 천을 한 번 접거나 허리 지지물로 쓰고 있는 지지물 같은 것을 접어서 골반을 자리잡을 때 꼬리뼈 밑에 대준다. 자동차 타이어 밑에 나무 같은 것을 놓아주면 내리막길에서 자동차가 굴러가는 것을 막을 수 있는 것과 마찬가지라고 생각하면 된다(그림 3.23).

몸을 조금 들어올리고 손을 엉덩이 뒷부분 쪽에 놓고 다시 앉아서 골반이 앞쪽으로 약간 기울여지면서도 지탱을 받을 수 있게 했을 때 즉시 편안하고 몸이 곧게 선다는 느낌을 가진다면 지지물을 사용해 골반을 받쳐주는 것이 좋다. 등 아랫부분의 근육은 이완시켜야 함을 명심하자. 근육의 힘을 이용해서 이 자세를 유지하려고 하면 안 된다.

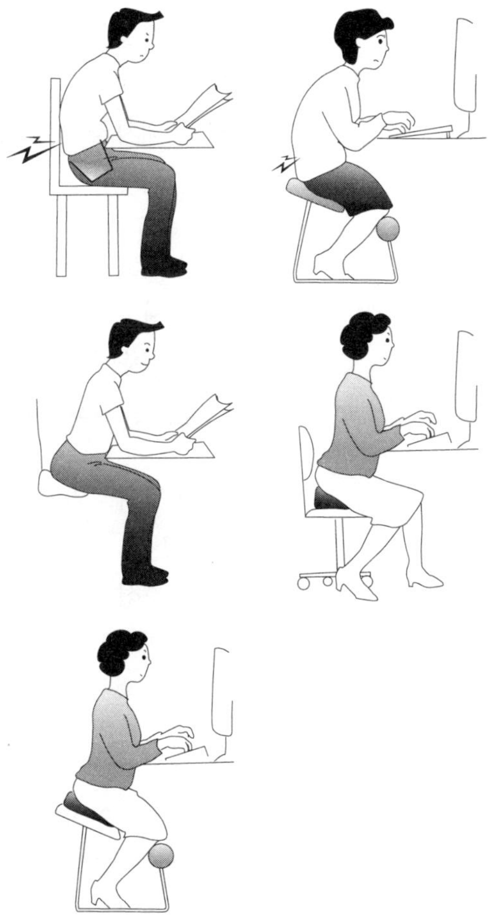

그림 3.23

의자에서 좋은 움직임을 취하기

오래 앉아있으면 있을수록 신체는 경직되거나 긴장하게 되고, 의자 형태대로 자세를 취하게 된다. 어느 정도의 시간이 지남에 따라 몸을 의자와 반대 방향으로 움직여 줌으로써 안락함, 이동성, 자세 등을 유지하고 향상시킬 수 있다.

앉아있으면서 불편함을 조금이라도 느끼거나 구부러진 자세를 취하기 시작하며, 통증으로 인해 서거나 걷는 등의 자세로 바꿀 수 없거나 통증이 심해 자세를 바꾸지 않고 싶은 경우 다음에 소개되는 움직임들을 취해야 하는데, 한 시간 이상 앉아있은 경우 취하면 좋다.

이런 움직임들은 회복제에 비유할 수 있는데, 힘을 많이 소모하지 않으면서 긴장을 해소시키고 호흡이나 이완 등을 돕기 때문이다. 이러한 특성 때문에 원하는 때는 언제든지 자주 행해도 좋다. 한 동작을 할 때 약 3-10초 정도 걸리는데 여러 번 반복해야 한다.

- **골반 흔들기(그림 3.24)**

장시간 앉아있은 후 일어서려고 할 때 어려움을 느끼거나 통증을 느낀다면 이 자세가 특히 효과적이다. 골반과 등 아랫부분을 이 부위에 가해지는 중력과 반대방향으로 살짝 들어올려 앞쪽을 향해 흔들어준다. 꼬리뼈는 의자 바닥에서 들려지고, 골반 앞부분은 앞쪽으로 살짝 기울어질 것이다. 등 아랫부분은 불편하지 않을 정도로 가볍게 앞쪽을 향해 구부러져야 한다. 팔에 무게를 실어 골반과 등 아랫부분을 앞으로 기울일 때 힘을 덜 들이자.

이 자세는 일어서기 직전에 의자 끝부분에 걸터앉아서 해도 좋고, 운전하는 것처럼 의자 뒤쪽으로 앉아있을 때 해도 좋다. '골반 자리 잡아주기' 움직임 첫 단계와 똑같이 하면 된다.

- **머리와 가슴 들어올리기(그림 3.24)**

'골반 흔들기'를 하면서 동시에 할 수 있는 동작으로, 골반을 앞쪽으로 흔들어줄 때 척추 쪽에서 나타나는 자연스러운 움직임을 계속 만들어준다는 느낌으로 하면 된다. 가슴이 들어올려지면 머리는 자연스럽게 따라 올려질 것이고, 가슴을 버팀목으로 삼아 뒤로 약간 젖혀진다. 다음에 소개된 사항들을 따라 하면서 '머리와 가슴 들어올리기'를 더 잘 활용해보자.

시선은 정면을 향해 고정시킨다. 위를 쳐다보면 목 윗부분이 뒤쪽으로 구부러지고, 아래를 쳐다보면 목 아랫부분이 앞쪽으로 구부러지기 때문이다. 의자에 몸을 곧게 세우고 앉으면 앉을수록 턱을 가볍게 목 쪽으로 당겨준다.

숨을 들이쉴 때는 가슴과 머리로 공기가 통과하는 것 같은 느낌으로 쉬고, 내쉴 때에는 가슴과 머리가 들어올려지는 것을 느껴보자. 목 근육은 힘을 주지 말고 계속해서 이완시켜 줘야 한다. 머리는 목과 등 윗부분을 늘이면서도 곧게 펴줄 수 있도록 하기 위해 위쪽으로 들어올리기도 하고, 뒤로 살짝 젖혀주기도 하고, 앞쪽으로 살짝 숙여주기도 해야 한다.

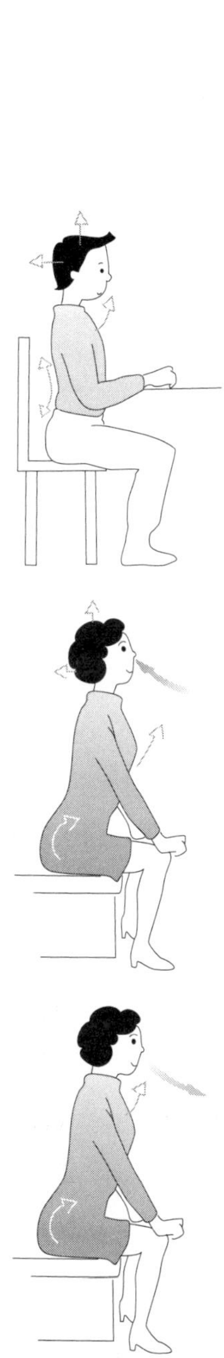

그림 3.24

앉은 자세에서의 좋은 움직임에 대해 더 알고 싶으면 4장을 참고하자.

장시간 앉아있은 후에 하면 좋은 움직임(그림 3.25)

- 선 자세에서 몸을 뒤쪽으로 구부리기(2장 참고)
- 몸을 곧게 펴고 걷기(3장 '걷기' 부분 참고)
- 등을 바닥에 대고 주워 휴식취하는 자세(2장 참고)
- 배를 바닥에 대고 눕기(2장 참고)
- 배를 바닥에 대고 팔꿈치로 눕기(2장 참고)
- 수영하기(5장 참고)
- 머리 위쪽에 달린 봉을 잡고 몸 늘여주기(5장 참고)
- 크로스컨트리 스키타기(5장 참고)
- 배 아랫부분에 힘주고 서기(5장 참고)

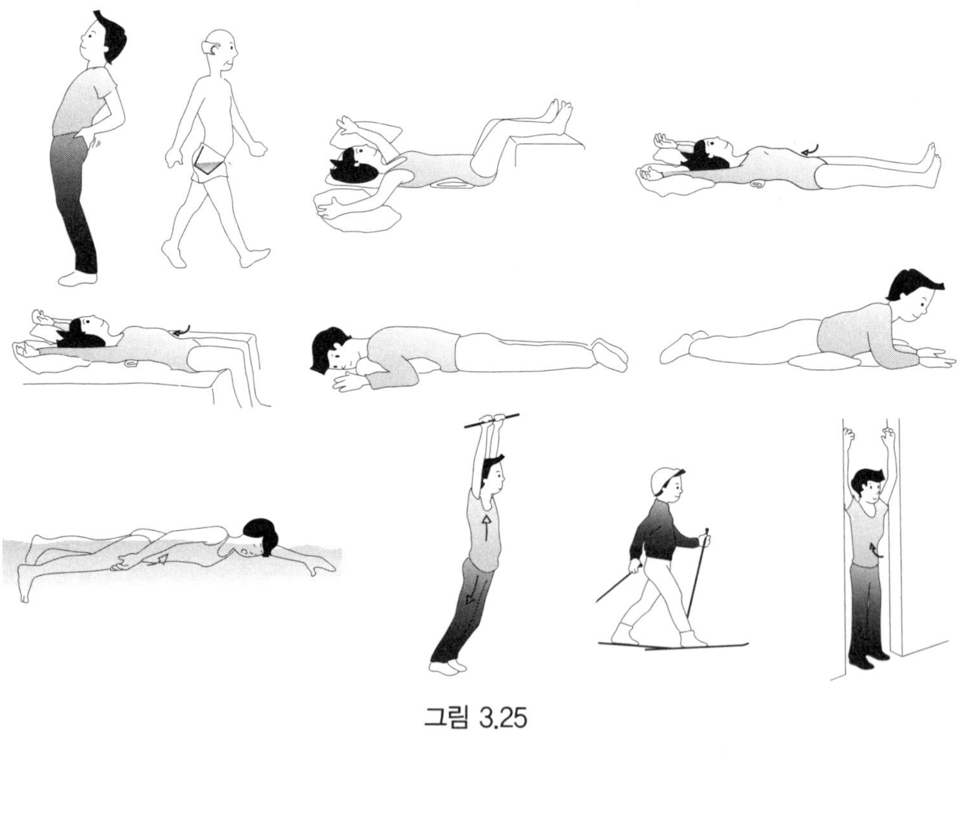

그림 3.25

서 기

편안하게 서기 위해서는 발, 다리, 골반, 척추 등의 부위를 올바른 자세에서 어떻게 움직이면 좋은지를 배워서 신체에 압박과 긴장을 줄여야 한다. 물론 개인마다 가장 편안한 자세와 가장 올바른 자세는 다르지만 안락함의 정도, 효율성, 매무새 등을 짧은 시간 내에 개선시킬 수 있는 일반적이면서도 구체적인 방법들을 소개하려고 한다.

몸에 균형이 잘 잡혀있으면서도 곧게 세워져서 근육을 최소한만 쓰면 되고, 신체 내 조직들에 전혀 무리가 가지 않는 자세가 이상적으로 서는 자세라고 할 수 있다. 서 있는 상태에서 정화 호흡법과 스트레칭을 가끔씩 해주면 자세를 바로잡을 수 있고, 긴장된 상태를 풀 수 있을 뿐 아니라 신선한 공기로 몸을 정화시킬 수도 있다. 서 있는 동안에 이리 저리 움직여보면서 편안하다고 느껴지는 여러 자세를 취해주면 안락하게 느끼는 정도와 근력을 향상시킬 수 있다.

평소에 본인이 어떻게 서는 편인가를 인지하는 것이 가장 중요한데 평소대로 섰을 때 자세가 어떤지, 그렇게 섰을 때 신체가 어떻게 느끼는지 등을 알아둠으로써 그런 자세로 서는 것을 되도록 자제할 수 있기 때문이다. 그에 따라 신체는 스트레스와 긴장을 덜 받고, 섰을 때 받았던 통증이 어느 정도 줄어들 것이다.

주의

이 책에서는 움직임이나 자세를 바꿔서 조절할 수 있는 구조적인 불균형 상태에 대해서만 다루므로 다리 길이 차이, 근육 경련, 비정상적인 뼈 등으로 인해 나타나는 구조적인 불균형 상태에 대해서는 물리치료사나 의사와 상담해야 한다.

시험해보기

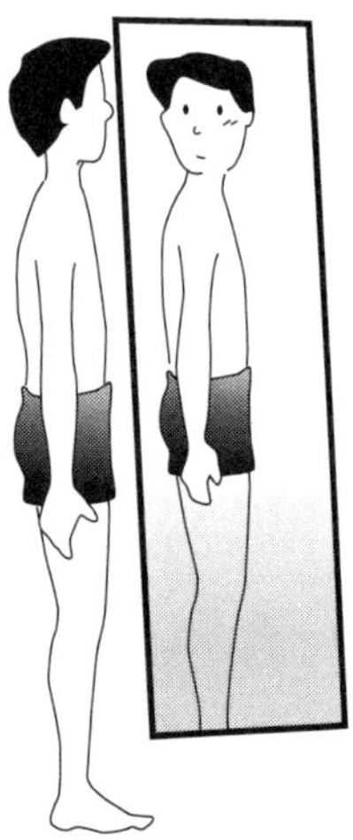
그림 3.26

전신거울에 옆모습이 비치도록 해서 서보자. 거울 두 개를 90도 각도로 놓고 서 보면 시선을 거의 정면으로 향한 채 옆모습을 볼 수 있어 좋다(그림 3.26).

숨을 깊게 들이쉬어 보자. 내쉬면서 몸에 힘을 쭉 빼고 긴장을 푼다. 피곤하게 보낸 날의 저녁쯤에 자신이 보통 어떻게 서는지를 떠올려 그렇게 자세를 취해본다. 블록이 층층이 쌓여 몸통을 이룬다고 생각하고 그 이미지를 머릿속에 그려보자.

이 때 머리, 상체, 골반, 양쪽 무릎, 발 등의 부위가 개개의 블록이라고 생각해야 한다. 그런 후 이렇게 몸통을 구성하는 블록들이 다른 블록들과 어떻게 연결되어 쌓여 있는지 생각해보자. 마지막으로, 옆모습에서 그리고 앞모습에서 몸통 블록들이 전체적으로 어떻게 놓여져 있는지 확인한다.

옆모습

무릎을 살펴보자.

1) 이상적인 형태 – 힘이 들어가 있지 않으면서, 구부러지지 않고 다소 곧게 펴져 있어야 한다(그림 3.27a).

2) 뒤쪽으로 너무 밀려나 있지는 않는가?(그림 3.27b)

3) 앞쪽으로 너무 구부러져 있지는 않은가?(그림 3.27c)

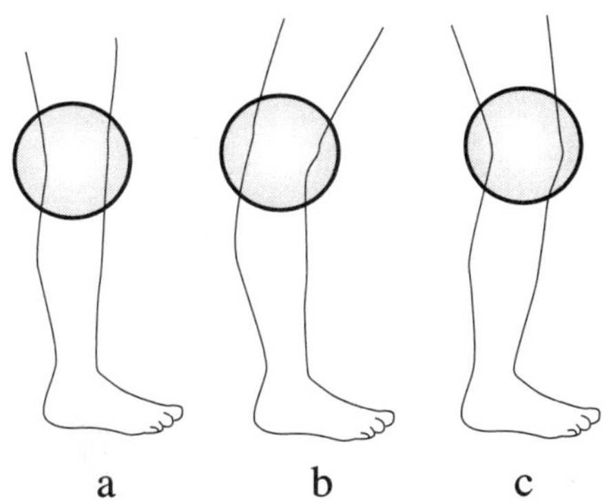

그림 3.27

주의

무릎이 뒤쪽으로 혹은 앞쪽으로 구부러졌다면 다소 곧게 펴질 수 있도록 자세를 바로잡아 주어야 한다. 무릎을 바로잡으면서 무릎과 같은 방향으로 기울어져 있던 골반 부위에도 영향을 미치는지 느껴보자.

등 아랫부분, 배, 골반을 살펴보자.

- 이상적인 형태 – 등 아랫부분의 굴곡이 약간 앞쪽을 향할 수 있어야 하고, 배 아랫부분은 힘을 뺀 상태에서도 편평해야 한다. 골반이 물을 담고 있는 양동이라고 생각했을 때 앞이나 뒤 어느 한 쪽으로 기울어지지 않아 물이 엎질러지지 않는 상태를 유지해야 한다(그림 3.28a).

- 등 아랫부분의 굴곡이 심해서 너무 앞쪽으로 구부러져 있지는 않은가? 배 아랫부분이 앞쪽으로 쏠려 있지는 않은가? 엉덩이가 뒤로 너무 튀어나와 있지는 않은가? 골반의 양동이가 앞쪽으로 쏠려서 물을 앞쪽에 엎지를 것 같지는 않은가?(그림 3.28b)

- 등 아랫부분에 굴곡이 거의 없어서 거의 편평한 수준을 보이는가? 엉덩이 부분이 너무 편평하지는 않은가? 골반의 양동이가 뒤쪽으로 기울어져서 물을 뒤쪽에 엎지를 것 같지는 않은가?(그림 3.28c)

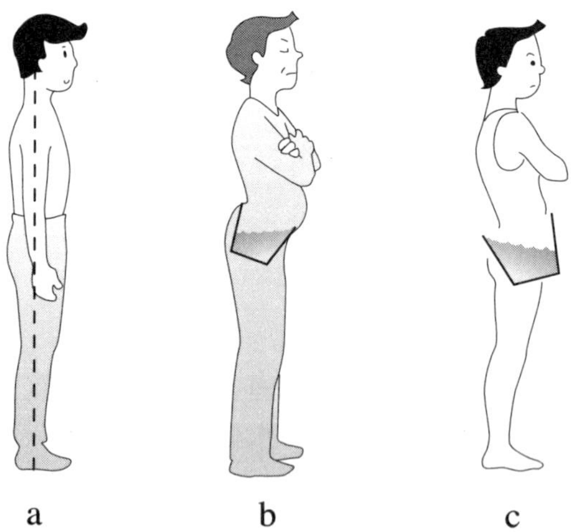

그림 3.28

상체, 가슴을 살펴보자.

- 이상적인 형태 – 가슴 앞부분은 힘이 들어가지 않으면서도 곧게 세워져야 한다. 골반 위쪽과 갈비뼈 아래쪽에 공기가 차 있다고 생각해보자. 등 윗부분의 굴곡은 거의 곧게 세워진 모습이거나 약간 앞쪽으로 구부러진 모습을 나타내야 하고 이로 인해 상체가 곧게 서야 한다(그림 3.29a).

- 가슴이 구부정해서 가슴뼈가 바닥 쪽을 향하게 되면서 갈비뼈들이 동시에 압박 받는가? 가슴이 골반 위쪽에 내려앉은 것처럼 보이는가? 등 윗부분이 너무 앞으로 구부러져 실체 키보다 작아 보이지 않는가?(그림 3.29b)

- 가슴이 위쪽을 향해서 바깥쪽으로 너무 들려있는가? 근육에 힘을 줘서 어깨를 들어올리는 편인가?(그림 3.29c) 그렇다면 가슴 부분의 '블록'이 등 아랫부분과 골반, 목과 머리 '블록'에 어떠한 영향을 미치는지 생각해보자.

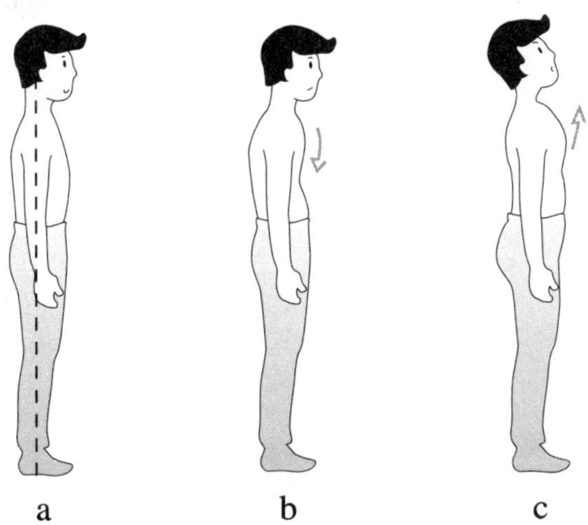

그림 3.29

머리, 목을 살펴보자.

- 이상적인 형태 – 머리는 가슴 윗부분에서 중앙 쪽에 곧게 자리해야 한다. 목은 약간만 앞쪽으로 굴곡을 나타내면서 곧게 서야 한다. 식도, 목 뒷부분, 어깨 윗부분 등의 주변 근육들에는 힘이 들어가 있으면 안 된다(그림 3.30a).

- 머리가 앞과 아래쪽을 향해 매달려있는 것 같아서 목 아랫부분이 앞으로 구부러져 있는가? 서 있거나 걸을 때 땅을 쳐다보는 편인가?(그림 3.30b)

- 머리가 눌려있는 것처럼 보이거나 앞으로 튀어나와 있어서 턱과 식도 부분이 쑥 내밀어져 있는가? 식도, 어깨 윗부분 등의 주변 근육들이 긴장되어 있는가?(그림 3.30c)

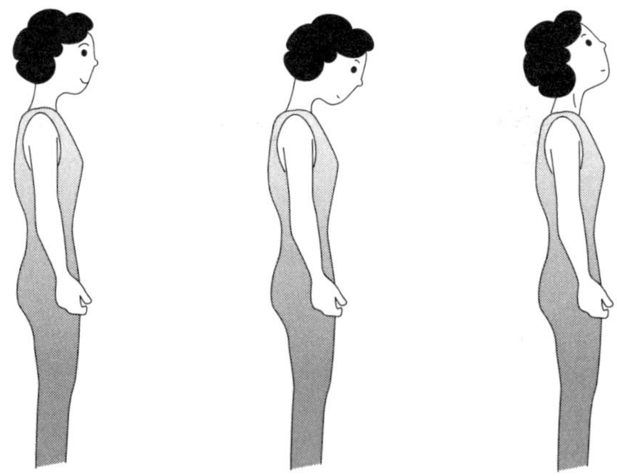

a b c

그림 3.30

머리, 가슴, 골반, 발 등의 부위 간 전체적인 자세를 살펴보자.

- 이상적인 형태 – 골반, 가슴, 머리는 각 부위 간 수직적으로 잘 균형을 이루고 있어야 하고, 발과 발 사이의 지지면으로 각 부위들을 지탱해야 한다(그림 3.31a)

- 골반이 발보다 앞쪽으로 기울어져 배가 몸통 앞부분으로 너무 나와있는가?(그림 3.31b)

- 가슴이 위쪽, 바깥쪽으로 들려 골반과 발보다 앞쪽으로 나와있는가?(그림 3.31c)

- 머리가 가슴과 골반보다 앞쪽으로 나와있는가?(그림 3.31d)

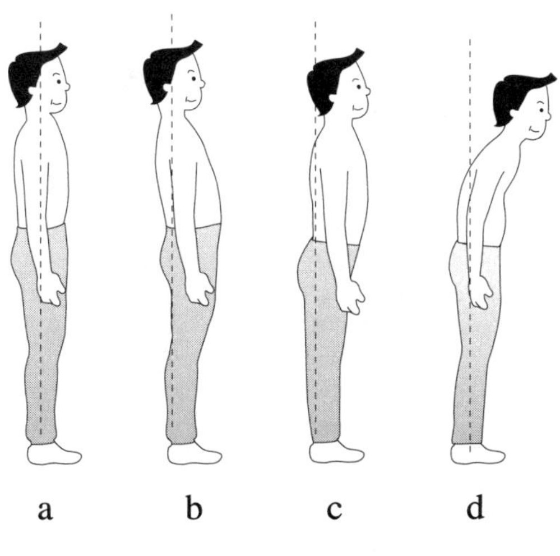

그림 3.31

앞모습

발을 살펴보자.

- 이상적인 형태 – 발은 어깨넓이나 골반넓이만큼 벌려야 한다. 발에서 무릎까지, 무릎에서 엉덩이까지 거의 일직선처럼 보여야 한다(그림 3.32a).
- 발을 너무 가까이 붙이고 있는가?(그림 3.32b) 이 자세를 유지하기 위해서는 신체가 더 많은 근육을 쓰게 되어 긴장을 유발한다.
- 서 있을 때 무릎이나 발이 옆쪽으로 벌어지는 편인가?(그림 3.32c) 이 자세는 무릎과 발 부위 인대에 긴장을 유발시키고 발, 무릎, 엉덩이 사이에 일직선이 유지되지 않는다.

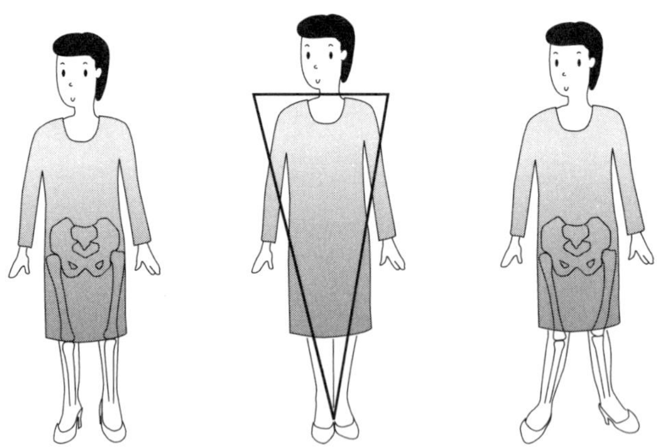

a b c

그림 3.32

한 쪽 다리에 무게체중을 싣는지 살펴보자.

근육에 쌓인 피로와 압박을 줄이기 위해 한쪽 다리에 체중을 싣는 것은 흔히 나타나는 자세이다(그림 3.33a). 이 때 어느 한쪽 다리에 유독 무게를 싣지는 않는지 생각해보자. 앉아서 다리를 꼬는 것과 마찬가지로 어느 한쪽으로만 습관적으로 무게를 싣게 되면 자세가 그렇게 굳어져 불균형 현상이 나타나게 된다. 따라서 한쪽으로만 자세를 취하는 경향이 있다면 반드시 다른 쪽으로도 자세를 바꿔서 취해주자. 예를 들어, 왼쪽 다리에 5분 정도 무게를 싣고 서 있었다면 오른쪽 다리로 무게를 바꿔 실어야 한다. 또, 한쪽 다리에 무게를 너무 오랫동안 싣고 있지는 않은지 생각해보자. 왼쪽 다리에 무게체중을 싣고 오른쪽 다리를 앞으로 빼고 있는 자세에서 아래쪽을 쳐다봤을 경우 골반 왼쪽과 왼쪽 엉덩이가 왼발 위쪽에 균형을 잘 잡고 있는 것을 확인할 수 있어야 한다. 그렇지 않고 골반 왼쪽, 왼쪽 엉덩이가 왼쪽 발보다 바깥쪽으로 위치하면서 골반 오른쪽이 아래로 쳐져 있다면, 무게 체중을 한쪽으로 너무 오래 싣고 있었다는 것을 의미한다(그림 3.33b).

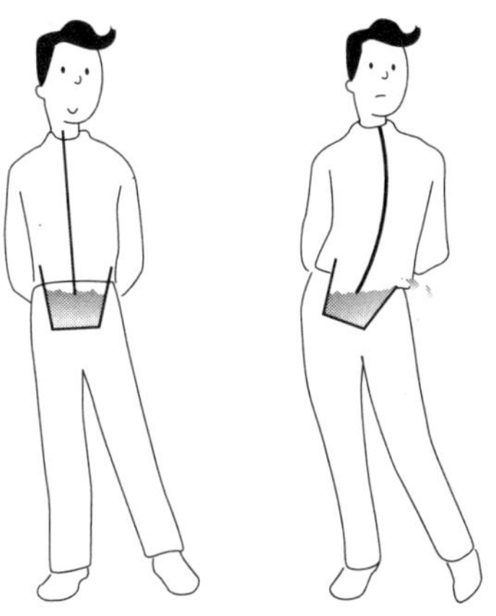

a b

그림 3.33

좋은 움직임

자세 교정 운동

선 자세에서 자세를 간단하게 조금만 바꿔주고 각 몸통 '블록' 들을 조정해주는 것으로, 잠시나마 올바른 자세를 취해보는 데 의의가 있다. 이 운동을 반복적으로 해 줌에 따라 신체 구조 '컴퓨터' 가 올바른 자세를 보통 상태로 '저장' 하고, 그 결과 더욱 자동적으로 이러한 올바른 자세를 취할 수 있게 된다.

구조 균형잡기 운동

몸을 곧게 펴고, 늘이고, 올바른 자세를 취하기 위한 운동으로 주로 바닥이나 침대에서 할 수 있다. 이 운동을 통해 신체 각 구조를 연결해주는 혹은 앞쪽에서 뒤쪽으로, 왼쪽에서 오른쪽으로 잘 지탱하지 못하고 있는 연한 조직들을 올바르게 자리잡을 수 있다. 서 있을 때 이 운동을 통해 어떻게 특정한 자세들을 바로잡을 수 있는지 설명하는데, 구체적인 운동방법에 대해서는 5장을 참고하자.

신발 상태를 더 낫게 만들기

발, 다리, 골반, 척추를 더 잘 지탱해주고, 이들 부위가 받는 충격을 완화시키기 위한 방법으로 3장 '걷기' 부분에서 어떤 종류의 신발들이 좋은지에 대해, 그런 것들이 어떻게 서는 자세를 개선시킬 수 있는지에 대해 설명한다.

자세 교정 운동

이 운동을 하는 동안 올바른 서기 자세를 취하게 될 텐데, 처음에 할 때는 분명 부자연스럽고 이상하게 느낄 것이다. 올바른 자세가 더 자주, 자동적으로 나타난다고 생각될 때까지 5-20초 정도간 하루에 3-5번 정도씩 반복적으로 실시해야 효과적이다.

선 자세에서 나쁜 자세를 취할 때 이 운동을 통해 자세를 교정해 주면 좋다. 예를 들어 한 곳에서 계속 서있게 되는 경우, 아침이나 저녁에 샤워하면서 서 있는 경우, 엘리베이터를 기다리는 경우, 줄을 서서 기다리는 등의 경우에 이 운동을 해 보자. 운동을 할 때는 쉽고, 편안하게 해 준다. 거울로 옆모습을 보면서 평정 호흡법과 이 운동을 함께 해 보자. 즉각적으로 자세가 개선되는 것을 확인할 수 있어야 한다. 교정된 자세가 하나의 이미지로서 마음속의 눈에 새겨지도록 해 보자.

서 있을 때 가장 흔히 보여지는 나쁜 자세들을 몇 개 예로 들어보겠다. 각 자세마다 문제를 즉각적으로 최소화시킬 수 있는 자세 교정 운동법이 소개되어 있고, 각 자세에 따라 적절한 구조 균형잡기 운동들도 소개되었다. 소개된 나쁜 자세가 본인에게도 해당된다면 소개된 운동들을 해보자. 본인에 해당되지 않는 자세에 따른 운동들에는 신경 쓰지 말자.

배와 엉덩이가 너무 튀어나온 자세 (그림 3.34)

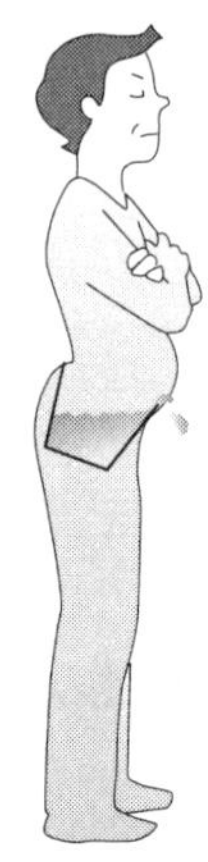

그림 3.34

- 이 자세에서는 골반이 배를 앞쪽으로 내미는 동시에 엉덩이를 뒤쪽으로 내민다. 주로 이 자세 때문에 서 있을 때 등 아랫부분에 통증을 느끼게 된다.

- 골반 양동이가 앞쪽으로 기울어져 물이 앞쪽으로 엎질러진다. 이로 인해 등 아랫부분이 심한 굴곡을 이룬다.

자세 교정 운동 : 골반 수평으로 유지하기 (그림 3.35)

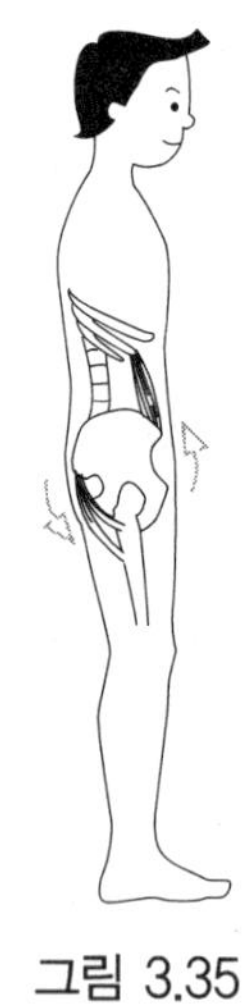

그림 3.35

- 골반 양동이를 살짝 들어올려 앞쪽 가장자리가 올려지도록 하면 물이 잔잔한 상태로 수평 상태를 이룰 것이다.

- 배 아랫부분의 근육을 살짝 안쪽과 위쪽으로 들어올려 골반 앞쪽을 쉽게 들어올릴 수 있도록 하자. 바지 허리춤과 반대방향으로 배를 끌어당긴다고 생각하자. 등 아랫부분은 힘을 빼고 곧게 펴자. 엉덩이 근육에 살짝 힘을 주면서 꼬리뼈를 아래쪽으로 내려준다.

주의

가슴을 골반 쪽으로 당기지 말아야 한다. 즉, 가슴을 곧게 세운 상태에서 골반 앞쪽을 들어올려야 한다. 이 운동을 처음 시도할 때는 누구나 등 아랫부분에 약간의 불편함을 느낀다. 근육이 너무 긴장되지 않는 편안한 상태에서 가볍게 운동해줘야 함을 명심하자.

구조 균형잡기 운동(5장 참고)

- 복부 강화 운동
- 가슴까지 무릎 당겨 올리기
- 엉덩이 스트레칭
- 머리 위쪽에 달린 봉을 잡고 몸 늘여주기
- 네발기기 자세
- 오금 강화 운동
- 버팀목식 운동
- 네발기기 자세로 스트레칭하기
- 배를 바닥에 대고 눕기

타조 같은 자세(그림 3.36)

- 무릎 관절이 너무 뒤쪽으로 젖혀져 심하게 구부러져 있는 자세로, 발 뒤꿈치 쪽에 너무 무게가 많이 실린다.

- 무릎이 이렇게 될 경우 '배와 엉덩이가 너무 튀어나온 자세'에서와 마찬가지의 골반, 등 자세가 야기된다. 즉, 골반은 앞쪽으로 기울어지고 등은 뒤쪽으로 구부러진다.

- 가슴은 의기소침한듯한 자세로, 골반 위에 걸터앉은 듯한 모습을 보인다.

- 머리와 목은 가슴의 자세로 인해 앞쪽, 아래쪽으로 기울어지게 된다.

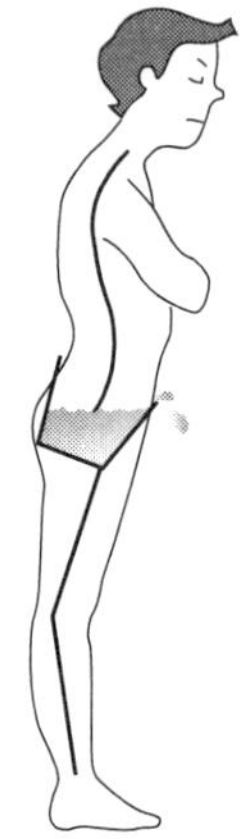

그림 3.36

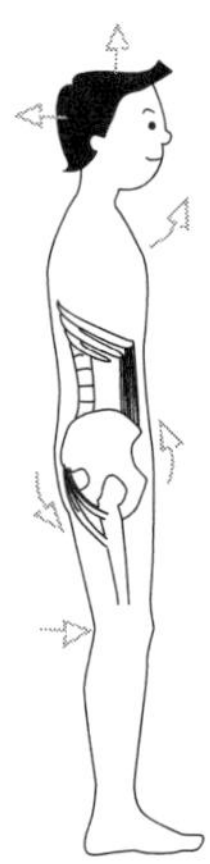

그림 3.37

자세 교정 운동 : 무릎을 이완시키고, 골반을 수평으로 유지하고, 가슴과 머리를 위로 들기 (그림 3.37)

- 무릎 뒷부분의 긴장을 풀고 앞쪽으로 약간 구부려준다. 이 때 무릎이 발목 앞쪽 정도로 위치하도록 한다. 단화가 아니라 굽이 약간 있는 신발일 경우 훨씬 쉽게 할 수 있다.

- 배와 엉덩이가 너무 튀어나온 자세'에서 골반을 수평화시키는 것과 마찬가지의 방법으로 골반을 수평으로 만들어준다.

- 숨을 들이쉬면서 공기가 가슴으로 들어가 가슴을 확장시키면서 들어올릴 수 있도록 해 보자. 숨을 내쉴 때는 수평으로 놓인 골반을 유지하면서 가슴이 곧게 서도록 해 보자.

- 가슴을 곧게 편 상태에서 가슴의 중앙 쪽의 위치에 머리가 곧게 들리면서 어느 한쪽으로 구부러지지 않게 해 보자. 머리를 자리잡으면서 힘을 많이 주지 말고, 그 대신 머리가 헬륨으로 차 있어서 가볍게 떠오른다고 생각하거나 머리에 줄이 달려있어 위쪽에서 그 줄을 당겨 올린다고 생각해보자.

구조 균형잡기 운동(5장 참고)

- 엉덩이 스트레칭
- 복부 강화 운동
- 배를 바닥에 대고 누운 자세로 강화운동
- 오금 강화 운동
- 목 강화 운동
- 목 강화 운동과 동시에 압박 줄이기(2장 참고)
- 가슴까지 무릎 당겨 올리기
- 머리 위쪽에 달린 봉을 잡고 몸 늘이기
- 서서 다리 들어올리기
- 버팀목식 운동
- 손과 무릎을 바닥에 대고 앉아 스트레칭하기

배를 앞으로 내밀고 구부정하게 서는 자세 (그림 3.38)

- 골반과 배가 앞쪽으로 튀어나오면서 발 쪽으로 힘이 많이 실리게 된다.

- 구부정한 자세로 인해 가슴은 복부 위쪽에 걸터앉는 것 같은 형태를 취하게 되고 머리는 아래쪽, 앞쪽으로 떨어지게 된다.

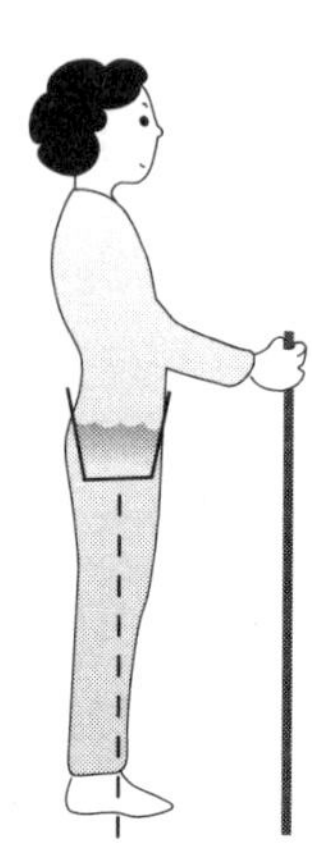

그림 3.38

자세 교정 운동 : 골반을 중앙에 두고, 가슴과 머리를 들어올리기(그림 3.39)

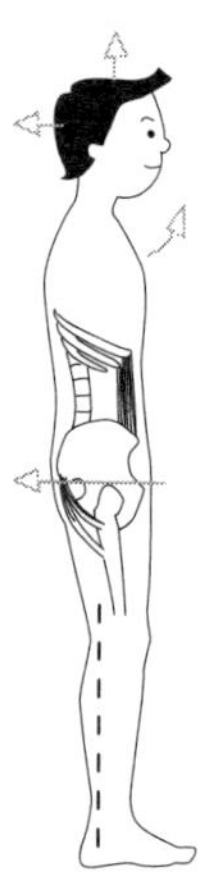

그림 3.39

- 골반을 위쪽으로 옮긴다는 느낌을 가지고, 무게체중을 싣고 있는 발 부위를 기준으로 골반을 중앙으로 자리잡는다. 이렇게 하면 발뒤꿈치 쪽으로 힘이 더 실리는 것을 느낄 수 있을 것이다.

- 숨을 들이쉴 때 가슴과 머리를 들어올리고, 숨을 내쉴 때는 들어올려진 가슴과 머리를 계속 그 상태로 유지한다. 줄이 위쪽에 달려 있어서 발뒤꿈치를 기준으로 몸을 위쪽으로 끌어당기면서 더 곧게 만든다고 생각해보자.

- 배 아랫부분을 위쪽, 안쪽으로 끌어당겨 발뒤꿈치를 기준으로 몸을 약간 뒤쪽으로 당겨주면서 곧게 설 수 있도록 한다.

구조 균형잡기 운동(5장 참고)

- 등 강화 운동
- 복부 강화 운동
- 네발기기 자세로 스트레칭하기
- 등을 바닥에 대고 누워 다리 들어올리기
- 배를 바닥에 대고 누워 강화 운동
- 목 강화 운동
- 목 곧게 펴면서 압박 줄이기(2장 참고)
- 등을 바닥에 대고 휴식을 취하는 자세(2장 참고)
- 머리 위쪽에 달린 봉을 잡고 몸 늘이기
- 척추를 중심으로 몸 비틀기
- 가슴까지 무릎 당겨 올리기
- 버팀목식 운동

뒤쪽으로 구부정하게 서는 것(그림 3.40)

- 무릎과 발목이 너무 많이 뒤쪽으로 구부러져서 꼭 앉으려고 하는 것 같아 보인다.
- 골반이 뒤쪽으로 기울어져서 꼬리뼈가 아래쪽으로 향하게 된다.
- 가슴은 구부정해서 복부에 걸터앉아 있는 것 같이 된다.
- 머리와 목은 구부정한 가슴의 형태처럼 아래쪽, 앞쪽을 향하게 된다.

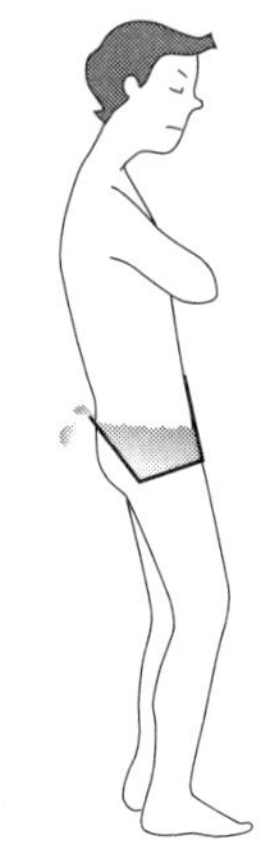

그림 3.40

자세 교정 운동 : 다리를 곧게 펴고 머리와 가슴을 들어 올리기(그림 3.41)

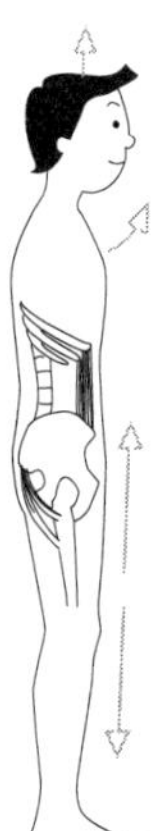

그림 3.41

- 머리 꼭대기에 줄이 달려 있다고 상상하고, 그 끈이 위쪽으로 잡아당겨진다고 생각하면서 가슴을 기준으로 머리를 위쪽으로 들어준다.
- 숨을 들이쉴 때 가슴이 부풀어오르면서 위쪽으로 들릴 수 있도록 하고, 숨을 내쉴 때는 골반을 기준으로 가슴이 위쪽으로 뜨는 것처럼 만들어보자.
- 무릎을 곧게 펴고, 키가 커진다는 느낌으로 다리와 상체를 쭉 펴면서 길게 만들어보자.

구조 균형잡기 운동(5장 참고)

- 등을 바닥에 대고 누워 휴식 취하는 자세(2장 참고)
- 서서 다리 들어올리기
- 서서 오금 부위 늘여주기
- 종아리 늘여주기
- 등 강화 운동
- 네발기기 자세로 스트레칭하기
- 배를 바닥에 대고 누워 등 강화 운동
- 버팀목식 운동
- 목 이완해주기
- 목 강화 운동
- 목 곧게 세우면서 압박 줄이기(2장 참고)
- 척추를 중심으로 몸 비틀기
- 머리 위쪽에 달린 봉을 잡고 몸 늘이기
- 배 아랫부분에 힘주기

기대어 서기

- 발 한 쪽을 조그만 상자나 가구 아래쪽의 받침대 혹은 다른 한 쪽 발 위에 올림으로써, 혹은 팔을 어딘가에 짚어줌으로써 골반을 수평으로 유지할 수 있고, 척추에 가해지는 힘을 덜 수 있다(그림 3.42).

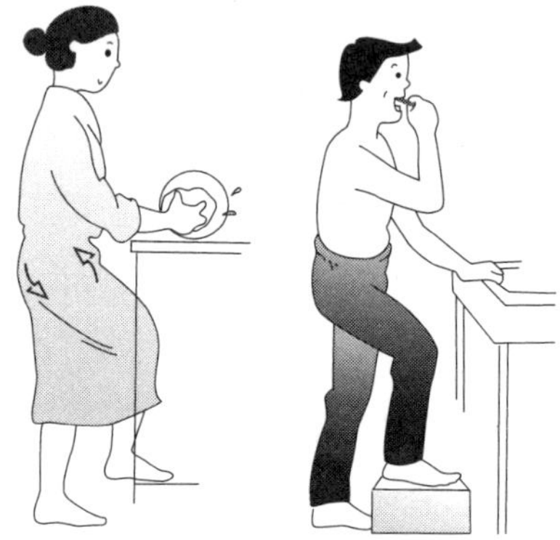

그림 3.42

- 벽, 카운터, 기둥 등에 기대어 서면 척추를 지탱해줌과 동시에 척추에 가해지는 압박을 줄일 수 있다(그림 3.43).

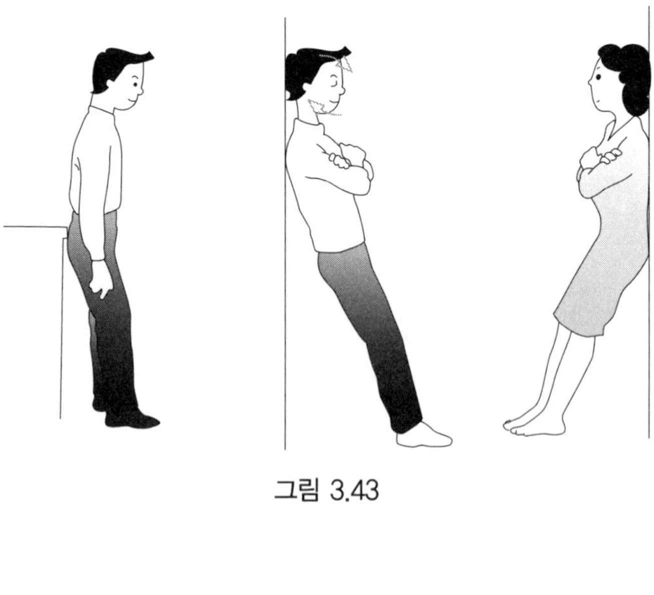

그림 3.43

- 체중을 바꿔 실으면서 몸을 기울여주기 : 고층 건물을 지을 때 약간 비스듬하게 짓는데, 이는 바람이나 중력과 같은 외부적 요소들로부터 가해지는 압력을 분산시키기 위함이다. 서 있을 때도 이와 같은 기본적인 개념을 반영해야 한다. 약간만 천천히 몸을 기울여주는 것은 계속 서 있으면서 누적된 긴장을 어느 정도 줄일 수 있는 좋은 대안이다. 이뿐만 아니라 전기적 체계를 진정시켜 근육들이 받고 있던 긴장이 어느 정도 해소되고, 신경들도 흥분을 가라앉히게 된다.

몸을 기울이는 방법에는 여러 가지가 있는데, 자신에게 가장 편안하다고 느껴지는 방법을 시도하면서 힘을 빼고 곧게 선 자세를 유지해야 함을 명심하자. 서 있을 때 왼쪽에서 오른쪽으로, 오른쪽에서 왼쪽으로, 앞쪽에서 뒤쪽으로, 발뒤꿈치에 힘을 싣거나, 발가락에 힘을 싣고 기울여주는 등의 방법을 시도해보자.

장시간 서 있는 경우

2장을 참고하자. 등 아랫부분을 구부정하게 만들면서 악화되는 등 통증을 경감시키기 위한 자세, 움직임 등을 취해준다.

걷 기

걷기는 움직이는 가장 기본적인 자세로, 몸 전체 부위를 운동시킬 수 있는 가장 안전하면서도 효과적인 방법이라 할 수 있다. 걷기 때문에 등이나 목 부분의 통증이 악화된 상태라면, 이제 소개될 몇 가지 문제점들을 조절하고 방금 전에 소개되었던 '구조 교정 운동'을 참고해 통증을 줄일 수 있다. 이제 나쁜 걷기 자세, 좋은 걷기 자세, 걸으면서 운동하는 방법, 좋은 신발 고르는 법 등에 대해 소개하겠다.

서기와 걷기

서는 자세가 대개 걸을 때에도 비슷하게 나타나는데, 예를 들어 서 있을 때 등 아랫부분이 너무 앞으로 쏙 들어가고 머리가 앞쪽으로 나와있는 자세를 취한다면, 걸을 때도 이와 같은 불균형한 자세가 유도될 것이다. 서 있을 때 너무 힘을 꽉 주고 있으면 걸을 때도 마찬가지이고, 보통 구부정하게 서는 사람은 걸을 때도 이와 같은 나쁜 자세가 나온다. 따라서 본인이 보통 취하는 자세가 어떤지를 인지하고, 이전의 '서기' 부분에서 소개된 자세 교정 방법들을 따라해 보는 것이 좋다. 구조 교정 운동을 통해 평소에 서 있는 자세를 약간이라도 바꿀 수 있다면, 이를 반복적으로 행함으로써 걸을 때에도 마찬가지로 교정이 되어 있는 것을 발견할 수 있을 것이다.

다음에 소개되는 나쁜 걷기 자세가 본인에게 해당된다면 생각되면 각 자세에 알맞은 교정 운동을 취해주자. 걷기 등의 일상 활동을 하면서 10초-1분 정도의 짧은 시간 동안 구조 교정 운동, 호흡법, 상상하기 등을 실시해주자.

나쁜 걷기자세 교정하기

등 아랫부분이 너무 앞쪽으로 쏙 들어가는 자세 (그림 3.44)

등 아랫부분이 너무 앞쪽으로 구부러지면 복부 아랫부분이 그에 따라 앞쪽으로 튀어나오게 되면서, 골반 양동이에 차 있는 물이 앞쪽으로 쏟아진다. 또, 이 자세는 대개 등 통증을 악화시킨다. 이 자세에서는 배가 앞쪽으로 쏠려 나온 채 걷게 된다.

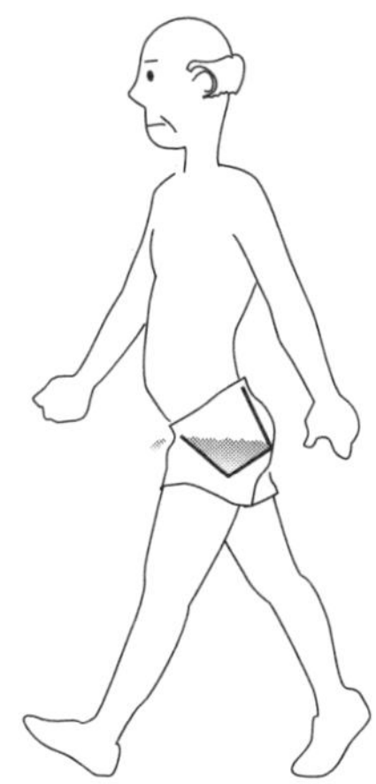

그림 3.44

좋은 자세 : 골반 수평으로 유지하기 (그림3.45) '서기' 부분 참고

골반 앞 가장자리에 도르래가 연결되어 있고, 이 도르래가 천장으로까지 연결된다고 상상하자. 걸으면 위쪽으로 가는 도르래가 골반 앞쪽을 들어올리고, 골반 뒤쪽은 수평으로 유지해준다고 생각해보자. 그렇게 되면 골반 양동이의 물이 앞쪽과 뒤쪽 어느 쪽으로도 기울지 않고 수평을 유지할 것이다. 이러한 생각을 계속 걸으면서 해 주면 골반과 등 아랫부분이 안정적인 자세를 유지하는 데 도움이 된다.

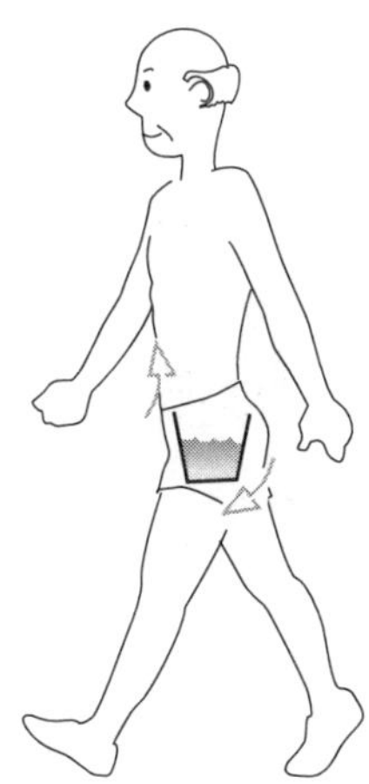

그림 3.45

고개를 앞으로 숙이고 걷기(그림 3.46)

걸으면서 가까운 쪽의 땅을 내려다보면 이런 자세가 나온다. 습관적으로 이렇게 걷는 사람도 있겠지만, 한 번 이런 습관이 들면 지칠 때, 아플 때, 우울할 때, 추울 때, 스트레스를 받을 때마다 이런 자세를 취하게 된다.

가슴을 구부정하게 수그리면 자연스럽게 고개도 앞쪽으로 수그러진다. 가슴의 앞쪽 뼈인 흉골이 상대적으로 낮게 위치하면서 호흡이 나빠지고, 근력도 떨어진다.

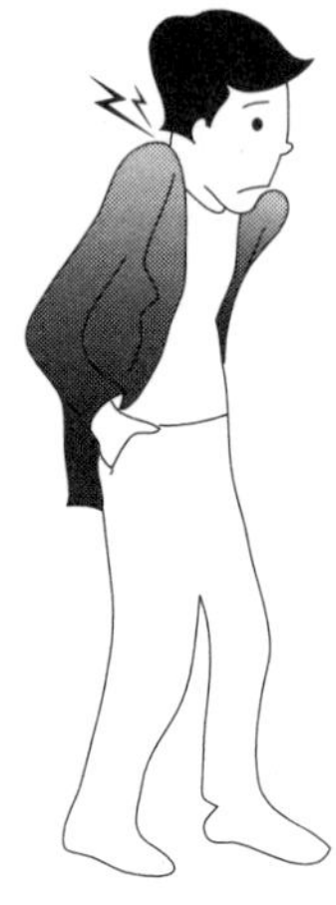

그림 3.46

좋은 자세 : 머리와 가슴 들어 올리기 (그림 3.47) '앉기' 부분 참고

걸으면서 정화 호흡법을 해 주고, 공기가 들어오면서 가슴을 부풀리는 동시에 가볍게 들어올려 주는 것을 느껴보자. 폐 안에 찬 공기가 헬륨이라고 상상하자. 걸으면서 공기가 가슴을 배와 골반 위쪽으로 가볍게 들어올려 주는 것을 느껴보자. 머리는 곧게, 비스듬하지 않게 들어올려 주는데 이 때 머리가 헬륨풍선이라고 상상하자. 머리가 목 위쪽으로 들어올려지는 것을 느껴보고, 이로 인해 목 주변의 근육 긴장과 압박이 줄어드는 것을 느껴보자.

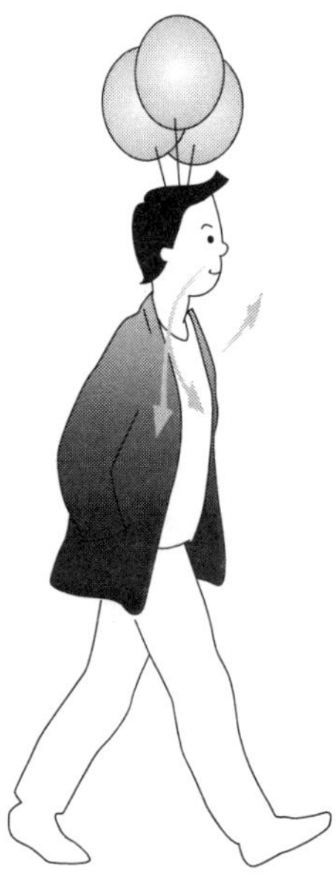

그림 3.47

흐느적대며 걷기(그림 3.48)

신체의 다양한 부위가 흔들리면서 필요 없는 움직임들을 만들어내는 자세로, 관절이나 근육이 불안정해서 너무 많은 움직임을 만들어낼 때 보통 이런 자세가 나온다. 이 자세는 목, 등, 골반 등을 비롯한 여러 부위에 통증을 유발하는데, 척추의 굴곡을 심하게 만들거나 체력을 저하시키기도 한다.

걸으면서 신체의 여러 부위가 흔들리고 기울어지면서 골반 양동이의 물이 사방으로 쏟아진다.

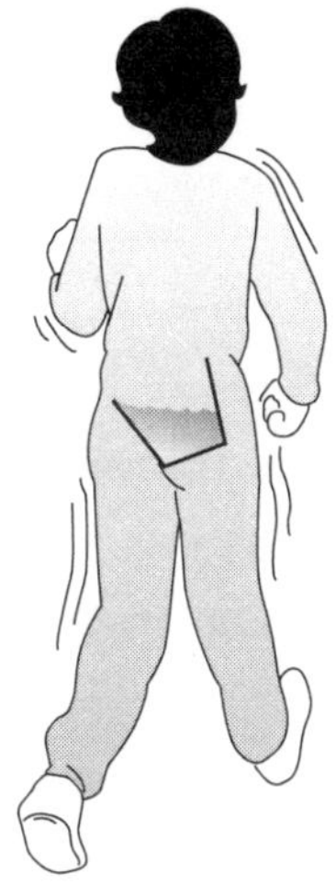

그림 3.48

좋은 자세 : 차분하고 안정적으로 걷기 (그림 3.49)

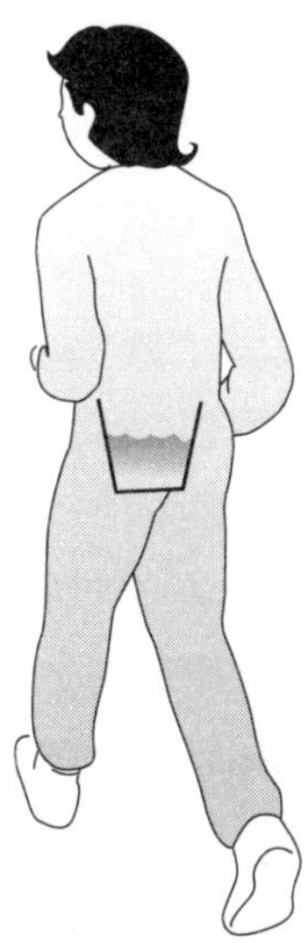

그림 3.49

골반 양동이에 물이 1/2-3/4 정도 찼다고 상상하고, 물이 수평 상태를 유지하고 잔잔하게 있을 수 있도록 걸어보자. 물에 대해 계속 주의하면서 골반의 불필요한 움직임을 자제하고, 머리가 앞쪽이나 발을 떼는 쪽으로 기울어지지 않도록 주의한다. 긴장을 해줘야 하는 부위는 배와 엉덩이인데, 배 아랫부분과 엉덩이 근육을 가볍게 위쪽, 안쪽으로 들어올려줘서 관절 앞부분을 수평으로, 안정적으로 유지해야 하기 때문이다. 신체 부위들을 너무 비틀면 안 되는데 다시 말해 얼굴, 가슴, 골반 등의 앞쪽을 다소 안정적으로 유지하면서 앞쪽을 향하도록 해야 한다는 것이다. 발과 다리의 근육을 사용해서 전보다 조용하게, 부드럽게 걷는다고 생각하자. 계속 걸으면서 얼마나 안정적으로 부드럽게 움직이고 있는지에 대해 느껴보자.

너무 뻣뻣하게 걷기(그림 3.50)

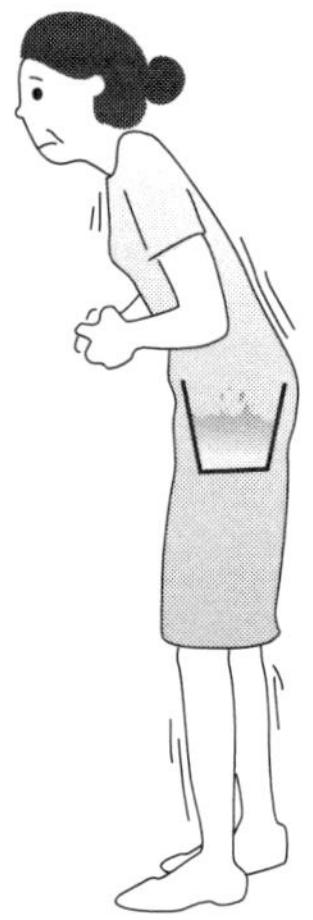

그림 3.50

구조적으로 너무 경직되어 있으면 이런 자세가 나오는데 넘어질까봐 무섭거나, 걸으면 통증이 악화될까봐 무서워서 이런 자세가 나오기도 한다. 이 자세로 걸으면 꼭 머리에서 발끝까지 이어진 코르셋을 입고 있는 것처럼 뻣뻣해 보인다. 또, 어린 아이가 물이 꽉 찬 양동이를 들고 방을 지나가면서 쏟을까봐 걱정하는 것 같아 보이기도 한다. 목과 등 쪽의 움직임을 막기 위해 근육들이 너무 긴장돼서 결과적으로는 근육들이 과다하게 활동하면서 관절들을 한꺼번에 잡아당긴다. 이로 인해 관절에서 통증이 유발되거나, 근육이 과도하게 긴장하고 활동함에 따라 통증이 생기기도 한다. 이 자세로 걸으면 쉽게 피곤해지는데, 앞쪽으로 움직이려고 하면서 동시에 급브레이크를 밟는 것과 같은 상황이기 때문이다.

근육을 과도하게 긴장시키거나 활동시킴으로써 특정 자세들을 취하게 되는데 대개 머리를 아래쪽, 앞쪽으로 숙이고, 어깨를 들어올리고, 가슴은 구부정하게 수그러지고, 배에 힘을 꽉 주고, 엉덩이 근육은 긴장되는 등의 자세가 흔하게 보여지는 것들이다.

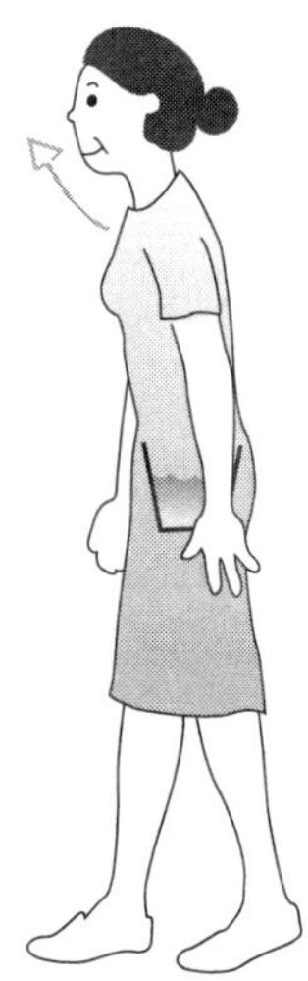

그림 3.51

좋은 자세 : 힘 빼고 걷기(그림 3.51)

정화호흡법과 평정호흡법을 몇 번 해준다. 숨을 들이쉴 때 경직된 신체 부위들을 공기가 통과한다고 생각하고, 그 공기로 인해 경직된 부위들이 이완되고 가벼워지는 것을 느끼자. 숨을 내쉴 때 신체를 너무 경직시키고 있는 긴장의 정도를 느슨하게 만든다고 생각하고, 나쁜 공기는 다 내뱉자. 골반 양동이의 물을 생각하고, 물이 잔잔하게 유지될 수 있도록 움직이자.

발 뒤꿈치로 걷기(그림 3.52)

발이나 발 뒤꿈치를 쿵쿵거리면서 걸을 때 나오는 자세로, 다리 위쪽으로 심한 충격을 전달해 골반이나 척추 관절에 스트레스를 준다. 이 걷기 자세는 거의 습관적인 것으로 특히 급할 때, 화날 때, 맨발일 때, 뭉툭하고 납작한 뒷굽이 있는 단화를 신었을 때, 아주 높은 굽이 있는 구두를 신었을 때 이런 자세가 더욱 심해진다.

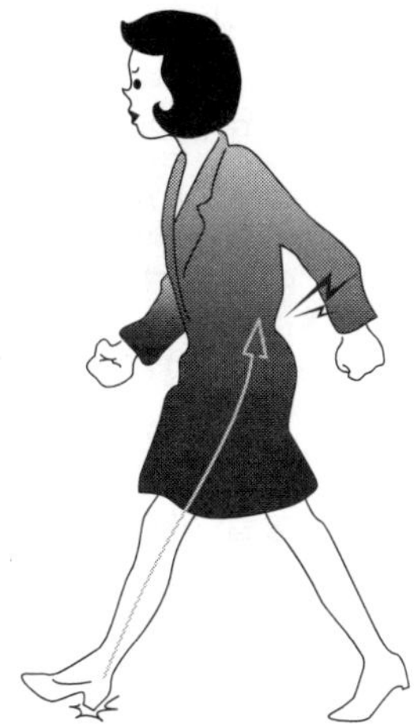

그림 3.52

좋은 자세 : 발 뒤꿈치나 발을 살살 딛기

조용하게, 부드럽게, 효과적으로 발을 딛는다고 생각해 보자. 발과 다리 근육을 더 세심하게 조절시켜 전보다 부드럽게 발을 옮길 수 있을 것이다. 너무 단단한 굽이 있는 신발이나, 안창이 충격 흡수를 전혀 하지 못하는 신발을 신었을 때는 더욱 쿵쿵거리면서 걷지 않도록 주의해야 한다. 더 나은 신발로 바꾸거나 안창에 쿠션을 넣어주자. 하지만 가장 중요한 것은 부드럽게, 조용하게 발을 딛는다고 생각함으로써 쿵쿵거리는 정도를 줄여야 하는 것이다. 부드럽게 발을 내딛게 됐다면 빨리 걸어도 좋다.

씩씩대며 걷기(그림 3.53)

머리와 상체가 아래쪽, 앞쪽을 향하면서 빠르게, 몸을 씩씩대며 걷는 것을 말한다. 찌푸리거나 턱을 앙다물고 있거나 하는 등의 얼굴 표정에서 대개 무슨 일인가가 순조롭지 않음을 알려준다. 평소에 통증을 느끼는 부분 주변의 근육들이 아주 심하게 긴장을 하게 된다. 이 자세는 화장실에서 볼일을 보면서 힘을 줄 때와 비슷한 상황이라고 생각하면 된다.

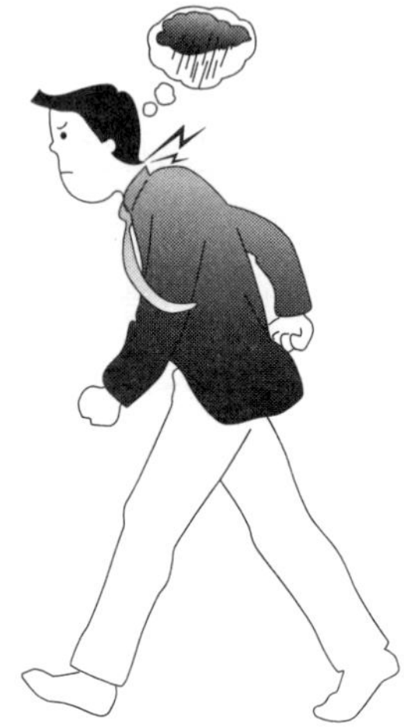

그림 3.53

좋은 자세 : 부드럽게 걷기(그림 3.54)

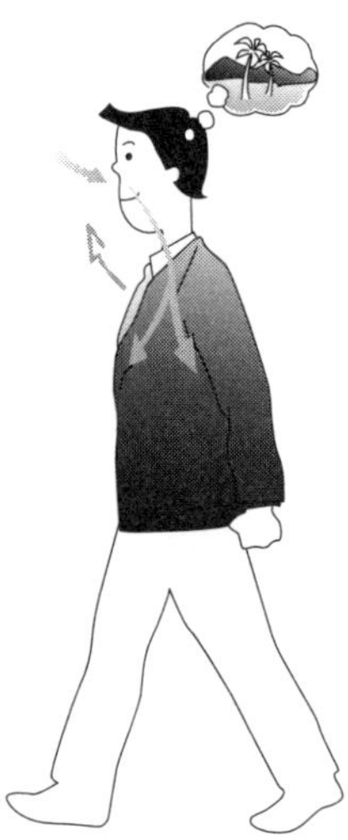

그림 3.54

모든 것이 순조롭다고 상상하자. 발 떼는 속도를 늦추고, 걸음 폭을 넓혀서, 긴장된 상태로서 걷는 것이 아니라 걸음 그 자체로 탄력을 받아 앞으로 나아가도록 하자. 좋은 호흡을 돕기 위해 머리와 상체는 다소 곧게 세우자. 행복하거나, 자신감에 차거나, 평온하게 느끼는 등과 같은 감정들을 표출하는 얼굴 표정으로 바꾸자. 균형을 잘 잡고 올바른 자세로 움직이도록 주의를 기울이고 편안한 움직임, 편안한 날숨, 긍정적인 생각을 함으로써 긴장과 나쁜 인상을 자제시키자.

좋은 신발 고르기

땅에 대한 신발의 반응과 신발에 대한 발의 반응은 다리를 따라 위쪽으로 전해져 온몸으로 전해진다. 따라서 신는 신발의 종류는 설 때와 걸을 때 어떻게 느끼는지에 대해 큰 영향을 미친다고 할 수 있다. 신발의 형태에 상관없이 아래에 소개된 기본적인 조건들을 고려해야 한다. 개개인마다 적합한 굽 높이가 다르므로 이 점에 대해서는 물리치료사와 상담하자.

힐카운터/뒷축(그림 3.55)

신발 중에서 발뒤꿈치를 감싸는 부분을 일컫는 말로, 배의 용골(龍骨)과 같다고 생각하면 된다. 힐카운터가 안정적이어서 서 있거나 걸을 때 발목을 곧게 지탱해주어야 한다.

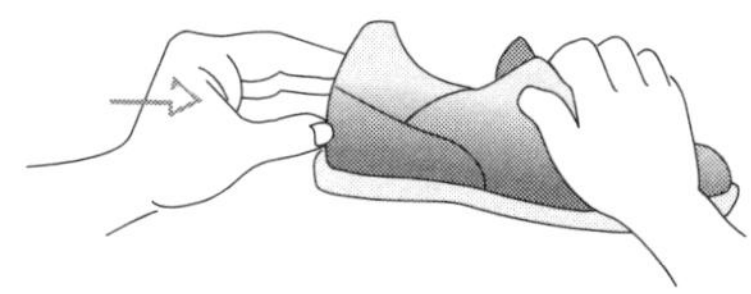

그림 3.55

좋은 것

힐카운터는 발뒤꿈치 뒷면, 옆면을 안정적으로 감싸주어야 하고, 걸을 때 이 부위들을 곧게 지탱해야 한다. 힐카운터가 신발을 오래 신은 후에도 안정적일 수 있도록 힐카운터 재료는 단단하고 좋은 것이어야 한다.

나쁜 것

힐카운터를 손가락으로 눌러봤을 때 약한 것은 금방 본래 모양을 잃는다. 이렇게 되면 발뒤꿈치가 너무 많이 움직이게 되는데 특히, 안쪽이나 바깥쪽으로 기울어지기 십상이다. 발뒤꿈치가 뒤쪽으로 기울어지면 발목이 더 경직된 자세를 취하게 되고, 그 결과 더 많은 충격이 다리를 타고 올라가 척추에 전해진다. 발뒤꿈치가 안쪽으로 기울어지면 발 부위에 자연적으로 나타나는 굴곡이 편평해지고, 이로 인해 충격이 다리를 타고 올라가 등 아랫부분까지 더 많은 긴장이 전해진다.

힐

발뒤꿈치 뼈 밑에 위치하는 뒷굽을 일컫는다.

좋은 것

충격 흡수를 잘 할 수 있도록 잘 덧대어진 굽이 좋고, 엄지발가락 밑쪽의 둥그런 뼈보다 약 1/2-3/4 정도 높은 것이 좋다. 굽의 넓이는 힐카운터 넓이와 같아야 하는데, 그래야 긴장감을 분산시키고 충격 흡수를 더 잘 할 수 있기 때문이다.

나쁜 것

단단한 굽은 다리를 타고 척추로 전해지는 충격의 양을 증가시킨다. 납작한 굽의 경우 단단한 굽 재료 때문에 충격을 증가시킬 수 있다. 가늘고 높은 굽은 다리가 흔들리도록 함으로써 통증을 느끼는 부위들의 근육을 더욱 긴장시킨다. 무르고 말랑한 굽은 긴장을 증가시키는데, 충격을 너무 많이 발산시킬 뿐 아니라 이런 굽이 있는 신발은 대개 약한 힐카운터를 사용하기 때문이다. 닳아서 편평하지 않게 된 굽은 자세를 나쁘게 만들고 근육을 긴장시킨다. 굽을 새로 갈거나 고치기까지 너무 많이 닳지 않도록 주의한다.

유연성(그림 3.56)

좋은 것

신발을 구부려봤을 때 발가락 아래쪽 부근에서 잘 구부러져 부드러운 걸음을 걸을 수 있도록 해야 한다. 신발을 신었을 때 발가락을 웅크리거나, 펴거나, 꿈틀거릴 수 있어야 한다.

나쁜 것

신발이 너무 딱딱하면 구부려봤을 때 잘 구부려지지 않을 것이다. 이런 신발은 분명 신었을 때 불편하다. 뿐만 아니라 너무 꽉 조이면서 유연하지도 않은 신발을 계속적으로 신으면 발의 부드러운 진행을 방해할 것이다. 발이 땅에 반응할 기회를 신발이 허락하지 않을 것이기 때문이다.

신발이 너무 약하면 발이 나쁜 자세를 취하면서 발바닥 여러 부위를 따라 망가진 모양을 보일 것이다. 약한 신발을 계속적으로 신게 되면 발이 더 쉽게 나쁜 자세를 취하고, 어쩌면 평발이 될지도 모른다.

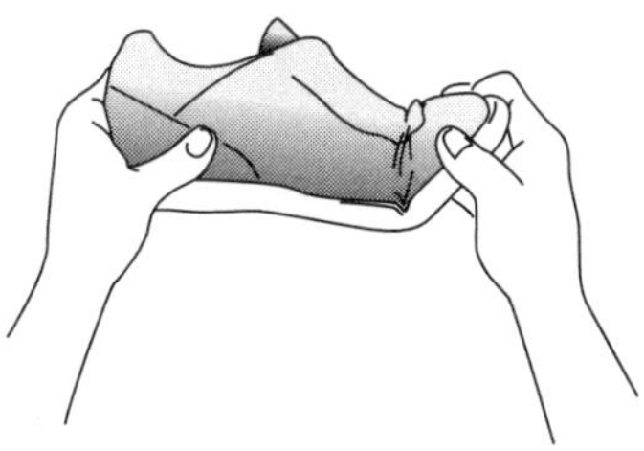

그림 3.56

안창

신발 안쪽에 발뒤꿈치부터 발가락까지 깔리는 일종의 편평한 깔개이다.

좋은 것

발뒤꿈치와 발바닥의 굴곡을 편안하게 지탱해줘야 한다. 안창에 손가락을 대고 만져봤을 때 자신의 발바닥 굴곡 높이와 맞는 볼록함을 느낄 수 있어야 한다. 안창의 쿠션은 발뒤꿈치부터 적어도 발가락 안쪽 부근까지는 와야 한다.

나쁜 것

안창에 발바닥 굴곡을 지탱해줄 볼록한 부분이 없다면 신발 측면을 자꾸 밀게 될 것이다. 걸을 때 이런 상황이 나타나면 발이 자꾸 편평해지게 된다. 이와 더불어 단단한 굽, 단단한 안창은 다리와 척추에 통증을 악화시킨다.

앞코/토박스

신발 안쪽에서 발가락 아랫부분부터 윗부분까지 감싸는 부분을 일컫는다.

좋은 것

발가락들이 꿈틀거리고, 웅크리고, 약간 위로 들어올려질 수 있도록 적절한 높이, 넓이가 있는 앞코가 좋다. 앞코가 발에서 너무 떨어지면 안 되는데, 그렇게 되면 발이 자꾸 미끄러지기 때문이다.

나쁜 것

발과 발가락을 함께 죄는 신발은 좋지 않다. 발가락들이 어느 정도 자유롭게 움직이는 공간을 허용해야지 너무 꽉 죄어서 웅크려지거나 한데로 뭉쳐지거나 하면 안 된다. 발가락 윗부분이 앞코 천장 부분에 딱 붙어서도 안 된다.

굽히기/들어올리기

여러 가지 물건을 집어 들기 위해 혹은 여러 가지 작업을 수행하기 위해 몸을 굽히는 것은 일상 다반사다. 몸을 굽힐 때 나쁜 자세를 취하면 척추에 큰 압력과 긴장을 가하게 된다. 나쁜 굽히기 자세를 계속적으로 취하면 신발같이 가벼운 것을 들 때에도 통증이 악화된다. 반면, 몸을 굽혀 물건을 들어올릴 때 좋은 자세를 취하면 다리와 상체의 체력 강화, 편안하게 굽히고 들어올릴 수 있는 능력 향상, 통증 재발의 위험 감소, 무거운 물체를 들어올릴 수 있는 능력 향상 등과 같은 이점을 취하게 된다. 몸을 굽힐 때 좋은 자세를 취하는 것은 수년간 척추에 가해진 압박을 줄일 수 있는 가장 효과적인 방법이기도 하다.

주의

좋은 굽히기 자세로서 다음에 소개되는 자세들은 좋은 앉기 자세로서 소개된 자세들과 본질적으로 같다.

나쁜 움직임

발을 너무 가까이 붙이고 굽히는 것

발이 어깨 넓이만큼 넓게 벌려져 있지 않으면 발이 지렛대 역할을 제대로 하지 못해 불안정적이고, 등을 너무 많이 구부리는 자세를 취할 것이다(그림 3.57).

등을 앞쪽으로 구부리고 무릎과 엉덩이는 굽히지 않는 것

물건을 들어올릴 때 가장 흔하게 나타나면서도 가장 심한 통증을 수반하는 자세로, 특히 상체를 비틀 때 좋지 않다(그림 3.57).

목을 위쪽으로 드는 것

이 자세는 목 관절을 한데 뭉쳐서 통증을 유발하는데 특히 다소 오랫동안 지속될 때, 무거운 것을 들어올릴 때 좋지 않다(그림 3.57).

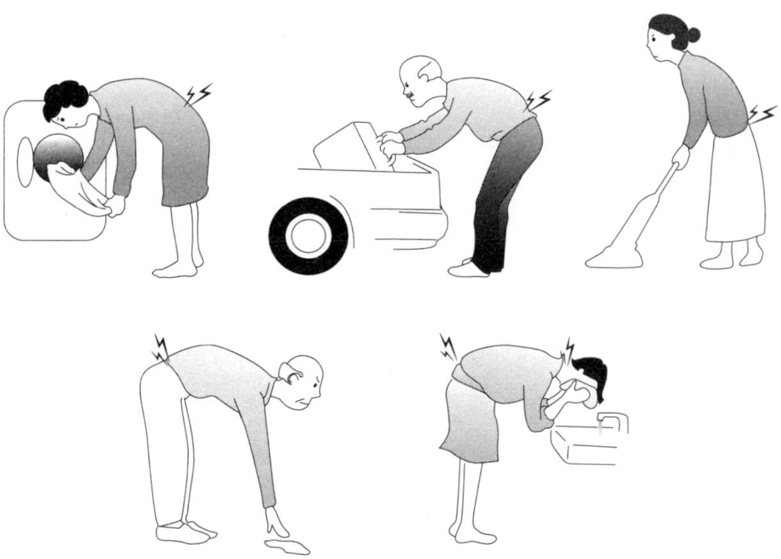

그림 3.57

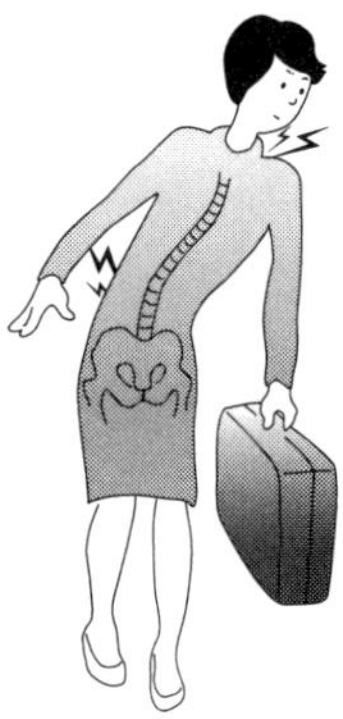

그림 3.58

한 손에 너무 무거운 것을 드는 것(그림 3.58)

단시간 내에 너무 많이 들어올리거나 너무 많이 굽히는 것

지치기 시작하면 자세는 구부정해질 것이고, 이로 인해 압박과 긴장이 심화될 것이다(그림 3.59).

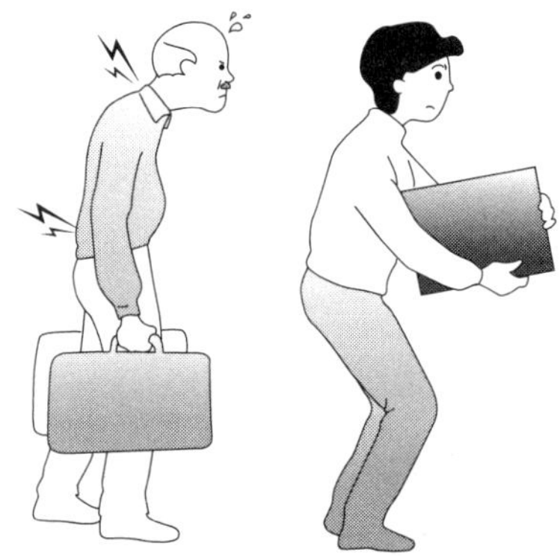

그림 3.59

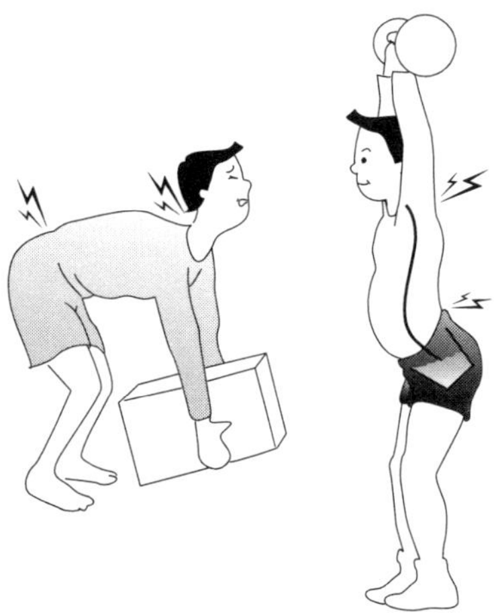

그림 3.60

너무 무거운 물건을 들어올리는 것(그림 3.60)

물건을 힘껏 잡아 당기거나, 구부정한 자세로, 혹은 등을 뒤쪽으로 구부린 자세로 물건을 들어올림에 따라 나타나는 자세이다. 좋은 자세로 천천히 부드럽게 들어올리지 못한다면 들어올리지 말라.

오랫동안 앉아있다가, 특히 구부정하게 앉아있다가 무거운 물건을 들어올리는 것

아주 위험하고 나쁜 자세이다!(그림 3.61)

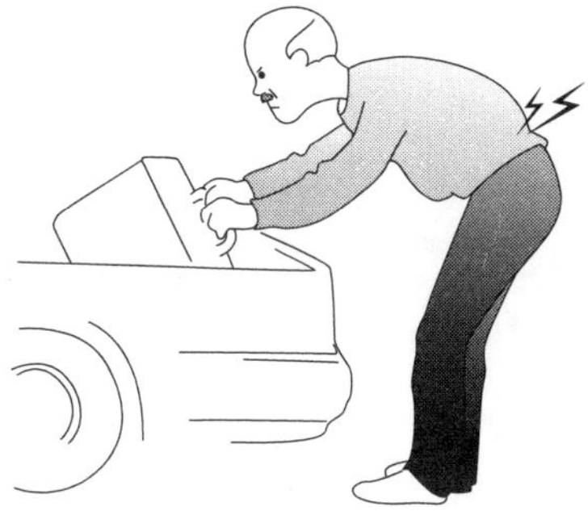

그림 3.61

목과 등을 뒤쪽으로 구부리고 머리 위쪽에 있는 것을 다루기(그림 3.62)

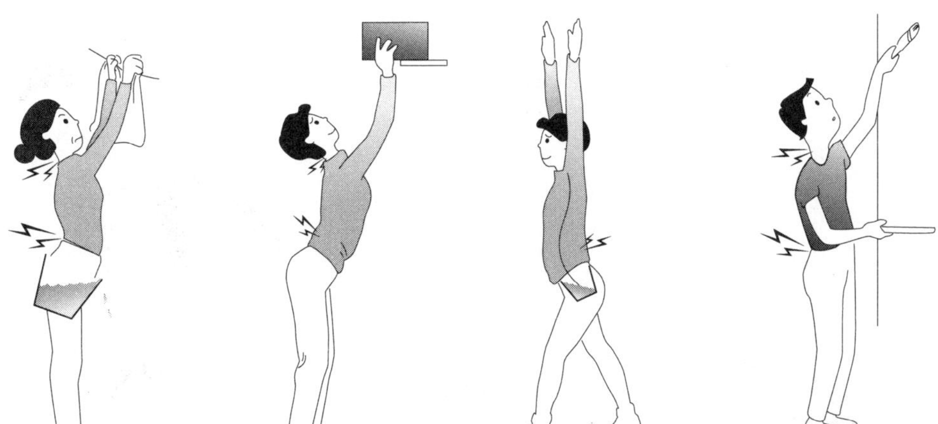

그림 3.62

좋은 움직임

발과 무릎을 최소한 어깨 넓이만큼 양쪽으로 벌리거나 앞뒤로 벌려준다. 이렇게 하면 엉덩이에서 몸을 구부리게 되면서 등은 다소 곧고 힘이 덜 가는 자세, 혹은 중립적인 자세가 된다(그림 3.63).

가슴 전체를 구부리고 엉덩이는 뒤로 뺀다. 등이 곧게 펴지고 목은 이완된 상태에서 어느 쪽으로도 구부러지지 않으면서 균형을 잘 잡을 것이다(그림 3.63).

한 팔이나 양쪽 팔에 무게를 싣자. 몸을 웅크리거나 펼 때 팔이나 팔꿈치를 허벅지, 가구, 벽, 카운터 등에 놓고 힘을 싣는다. 그렇게 함으로써 등 아랫부분에 가해지는 압박과 긴장이 줄어들 것이다(그림 3.63).

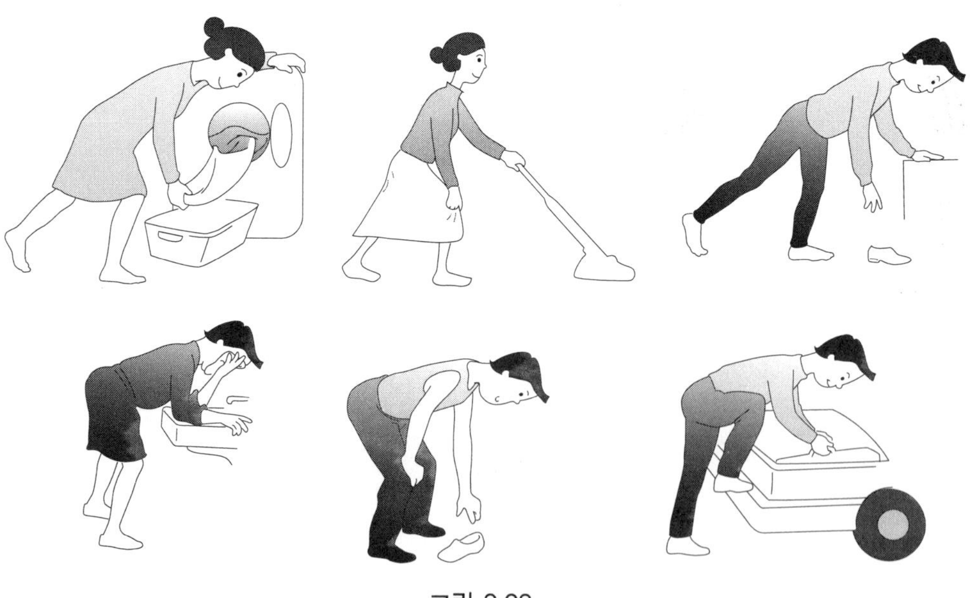

그림 3.63

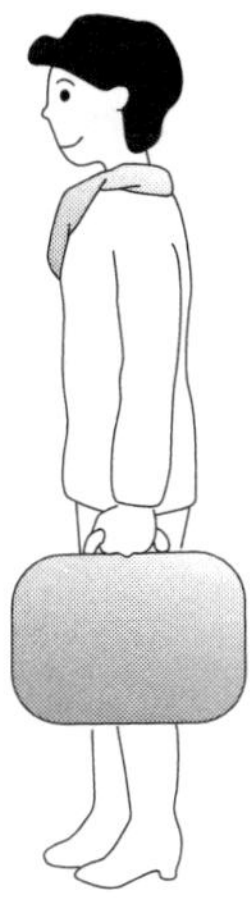

그림 3.64

가능하다면 양 쪽에 똑같은 무게의 짐을 들도록 하자. 그렇지 않으면 양쪽이 거의 동일한 양의 긴장을 받도록 일정 시간이 지나면 물건을 드는 방향을 바꿔주자(그림 3.64).

머리 위쪽에 있는 것을 다룰 때는 골반을 수평으로 유지하고('서기' 부분 참고), 가슴을 위쪽으로 들고, 사다리 같은 것을 이용해 등과 목이 중립적인 자세를 취할 수 있도록 하자(그림 3.65).

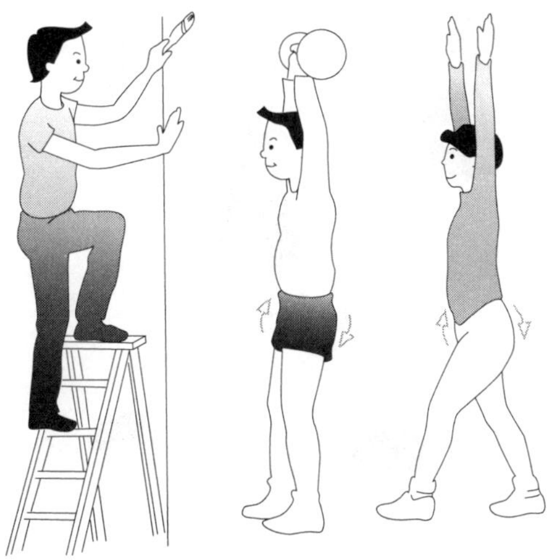

그림 3.65

오랫동안 몸을 굽히고 있었거나 무거운 물건을 들고 있은 후 혹은 이런 움직임들을 취하기 전에 가볍게 걸어주고, 몸을 뒤쪽으로 구부려주거나 배를 바닥에 대고 눕는 자세를 취해 주면 좋다. 특히 어느 정도 오랫동안 앉아 있은 경우에 좋다(2장 참고).

기타 좋은 움직임

이제까지 설명한 좋은 움직임과 동일한 맥락의 움직임들로, 굽히기/들어올리기 등의 행동을 취할 때 좋다.

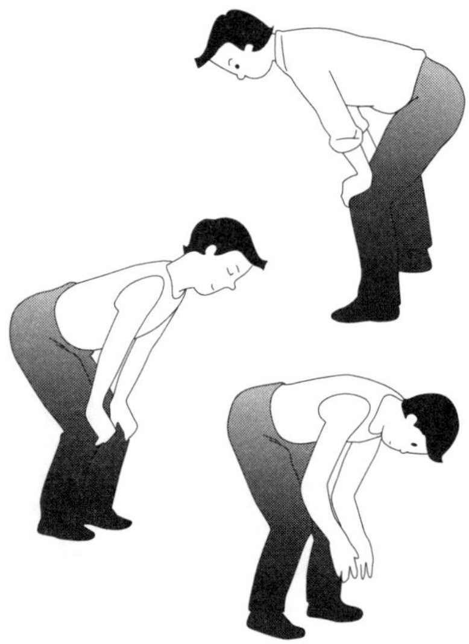

그림 3.66a

야구 심판 자세(그림 3.66a)

발을 어깨넓이보다 넓게 벌린다. 허벅지에 손, 팔, 팔꿈치 등을 대고 무게체중을 싣는다. 몸을 아래로 숙이거나 위로 들 때에도 가슴과 등은 곧게 세운다. 엉덩이와 무릎에서 몸을 구부리거나 펴 준다.

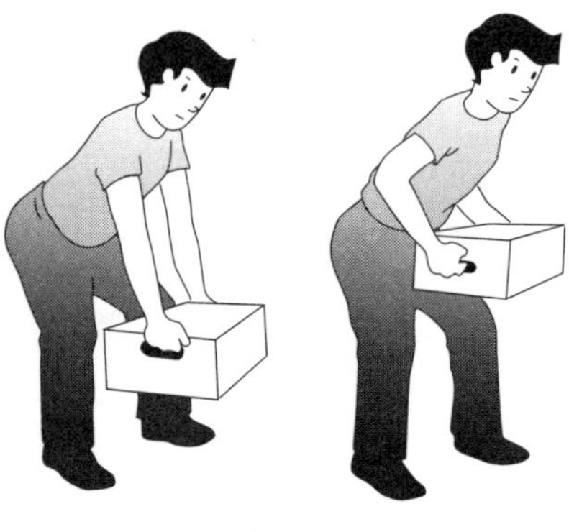

그림 3.66b

웅크린 자세로 물건 들어올리기 (그림 3.66b)

다리에 힘을 주면서 구부리거나 펼 때 가슴과 등은 계속 곧게 편다. 팔은 완전히 구부러져야 하는데, 물건을 들어올릴 때 가슴이 아래쪽으로 구부러지지 않도록 팔을 구부려 물건을 몸 가까이까지 들어올려야 한다는 것이다. 좀 더 무거운 물체를 들어 올릴 때는 완전히 웅크리고, 다리 안쪽 면과 팔꿈치/팔뚝이 닿을 수 있게 해서 안정적인 자세를 취하면 무게를 척추가 아닌 다리 쪽에 실을 수 있게 된다.

한 손 짚고 구부리기(그림 3.67a)

한 쪽 다리로 무게를 지탱하고 그 쪽의 엉덩이에서 몸을 구부림에 따라 나머지 한 쪽 다리를 뒤로 쭉 빼주거나 들어올린다. 이로써 척추가 다소 곧게 유지되면서도 힘이 덜 들어간다. 엉덩이에서 몸을 구부릴 때 짚고 있는 팔에 힘을 싣는다. 이 자세는 무릎에 무리가 덜 가고, '야구 심판 자세' 보다 유연성이나 체력이 덜 필요하다. 등이나 다리 한 쪽에만 통증이 있다면 통증이 있는 쪽 다리를 뒤로 빼주고, 통증이 없는 쪽 다리로 무게를 지탱해준다.

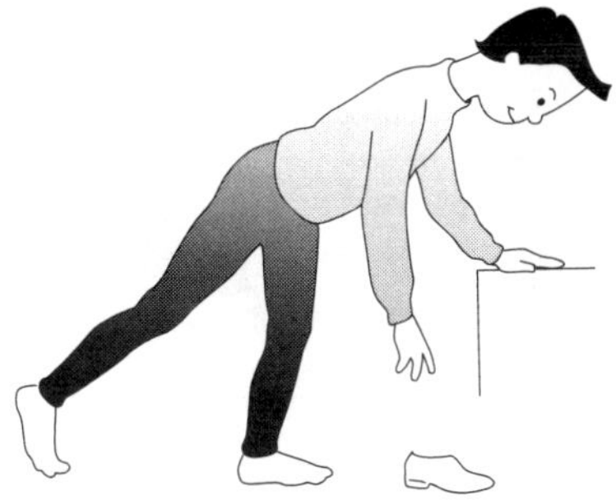

그림 3.67a

한 손 짚고 물건 들어올리기(그림 3.67b)

이 자세는 한 손으로도 쉽게 들 수 있는 옷, 작은 장난감, 신문 등의 가벼운 물체를 들어올리는 데에만 좋다. 지탱하고 있던 다리를 펴고, 짚고 있던 팔을 밀어 올리면서 몸을 일으킨다.

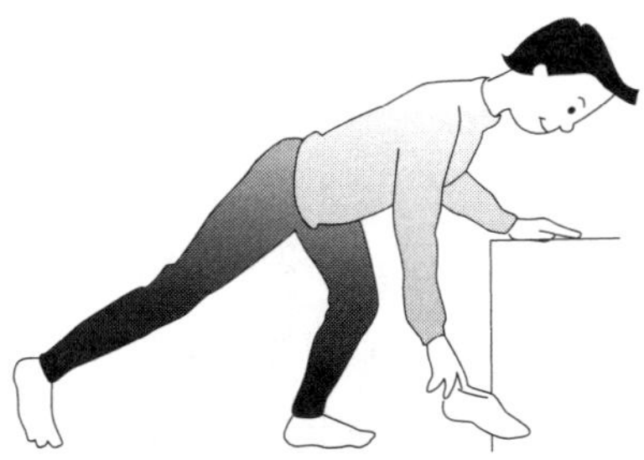

그림 3.67b

유의사항

임산부이거나 골반 관절이 느슨하다고 진단을 받은 적이 있는 사람은 이 자세를 절대 하지 말아야 한다.

한쪽만 무릎 꿇기 준비자세(그림 3.68a)

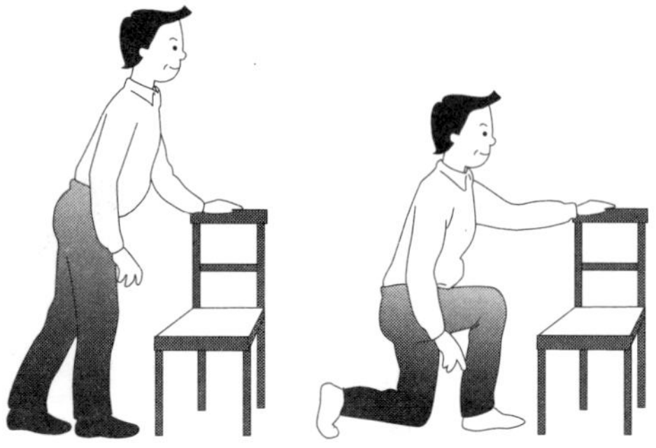

그림 3.68a

'한쪽만 무릎 꿇기'를 하는 것보다는 조금 쉽고, 통증이 악화돼서 몸을 구부리기 꺼려질 때 아주 유용하다. 한쪽만 무릎 꿇기 자세를 취하면 바닥 부근에서 해야 하는 가벼운 일들을 지속적으로 행할 수 있다.

한쪽만 무릎 꿇기(그림 3.68b)

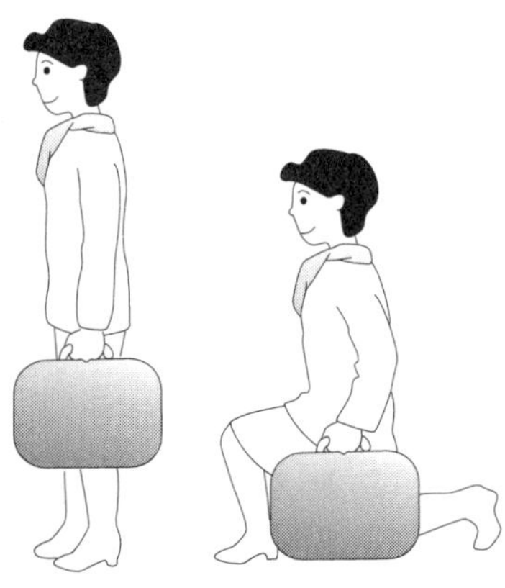

그림 3.68b

식료품이나 서류가방을 들어올릴 때 좋은 자세이다. 이 자세를 취한 후에는 양쪽 다리를 동시에 밀어내며 일어난다. 물건을 들어올리면서 가슴을 구부리지 말고 계속 곧게 유지한다. 몸이 아래쪽으로 구부정하게 되지 않도록 팔에 계속 힘을 실어 준다. 물건이 조금 더 무거운데 바닥에 있고, 손잡이가 없는 경우 이 자세를 취한 뒤 물건을 굴려서 허벅지 위로 끌어 올린다(그림 3.69). 팔로 물건 아래쪽을 받쳐 들어 물건을 몸 가까이로 끌어 당긴 후 일어서기 위해 다리로 땅을 밀어낸다. 이 때도 역시 등은 곧게 편 상태를 유지해야 한다.

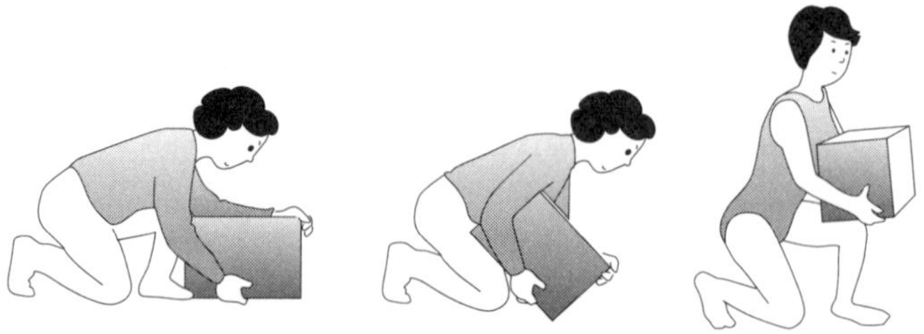

그림 3.69

주요 개념

앉기와 서기 자세에서 시험해보기

나쁜 자세를 취한 후 일정 시간 동안 그 상태를 유지해주면서 최악의 자세가 어떤 것인지를 확인하는 일종의 시험이라 할 수 있다. 이를 운동으로써 반복적으로 하면 안 되고, 자신의 나쁜 자세가 어떤 것인지 인지할 수 있을 때까지 초기에만 실시되어야 한다. 나쁜 자세를 파악하고 난 후에는 편안한 자세로 앉거나 서서 자세 교정 운동을 하며 좋은 자세를 취해준다.

좋은 자세

자세 교정 운동을 함에 따라 나쁜 자세에서 좋은 자세로 바뀔 것이다. 좋은 자세를 취한 후 약 10-30초 정도의 짧은 시간 동안 의식적으로 멈추고 쳐다 보게 되는 자세가 이 책에서 소개되는 좋은 자세의 표본적 성격을 띤다고 할 수 있는데, 이 때의 모습을 각자 신체 내의 '컴퓨터'가 인식하게 되면서 개선된 자세를 본연의 모습으로 인식하게 되는 것이다. 좋은 자세에서 긴장을 풀고 몸에 힘을 빼면 잠시 동안이나마 정지되었던 자세가 좀더 중립적인 자세로 돌아오게 된다. 즉, 잠시 동안은 본래의 나쁜 자세로 완전하게 돌아가지 않을 것이라는 말이다. 시간을 두고 좋은 자세를 취하게 하는 교정 운동을 매일 여러 번씩 반복적으로 해주면 신체 구조가 좋은 자세와 비슷하게 변할 것이다.

중립적인 자세

이는 몸통의 '블록'들이 앞쪽에서 뒤쪽으로, 어느 한쪽에서 다른 한쪽으로 최적의 균형을 잡고 있는 자세로, 좋은 자세를 취한 뒤 천천히 몸을 이완시키면서 취할 수 있다. 개선된 자세가 바로 중립적인 자세라 할 수 있는데, 이는 시간을 두고 점진적으로 개선된다.

04

신체의 기능에 따른 움직임

이번 장에서는 잠을 자고 일어날 때, 화장실에 있을 때, 자동차로 출퇴근할 때, 사무실에서 일할 때, 가사일 할 때 등과 같은 일상 상황에서 어떻게 하면 더욱 편안함을 느끼고, 생산성을 높이고, 건강을 개선할 수 있는지에 대해 설명하겠다. 각각의 상황에 대해서 좋은 움직임과 나쁜 움직임이 소개되는데 일상적으로 자신이 자주 맞닥뜨리는 상황이 언급될 때 주의 깊게 읽고, 특히 통증을 악화시키는 상황일 경우는 더욱 집중해서 읽자.

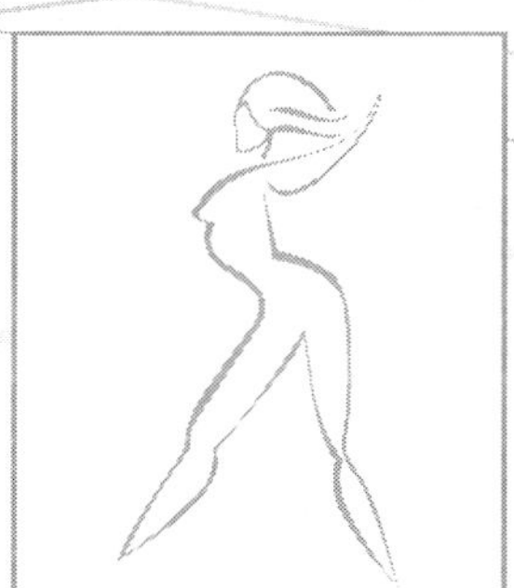

아침에 일어날 때

잠자리에서 나오기 전

아침에 몸이 유난히 뻐근하거나, 쑤시거나, 축 처지거나, 무겁다면 잠자리에서 일어나 나오기 전에 몇 가지 간단한 움직임을 해 주거나 호흡법을 취해주면 몸이 개운해질 것이다. 움직임이나 호흡법은 관절 활동을 원활히 해주고, 폐를 깨끗이 정화시키고, 아침에 하게 될 모든 움직임에 신체 구조가 적합해지도록 준비시킨다. 이런 과정은 몸을 쭉 뻗거나 하품할 때 자연적으로 진행된다. 잠자리에서 나오기 전에 편안하면서도 건강에 도움이 되는 스트레칭이나 심호흡 등을 잠시 동안 하는 것도 좋은 움직임이다.

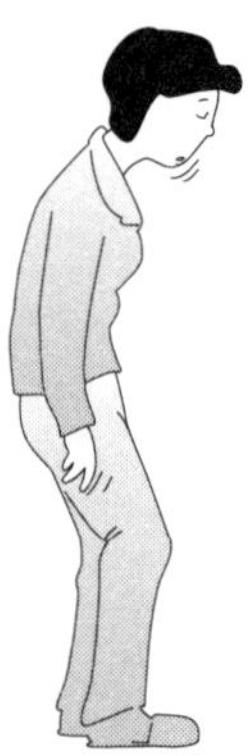
그림 4.1

새우등을 한 채로 잠에서 깨지 않기

아침에 막 눈을 뜨려고 할 때 새우등을 하고 있거나, 몸이 구부정해 있다면(그림 4.1) 일어나지 말고 먼저 몸을 쭉 뻗어주자. 아침에 눈을 뜨면서 몸을 구부정하게 하고 있기보다는, 눈을 뜨기 전 혹은 눈을 뜬 직후에 다음에 소개된 좋은 움직임들을 취해 주자(그림 4.2).

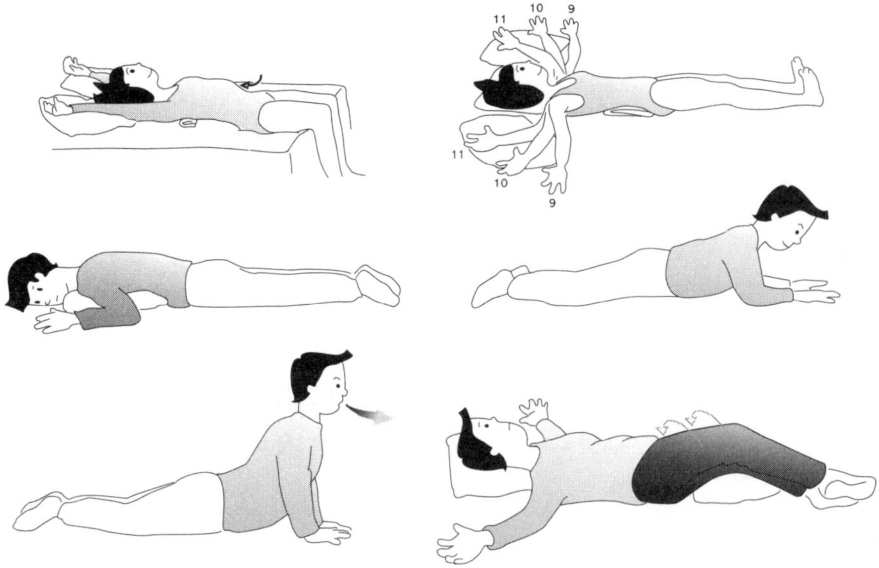

그림 4.2

- 등을 바닥에 대고 눕기(2장 참고)
- 배를 바닥에 대고 눕기(2장 참고)
- 배를 바닥에 대고 팔꿈치로 눕기(2장 참고)
- 팔굽혀펴기(5장 참고)
- 척추를 축으로 몸 비틀기(5장 참고)

엉덩이와 등이 뻣뻣한 채로 잠에서 깨지 않기 (그림 4.3)

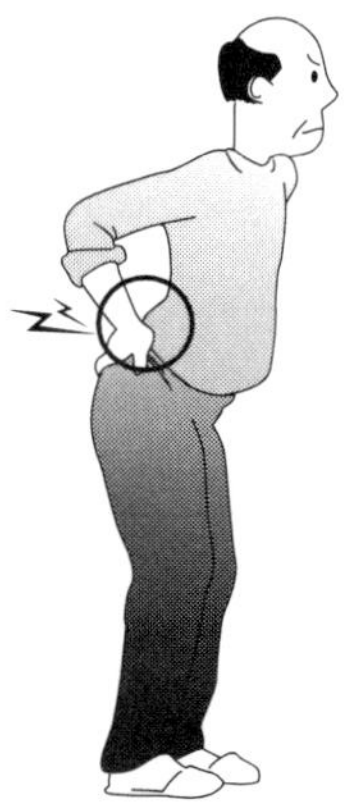

그림 4.3

배나 등을 바닥에 대고 완전히 곧은 자세로 잠을 자거나, 등과 엉덩이가 뻣뻣해서 몸을 구부리거나 펴기가 힘들다면 통증을 전보다 덜 느끼면서 몸을 곧게 펴거나 구부릴 수 있도록 가볍게 몸을 풀어주자. 눈을 뜨기 전 혹은 눈을 뜬 직후에 다음의 좋은 움직임들을 해 보자(그림 4.4).

- 가슴까지 무릎을 끌어당기기(5장 참고)
- 엉덩이 스트레칭(5장 참고)
- 복부 강화 운동(5장 참고)

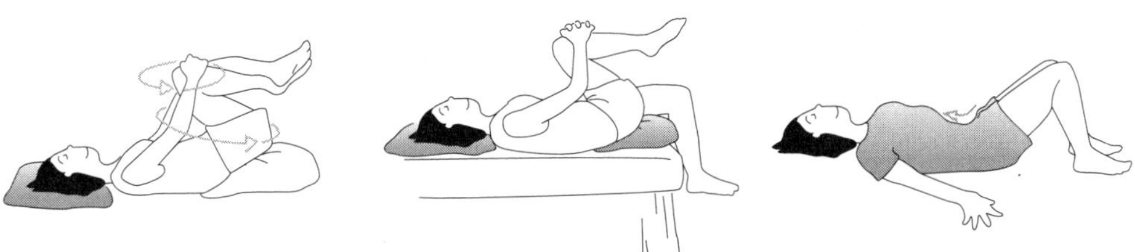

그림 4.4

목이나 어깨가 뻣뻣하거나 쑤실 때

잠에서 깰 때 이런 증상을 느낀다면 다음 동작들을 해 보자(그림 4.5).

- 목 강화 운동과 압박 줄이기(2장 참고)
- 목 이완 운동(5장 참고)
- 척추를 축으로 몸 비틀기(5장 참고)

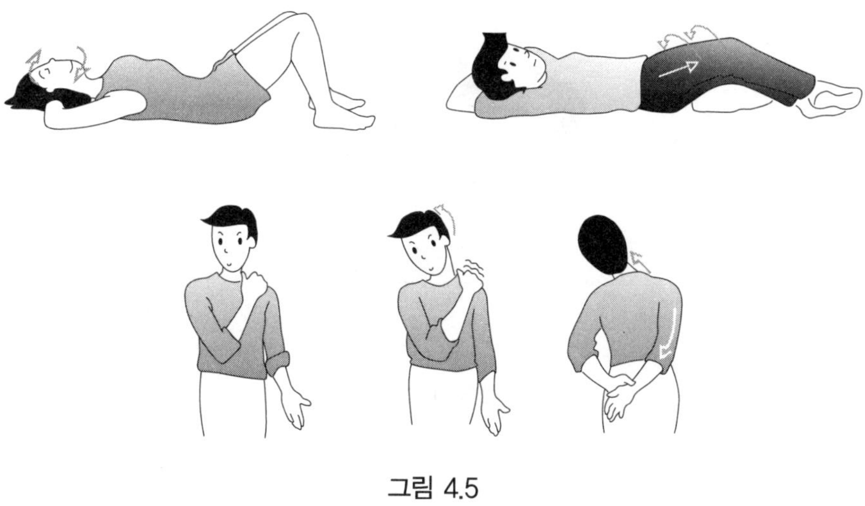

그림 4.5

잠자리에서 일어나 앉을 때

무리해서 몸을 일으키지 않기(그림 4.6)

곧게 누운 상태에서 그대로 몸을 세우면서 머리와 척추에 중력과 완전히 맞서는 무리한 힘을 가하지 말자. 목 앞 부분과 복부를 앞쪽으로 잡아당기려고 긴장시키지 말자. 이는 목 앞 부분과 복부에 있는 연한 조직들에 긴장을 더하고, 관절들을 한데 뭉치기 때문이다.

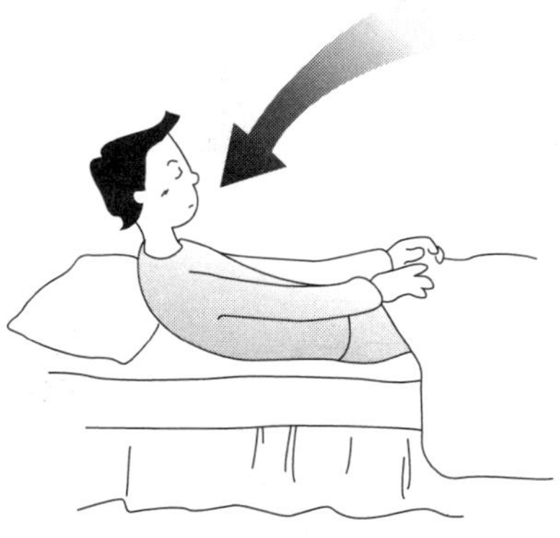

그림 4.6

중력과 탄력을 이용하기 '통나무 굴리기' 방법을 써 보자(그림 4.7).

이는 머리, 목, 상체, 관절, 다리를 동시에 굴려서 각 부위간에 따로 비틀리는 것을 최소화하는 방법이다. 호흡은 편안히 하고, 척추 주변 근육들은 계속 이완시키고 있어야 하는데 즉, 몸이나 배 부위를 긴장시키지 말라는 것이다. 그 대신 몸과 중력을 함께 굴려줌으로써 몸에 힘을 들이지 않을 수 있다. 다리의 무게가 '닻'이 되어, 다리를 땅 쪽으로 내리면서 동시에 팔로 바닥/침대를 짚고 힘을 주며 몸을 일으켜 세운다. 다리를 내릴 때에는 팔이 힘을 주고 있는 쪽의 침대나 바닥 쪽을 바라봐야 하는데, 그렇지 않으면 중력 때문에 몸이 뒤쪽으로 당겨지기 때문이다. 몸이 불편하거나 통증 때문에 조심스럽다면 이 방법을 천천히, 몸이 좋다고 느껴지면 이 방법을 아주 빨리 해주면 된다. 어떻게 하건 이 움직임은 척추에 가해지는 힘을 줄이기 때문에 잠자리에서 일어나 앉는 아주 좋은 방법이다.

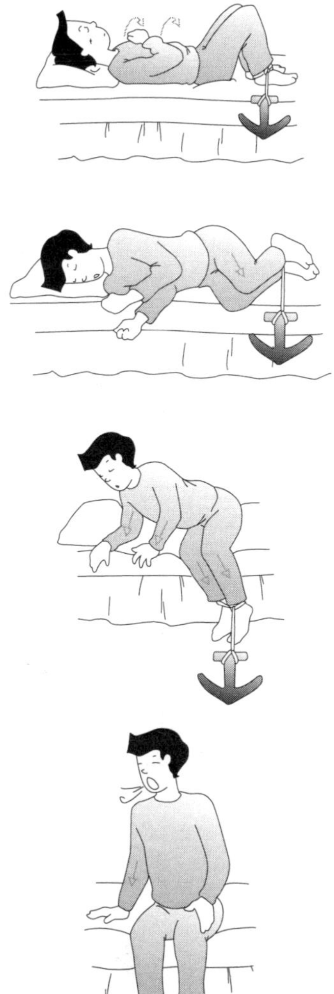

그림 4.7

잠자리에서 일어나 앉은 상태에서 일어서기

앉기 '기어'에서 서기 '기어'로 바꿔보자. 아침에 가장 먼저 보이는 증상은 척추와 골반이 이 기어를 바꾸는 데 종종 어려움을 호소한다는 것이다. 잠자는 동안 내내 몸을 다소 움직이지 않았기 때문에 서기 기어로 갑자기 확 바꾸는 것은 불편할 정도로 큰 충격이 될 수 있다.

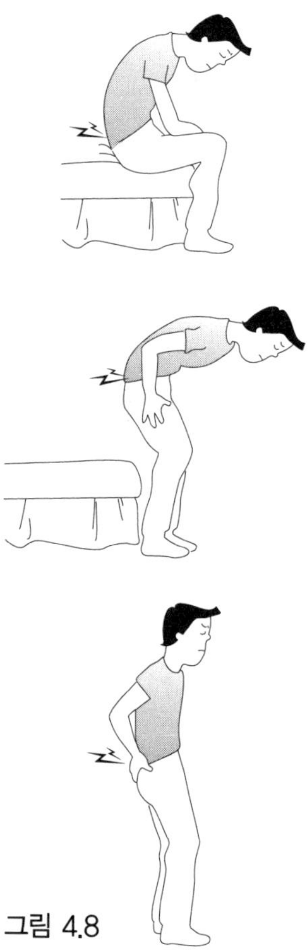

그림 4.8

- **나쁜 움직임(그림 4.8)**

침대 가장자리 부분에서 구부정하게 앉지 말기

특히 매트리스가 푹신한 경우에 자세가 쉽게 구부정해진다.

구부정한 자세로 일어나지 않기

일어서려고 하기 전에 등은 구부정해 있으면 안 되고, 머리도 앞쪽으로 숙여져 있어서는 안 된다. 아래쪽의 땅을 쳐다보고 있으면 몸이 자꾸만 구부러지기 쉽다.

• **좋은 움직임(그림 4.9)**

일어서기 전에 똑바로 앉고 등 아랫부분을 약간 위쪽, 앞쪽으로 구부려주자.

한쪽 발을 버팀목으로 사용하기 위해 다른 쪽 발보다 약간 뒤쪽으로 빼 준다. 다리를 펴고 일어나면서 무게중심을 뒤쪽으로 뺐던 발에서 앞쪽 발로 옮길 때 골반을 수평으로 유지할 수 있도록 신경 쓰자.

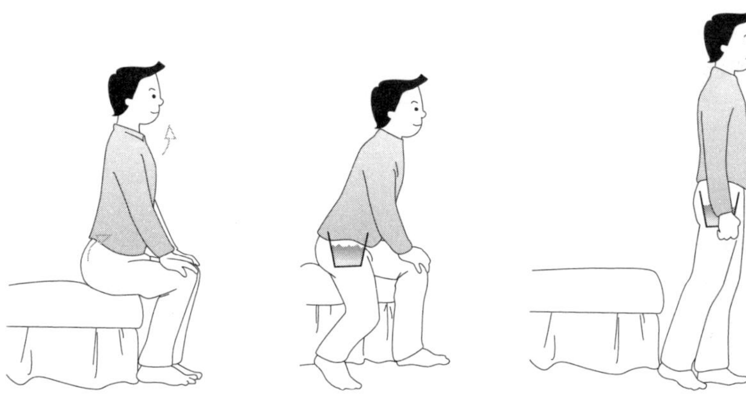

그림 4.9

주의

침대가 너무 낮거나 푹신해서 일어설 때 무리가 간다면, 합판 같은 것을 매트리스 밑에 깔아준다거나 좀 딱딱한 매트리스로 바꿔줌으로써 침대 상태를 개선해보자.

화장실에서 있을 때와 옷 갈아입을 때

변기에서

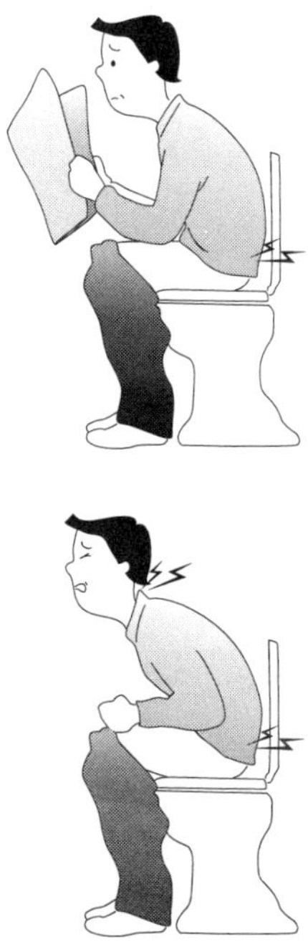

그림 4.10

- **나쁜 움직임**

구부정하게 앉아서 숨을 멈춰가며 힘을 주지 말기 (그림 4.10)

구부정한 자세로 직장(直腸) 부근에 힘을 주는 것은 등 아랫부분에 아주 좋지 않다.

턱을 앙다물고 목, 얼굴 근육에 힘을 주지 말기

목 부위에 심각한 통증을 주는 자세이다.

숨을 참지 말기

전반적인 신체 체계에 스트레스를 많이 준다.

- **좋은 움직임(그림 4.11)**

관절을 잘 자리잡으면서 몸에 힘을 빼고 곧게 앉기

3장을 참고하자. 팔에 힘을 줘 몸에 힘이 덜 들어가게 한다.

정화 호흡법을 사용하기

정화 호흡법을 사용하거나 편안한 호흡을 해 준다. 숨을 내쉴 때 긴장된 근육을 이완시켜준다.

팔과 다리에 힘을 주며 일어서기

상체는 계속 곧게 유지하고, 일어서기 전에 구부려서는 안 된다.

등 아랫부분에 심한 통증이 느껴질 때

변기 앉는 부분에 무언가를 덧대어 주거나 변기를 아예 조금 높게 설치하면 변기에 앉거나 일어설 때 통증이 덜 느껴질 것이다.

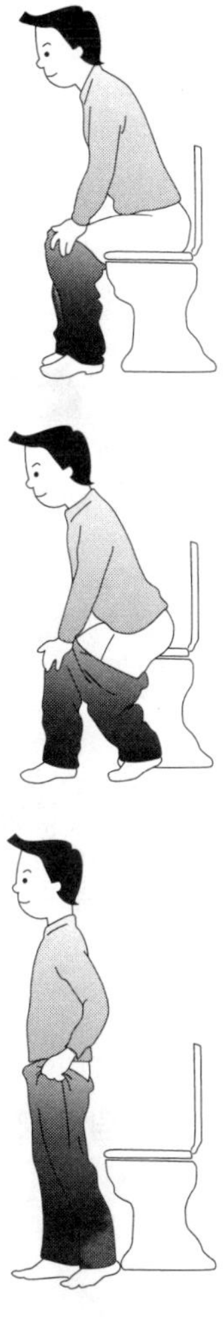

그림 4-11

세면대에서

• 나쁜 움직임(그림 4.12)

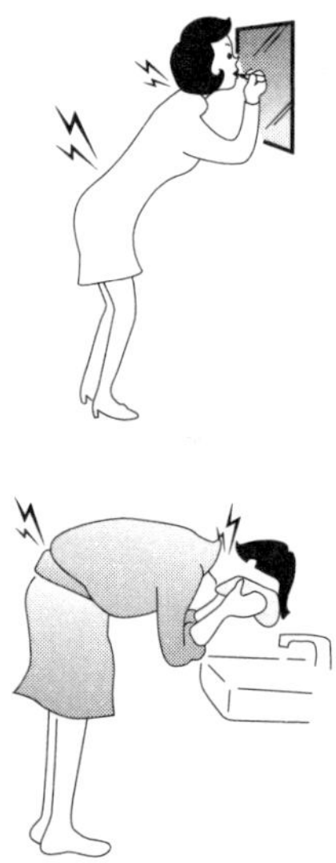

그림 4.12

특히 나쁜 구부정한 자세 취하지 않기

신체 부위 중 어느 한 곳도 어딘가에 기대지 않은 채 다리를 곧게 편 상태에서 앞쪽으로 몸을 기울이지 말자.

목과 턱을 너무 바깥쪽으로 내밀지 않기

면도하거나 화장하거나 혹은 이를 닦을 때 거울 앞에 설 때 이런 자세를 취하지 않도록 주의하자.

목을 뒤쪽으로 너무 구부리면서 힘을 주지 않기

세면대에서 세수하거나 머리를 감을 때 몸을 구부리면서 목을 뒤쪽으로 너무 구부리지 말자.

• **좋은 움직임**

면도하거나, 화장하거나, 이를 닦을 때

적어도 신체 중 한 부위, 예를 들어 한쪽 팔을 어딘가에 기대서 그 부위에도 힘을 줘 몸에 집중되었던 힘을 분산시키자. 아니면 한쪽 발을 다른 발보다 높게 들어 엉덩이와 배 아랫부분의 근육의 위치를 조정하면서 골반이 수평을 유지할 수 있도록 하자(3장 참고). 세면대 부근이나 아래쪽에 발을 올려둘 수 있는 물건을 놓는 것도 좋다. 쉽게 위치를 바꿀 수 있는 거울을 사용하거나 거울 앞에 설 때의 자세를 바꿔보자. 세면대가 앞쪽으로 튀어나와 있기 때문에 거울이 좀 멀다고 느낄 경우, 세면대의 측면에 서거나 앉아 거울의 방향을 돌려줌으로써 목을 앞으로 쭉 내밀거나 세면대 위쪽으로 구부릴 필요가 없다(그림 4.13).

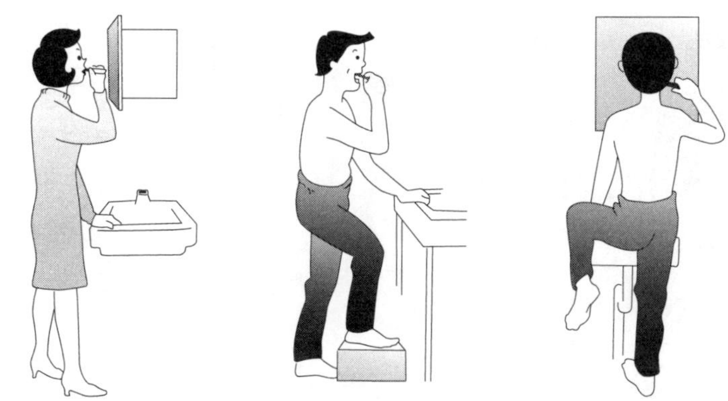

그림 4.13

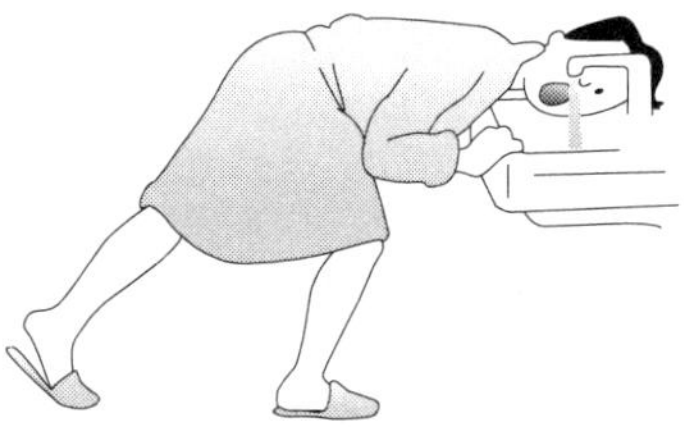

그림 4.14

세면대에서 세수하거나 머리를 감을 때 발을 어깨넓이보다 넓게 뒤쪽으로 벌려준다.

적어도 한쪽 팔을 어딘가에 기대서 힘을 분산시킨다. 몸을 세면대 쪽으로 기울일 때 등을 구부리지 말고, 엉덩이에서 몸을 구부리거나 펴 준다(그림 4.14).

재채기하거나, 기침하거나, 가래 뱉거나, 코를 풀 때

몸을 너무 세게 구부리거나, 머리나 목, 등 부분에 압박을 가하는 심한 움직임은 자제한다(그림 4.15).

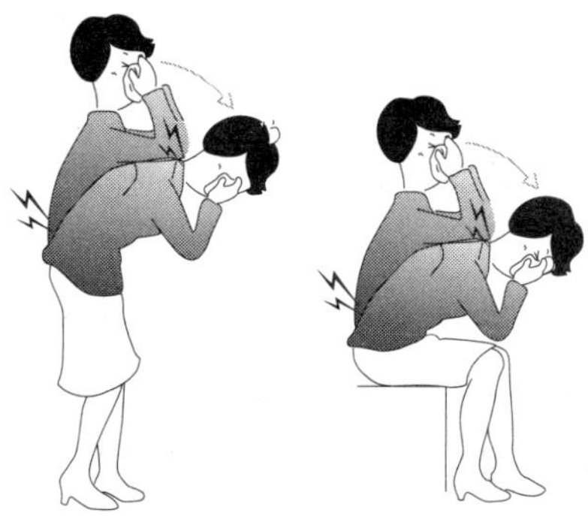

그림 4.15

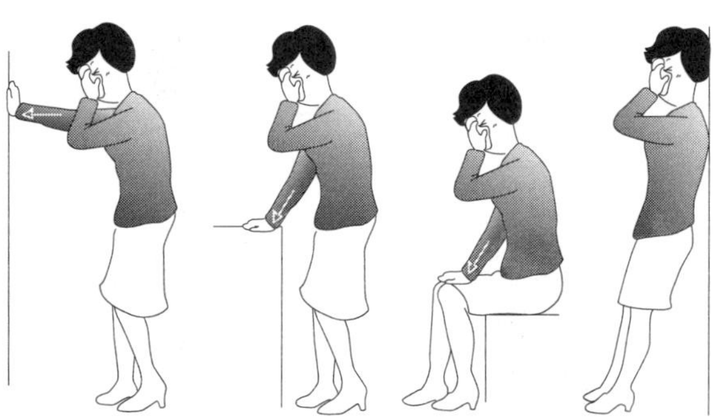

그림 4.16

대신 한쪽 팔을 세면대나 벽에 짚고 몸을 곧게 편 자세를 유지해 보자. 코를 풀 때 몸을 앞으로 구부리지 않도록 등을 벽에 기대고 서 보자. 기침이나 재채기 할 때는 목이나 등 부분 말고 어딘가를 짚고 있는 팔에 힘을 줘 보자(그림 4.16).

샤워기 아래에서

- **나쁜 움직임(그림 4.17)**

구부정한 자세를 취하지 않기

씻는 동안 혹은 다 씻고 나서 몸 앞쪽을 수건으로 닦아내느라 구부정한 자세를 취하는 것을 피한다.

몸을 완전히 아래쪽으로 수그리지 않기

수도꼭지를 조정하거나, 비누를 집거나, 다리를 씻거나 말릴 때 팔을 어딘가에 짚어 몸을 지탱하지 않은 채 수그리지 않도록 하자.

머리를 뒤쪽으로 돌리지 않기

목에서 우두둑 소리가 나도록 해서 근육을 풀려고 일부러 머리를 뒤쪽으로 돌리지 않도록 하자.

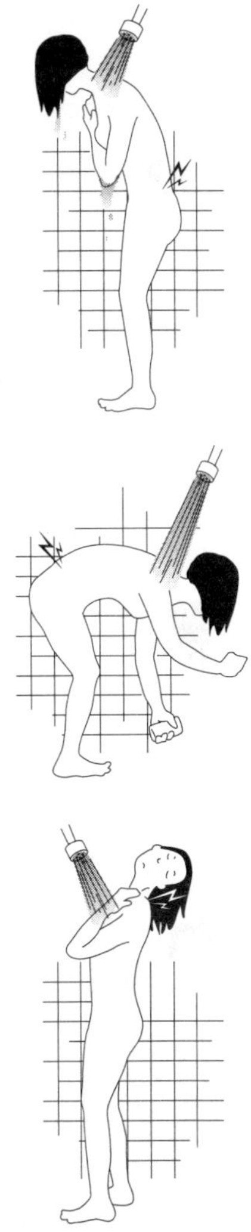

그림 4.17

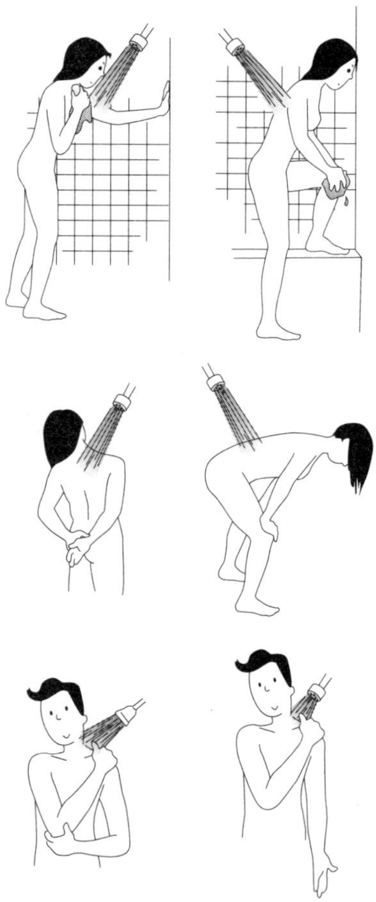

그림 4.18

• **좋은 움직임(그림 4.18)**

목, 상체, 골반이 곧게 자리잡은 상태를 유지하기

씻는 도중에, 씻고 나서 수건으로 몸을 닦을 때 이 부위들이 편안한 상태로 곧게 서 있을 수 있도록 하자. 상체를 비틀거나 구부리는 대신 팔을 사용해서 몸을 지탱하거나, 몸은 곧게 유지한 상태에서 팔을 뻗어 물건 등을 집어야 한다. 샤워기 아래로 머리를 대어야 하는 경우 목만 숙이지 말고, 몸을 전체적으로 구부려 머리를 낮추도록 한다.

다리와 발을 씻거나 말릴 때

발 한쪽을 들어 욕조 가장자리 위에 놓는다. 팔에 힘을 줘 몸 전체에 들어가는 힘을 분산시키고, 몸을 낮추기 위해서 바닥을 짚고 있는 다리의 자세를 조정해 몸을 웅크린다. 가슴은 계속 곧게 유지해주고, 목에는 힘을 주지 않는다.

마사지용 샤워기를 사용하거나, 직접 마사지 하거나, 몸 늘이기 운동해주기

샤워 중에 이와 같은 것들을 해 주거나 적당한 온도로 샤워를 해 주면서 긴장되었거나 뭉친 근육을 이완시킨다(2장, 5장 참고).

욕조에서

• 나쁜 움직임(그림 4.19)

척추에 힘을 주고 오랫동안 누워있지 않기

척추에 힘을 준 상태로 구부정하게 누워있거나 목을 뒤쪽으로 심하게 구부리고 누워있지 말자.

발을 씻으려고 몸을 완전히 수그리지 말기

발을 곧게 편 상태에서 등을 완전히 앞으로 구부리면 안 된다.

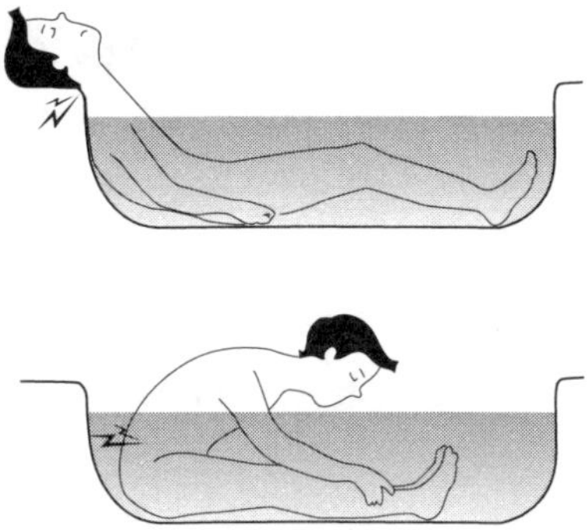

그림 4.19

• 좋은 움직임(그림 4.20)

몸을 편안하고 곧게 편 상태에서 잘 지탱해주기

욕조에서 목과 등을 받쳐줄 수 있는 다양한 지지물을 시중에서 살 수도 있고, 아니면 수건을 말아서 등이나 목, 머리 뒤에 받쳐 준다. 먼저 골반을 잘 자리잡은 후(3장 참고) 수건이나 지지물을 대 준다.

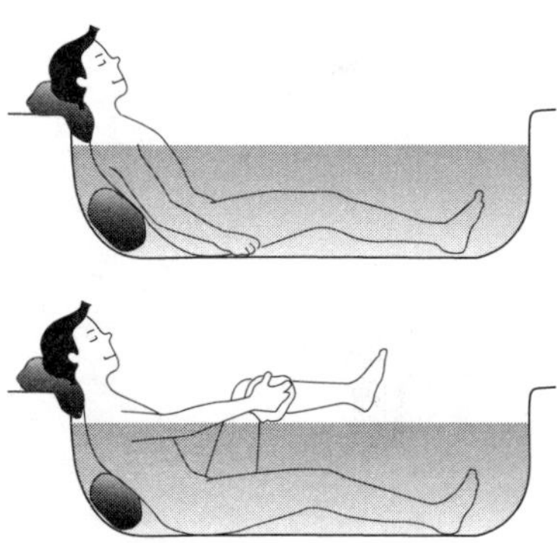

그림 4.20

다리나 발을 씻을 때

한 번에 한쪽씩만 들어올려 씻어주고, 상체는 계속해서 편안하게 잘 지탱된 상태를 유지시킨다.

옷 갈아입을 때

• 나쁜 움직임(그림 4.21)

몸을 잘 지탱하지 않을 채 구부리지 않기

신발을 집으려고, 낮은 서랍장에서 물건을 꺼내려고, 혹은 신발이나 양말을 신거나 바지에 다리를 집어넣으려고 이러한 자세를 취하지 않도록 한다.

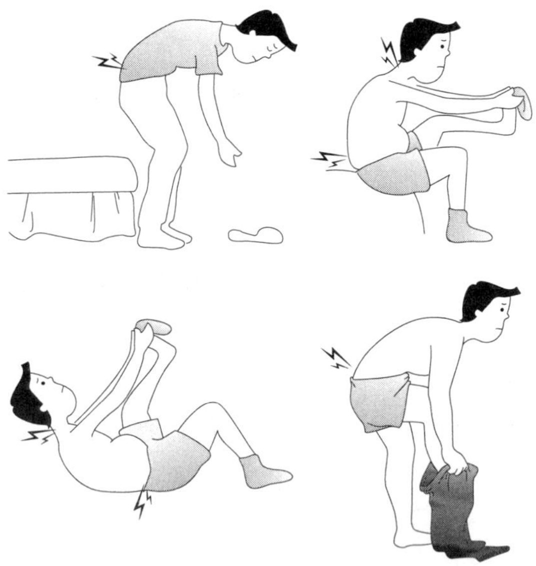

그림 4.21

- **좋은 움직임(그림 4.22)**

단단한 의자에 앉아서 신발 등을 신기

침대 모서리에 앉으려면 먼저 베개 등을 침대 모서리에 두고 그 위에 앉음으로써 침대가 너무 낮거나 푹신한 경우에 대비하자. 신발, 양말을 신을 때 등은 곧게 펴고, 발은 몸 쪽으로 들어올리고, 다리는 꼬거나, 발뒤꿈치를 앉아 있는 곳으로 들어올려준다.

몸을 엉덩이에서 구부리기

몸을 척추가 아니라 엉덩이에서 구부려주면서 등 아랫부분이 곧게 유지될 수 있도록 하고, 팔을 어딘가에 짚어 몸 전체에 가해지는 힘을 분산시킨다.

등을 어딘가에 기대주기

몸을 구부릴 때 가해지는 압박과 긴장을 피하기 위해 등을 카운터나 벽에 기대준다. 바지나 치마를 입을 때에는 척추를 앞으로 구부리거나 아래쪽으로 수그리는 대신 다리를 바지나 치마의 높이까지 들어올려 입는다.

서서 신발이나 양말을 신을 때

의자나 침대에 발을 올려 신발이나 양말을 신고, 팔에 힘을 줘서 몸에 가해지는 힘을 분산시킨다.

심한 통증이 있을 때

심한 통증을 느끼는 경우 옷을 입기 위해 몸을 수그리게 되면 등에 통증이 더 악화될 것이다. 등을 바닥에 대고 누워서 양말 등을 신어보자.

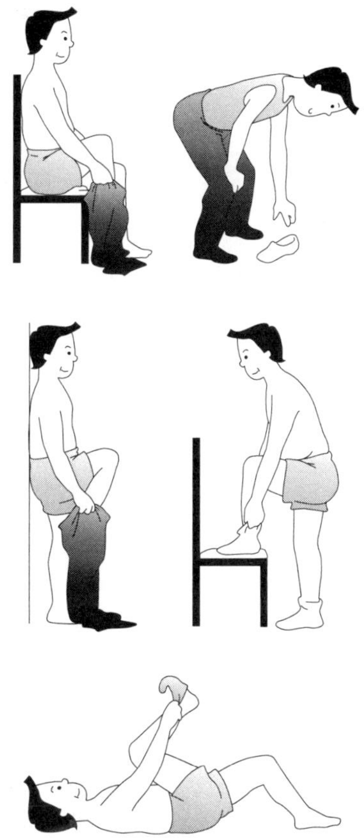

그림 4.22

자동차로 출퇴근할 때

출퇴근할 때 앉아있는 경우가 많으므로 3장의 '앉기' 부분을 잘 참고하자. 그 외의 사항에 대한 좋은 움직임을 소개하겠다.

편안하고 곧은 자세를 취하기

가장 중요한 움직임을 출퇴근하는 동안 계속적으로 반복해줘야 하는데, 이 움직임은 '골반 자리잡아 주기'(3장 참고)로 뒤쪽, 위쪽으로 앉아있는 상황이나 앞쪽, 위쪽으로 앉아있는 상황에서 할 수 있다.

뒤쪽, 위쪽으로 앉는 자세(3장 참고)를 취할 때는 의자에 약간 기대서 뒤쪽으로 편안한 자세를 취할 수 있다. 브레이크나 악셀레이터를 쉽게 밟을 수 있을 정도로 자동차 좌석을 조정해준 후 약 5-15도 정도로 등받이에 몸을 기댄다. 운전자의 경우는 팔을 곧게 펴서 운전대를 잡고 때때로 팔에 힘을 주고, 운전을 하고 있지 않은 경우에는 팔을 허벅지에 두고 때때로 힘을 준다. 이는 등과 골반에 가해지는 압박을 줄이기 위함이다. 주기적으로 등을 등받이 반대쪽 즉, 앞쪽으로 구부려준다(그림 4.23).

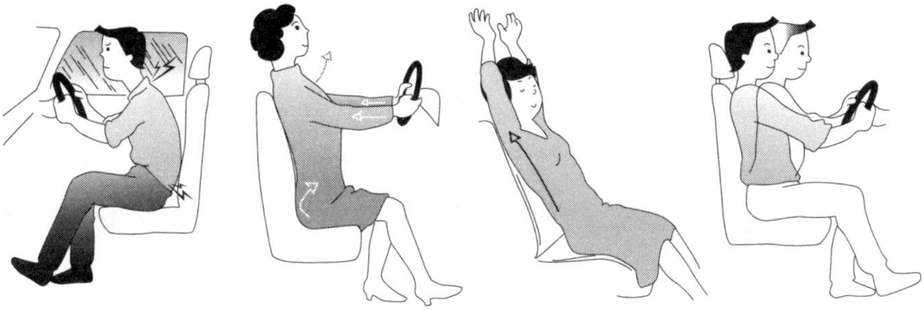

그림 4.23

앞쪽, 위쪽으로 앉는 자세(3장 참고)에서는 등에 가해지는 압력을 줄이고 싶을 때 취해준다. 차가 막히거나 도로 앞쪽의 상황이 잘 보이지 않을 때 취하면 좋은 자세이다. 등에 가해지는 압박을 더 많이 줄이거나 더 편안함을 느낄 수 있도록 하고 싶다면 운전대를 잡은 팔에 힘을 주면서 체중을 척추로부터 상체 쪽으로 보내준다. 사거리에서 정지 신호에 걸렸을 때처럼 정체된 시간이 길 경우 이 움직임을 해 주면 아주 효과적이다(그림 4.24).

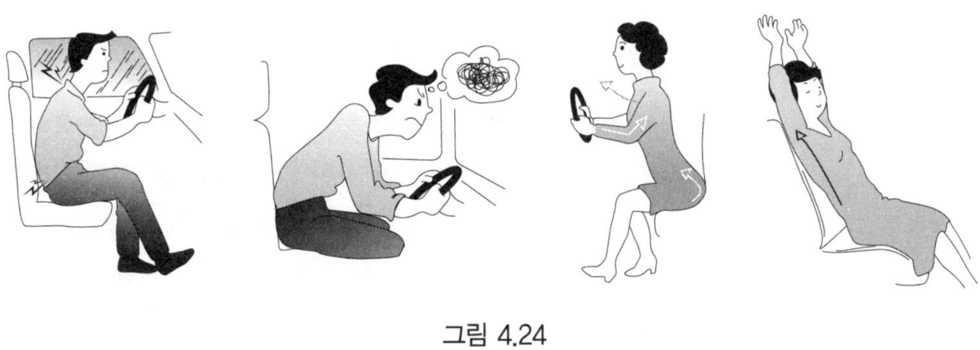

그림 4.24

긴장과 통증이 심화되는 경우

도로가 울퉁불퉁하거나 급커브 길이어서 몸에 긴장과 통증이 악화된다고 생각되는 경우 앞쪽, 위쪽으로 앉은 자세를 취하기 위해 골반을 자리잡아 주자. 손을 허벅지에 올리거나 옆 좌석에 올려서 충격흡수대로 쓰자. 이렇게 하면 척추로 가는 긴장감을 줄일 수 있다. 몸이 자연스럽게, 천천히 도로 사정에 맞춰 움직일 수 있도록 하자. 몸을 너무 뻣뻣하게 하고 있으면 스트레스만 더해진다.

자가용일 경우

자신의 차에 타고 있거나 비행기에 탑승했다면 몸을 더 잘 지탱할 수 있도록 추가적인 상황을 설정할 수 있다. 예를 들어서 몸이 자꾸 구부정하게 되는 사람은 의자 바닥을 개선시키거나(3장 참고), 허리 지지물을 사용하거나(3장 참고), 혹은 척추에 무리를 덜기 위해 팔걸이를 설치할 수 있다. 항상 사용할 수 있도록 차에 비치해 두고, 비행기를 탈 때에도 가지고 타도록 한다.

머리가 한쪽 방향으로 너무 오랫동안 돌려져 있지 않도록 하기

이런 자세는 목의 관절들을 한데 뭉치고, 보고 있는 방향 쪽의 근육을 긴장시킨다. 너무 오랫동안 한 방향만을 바라보고 있었다면, 턱을 안으로 당긴 채 몸을 곧게 펴고 앉아 천천히 목을 반대쪽으로 돌려 몇 초간 반대쪽을 응시한다. 이 때 정화 호흡법을 이용한다. 이로 인해 받고 있던 긴장이 풀리면서 어느 정도 몸이 개운해질 것이다.

한 손으로 마사지하기

운전 중 여유가 생긴다면 한 손으로 목 주위나 어깨 위쪽의 긴장된 부위를 마사지해준다(그림 4.25, 2장 참고). 차가 신호에 걸렸을 때마다 머리를 좌우로 가볍게 돌리면서 정화 호흡법을 해 긴장을 풀어준다.

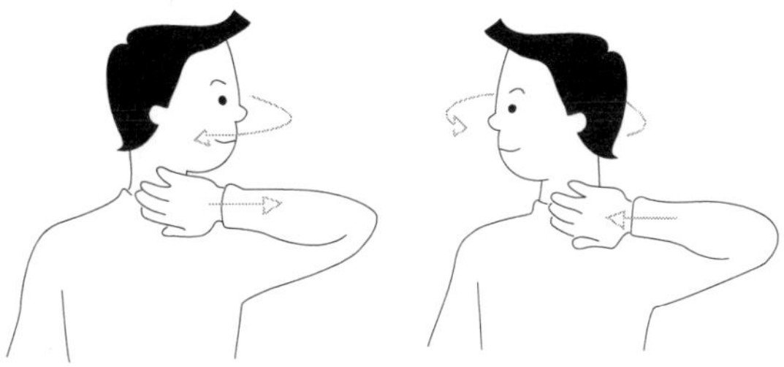

그림 4.25

졸거나 책을 읽을 때 나쁜 자세 피하기

버스, 기차에서 졸거나 책을 읽을 때 좋은 자세로 편안히 앉아있을 수 있도록 자세를 수시로 교정하고, 서류철 등을 지지물 삼아 몸을 잘 받쳐준다.

몇 정거장 전에 내려서 걷기

조금만 노력해서 이걸 매일 해 준다면 운동으로도 아주 효과적이 될 수 있다. 버스에서 몇 정거장 전에 내리거나 차를 직장에서 조금 떨어진 곳에 주차하고 직장까지 걸으면서 몸을 곧게 펴주고, 늘여주고, 환기시킬 수 있다. 이 때 편안하게 몸을 잘 지탱할 수 있는 신발을 신어야 한다. 3장의 '걷기' 부분을 참고해서 좋은 걷기 자세로 편안히 걸을 수 있도록 한다.

사무실이나 교실에 있을 때

사무실이나 교실에 있을 때 주로 앉아 있게 되면서 스트레스를 많이 받게 된다. 따라서 몸을 균형 있게 유지하기 위해서(1) 좋은 앉기 자세를 취하고,(2) 일을 하는 도중에 잠시 동안 일어서거나, 걷거나, 혹은 스트레칭을 해주고,(3) 때때로 정화 호흡법을 하면서 머리 속을 개운하게 정리해주자. 3장의 '앉기' 부분을 참고하면 좋다. 이제 그 외의 추가적인 부분에 대해 소개할 것인데, 자신에게 잘 맞는 움직임이나 자세를 골라서 취해주면 효과적이다.

책보기, 글쓰기, 타자치기, 복사하기 등의 상황

계속해서 아래쪽을 쳐다보는 자세 피하기(그림 4.26)

구부정하게 앉아있든 곧게 앉아있든 간에 상관없이 편평한 표면에 올려진 물체나 손을 계속해서 보고 있다거나 작업하고 있는 물체가 탁자 등의 가장자리 부분에 가깝게 놓여있다면, 머리와 목이 아래쪽, 앞쪽으로 당겨진 상태로 아래쪽을 쳐다보게 될 것이다.

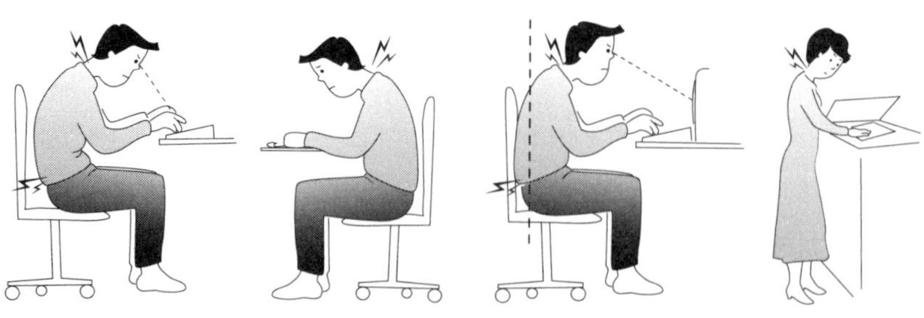

그림 4.26

자세 교정하기

앉은 자세에서 잘 균형 잡힌 자세로 머리를 들기 위해 가장 먼저 취해야 할 자세는 '골반 자리잡아 주기' 이다(3장 참고). 의자를 비스듬하게 놓고 앉으면 팔을 쉽게 의자에 올려놓을 수도 있고, 척추가 앞으로 구부러지는 것도 어느 정도 막을 수 있다.

경사판(傾斜板)을 사용해 목에 무리를 덜기 (그림 4.27)

쳐다보게 되는 표면을 경사지게 만듦으로써 머리와 목이 구부러지는 각도를 줄일 수 있다. 경사판을 사용하면 머리가 조금이라도 더 수평에 가까운 자세를 취하고, 이로 인해 근육이나 관절 등에 가해지는 긴장을 줄일 수 있다. 각도를 아주 조금만 바꿔주더라도 긍정적인 변화를 충분히 느낄 수 있을 것이다. 경사판은 시중에서 혹은 물리치료 용품점 등에서 구입할 수 있다.

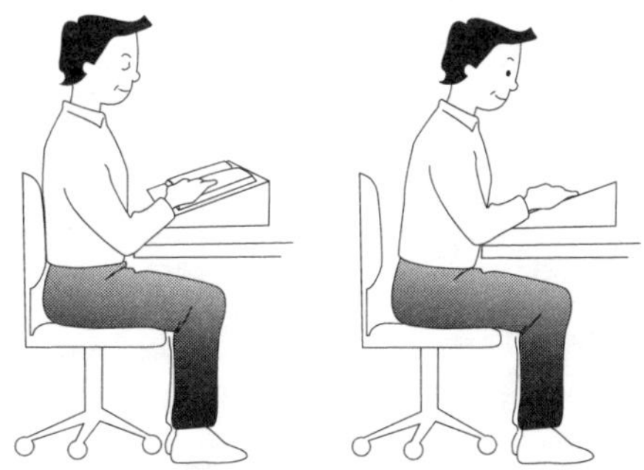

그림 4.27

장기간 앉아있은 경우

가슴이나 어깨 높이의 큰 장식장이나 카운터에 팔을 대고 기대서자. 선 상태에서 몇 분간이라도 편안하게 읽거나 쓸 수 있게 해 주자.

발 받침대 사용하기

사무실 의자에서 엉덩이를 완전히 뒤쪽으로 붙이고 앉았을 때 발이 땅을 닫지 않는 경우 발 받침대를 꼭 사용해야 하고, 높이를 조정할 수 있는 의자를 사용해도 좋다. 발이 공중에 떠 있으면 척추 주위의 근육들이 긴장하게 되면서 대부분 목이나 등에 통증이 생긴다. 발 받침대의 높이가 적당해야 하는데, 무릎이 엉덩이보다 훨씬 높게 들리지 않은 상태에서 발을 잘 지탱할 수 있어야 한다. 적당한 높이일 경우 사용하자마자 편안함을 느낄 수 있을 것이다.

주의

의자 등받이가 단단하지 않다면 발 받침대를 사용할 경우 자세가 구부정해질 것이다. 이런 경우 골반을 잘 자리잡아 주고 허리 지지물을 사용하자.

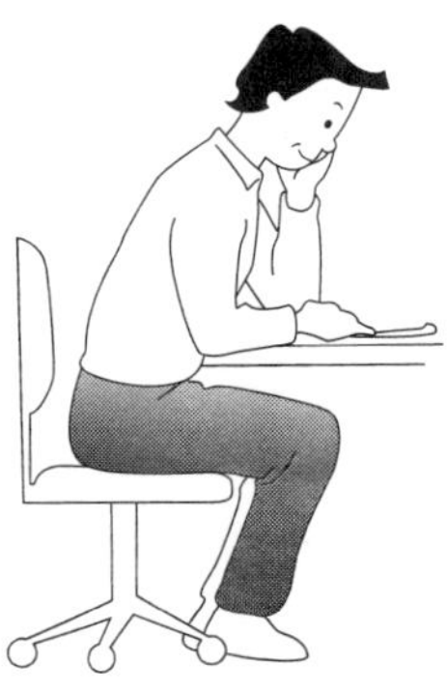

그림 4.28

목에 무리를 덜기 위해 머리 받쳐주기 (그림 4.28)

머리를 손에 기대면 목 주위의 근육들이 이완되면서 관절들이 편안한 상태에 놓인다. 장기간 쓰거나 읽게 될 때 효과적이다.

목에 무리가 가는 위치에 있는 컴퓨터 모니터를 오랫동안 쳐다보고 있지 않기(그림 4.29)

모니터가 너무 낮게 있으면 머리와 상체가 아래쪽, 앞쪽으로 당겨질 것이고, 모니터가 너무 높게 있으면 머리가 앞쪽으로 당겨지면서 뒤쪽으로 구부려질 것이다. 만약 모니터가 너무 한쪽으로 돌아가 있다면 모니터를 보고 있는 쪽의 관절들을 한데 뭉치는 동시에 그 부분의 근육들을 팽팽하게 만든다. 이런 나쁜 자세들이 취해진 상태에서 모니터가 너무 멀어서 잘 보이지 않는 경우 머리, 목, 어깨, 등 부분의 통증이 훨씬 더 심각해질 것이다.

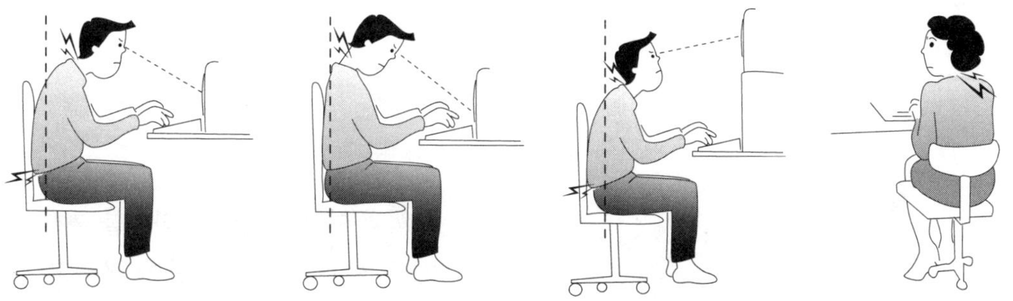

그림 4.29

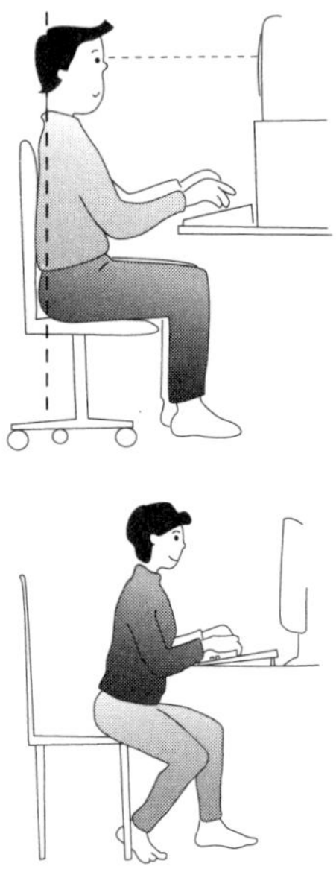

그림 4.30

컴퓨터 모니터 위치를 바로잡기(그림 4.30)

제일 먼저 골반을 잘 자리잡아 주고(3장 참고), 편안하면서도 곧게 앉는다. 이 자세에서 머리를 기울이거나 돌리지 않아도 되게 모니터 위치를 바로잡아준다. 너무 낮게 위치해 있다면 눈높이까지 올려서 곧고 편안하게 앉을 수 있도록 한다. 너무 높게 위치해 있다면 턱이 바깥쪽을 향해 들리지 않을 정도로 모니터를 내려준다. 모니터는 정확히 정면을 보고 있거나 한쪽으로 아주 약간만 돌아가 있어야 한다. 만약 옆쪽으로 약간만 돌려져 있는 것이 자신에게 더 편하다면 평상시에 전화 받는 쪽의 반대쪽으로 돌린다. 모니터가 충분히 가까이 있어서 잘 보려고 머리를 앞으로 내밀지 않도록 해야 한다.

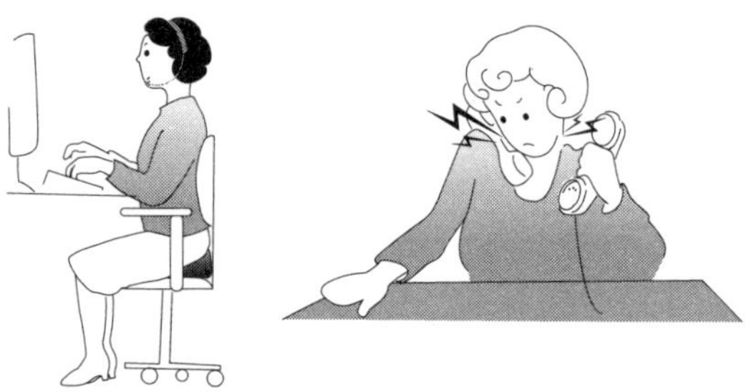

그림 4.31

전화를 받기 위해 목을 비틀지 않기(그림 4.31)

목과 어깨 사이에 수화기를 껴서 전화받는 것은 손을 자유롭게 쓰려고 하기 때문일 텐데, 어느 정도의 시간 동안 이 자세를 계속 취하면 머리, 목, 어깨 부위에 엄청난 통증을 주게 된다.

다음과 같은 자세로 전화 받기(그림 4.32)

- 글을 쓰고 있는 손이 아닌 다른 쪽 손으로 수화기를 들자. 전화기를 든 쪽의 어깨와 목에 힘을 주지 않도록 하자.

- 수화기에 부착할 수 있는 받침대를 시중해서 구입해 사용하자. 값은 비싸지 않고, 수화기가 어깨 위에 고정될 수 있도록 해주기 때문에 귀와 입 바로 옆에 수화기를 위치시킴으로써 그 위치에 수화기를 들도록 몸에 힘을 특별히 가하지 않아도 되게 해준다.

- 스피커로 틀어놓고 통화하거나 헤드 세트(head set)를 사용하는 것도 효과적이다. 손을 자유롭게 쓸 수 있는 점에서는 확실하지만 값이 좀 비싸고, 남들의 이목을 끌 수 있다.

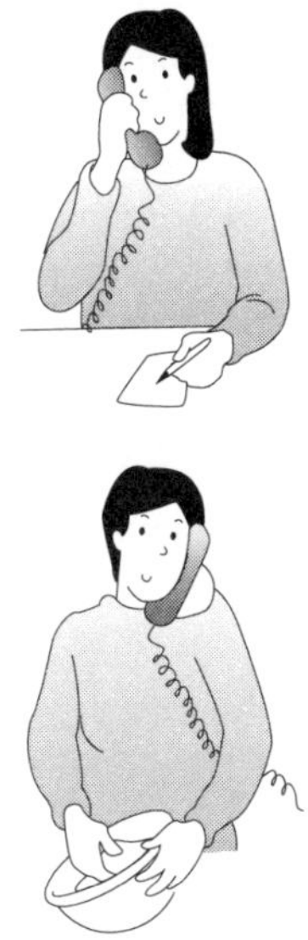

그림 4.32

몸을 구부리지 않기

서류나 책상, 카운터 등의 위쪽으로 몸을 구부리지 않도록 한다. 낮은 쪽의 서랍에서 서류를 꺼내는 등의 행동을 할 때 적어도 한쪽 팔을 어딘가에 기대지 않은 채로 허리를 구부리지 말자.

좋은 구부리기 자세를 취하기

책상 위로 몸을 구부리거나 낮은 서랍장을 여닫을 때 등 아랫부분에 가해지는 힘을 덜기 위해 한쪽 팔을 버팀목 삼아 힘을 가해준다. 몇 초 이상으로 낮은 서랍장을 향해 몸을 구부리게 되는 경우 무릎을 꿇어주거나, 팔을 어딘가에 완전히 기대서 무게를 분산시켜준다.

책상 앞에 앉아 하는 스트레칭

다음에 소개되는 스트레칭 방법들은 척추를 비롯한 신체 각 부위들이 더 나은 자세를 취할 수 있도록 하고, 신체 체계의 순환을 원활히 하고, 과도한 근육 긴장을 풀어주기 위한 것들이다. 한 번씩 시도해보고 본인에게 맞는 방법들을 반복적으로 해 주자.

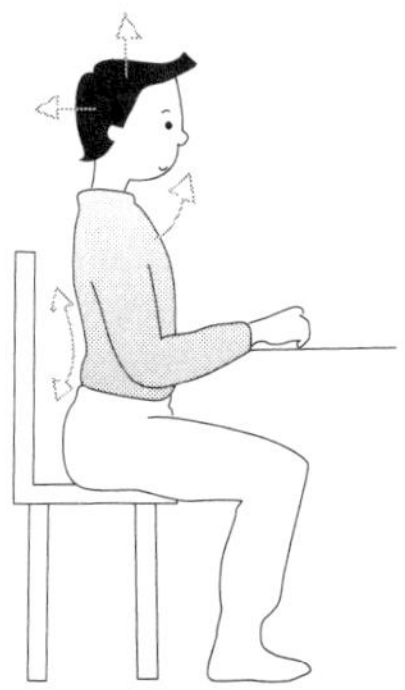

그림 4.33

골반을 흔들어주고 가슴과 머리는 위로 들어주기 (그림 4.33)

장시간 앉아있을 때 한 시간마다 한 번씩 하면 좋다. 특히 앉아있다가 일어서기 전에 하면 좋다(3장 참고).

뒤쪽, 위쪽으로 기대고 앉기(그림 4.34)

의자 앞부분에서 골반을 자리잡아 준다(3장 참고). 등받이에 뒤쪽으로 기대고 앉아 머리 위로 팔을 뻗어줄 때 등 아랫부분이 앞쪽으로 약간 구부러질 수 있도록 한다. 천천히 턱을 안쪽으로 당겨주되 머리는 상체와 함께 뒤쪽으로 기울어질 수 있게 한다. 이렇게 하면 앞쪽의 천장을 바라보게 될 텐데 목이 뒤쪽으로 구부러져서는 안 된다. 몸을 늘이는 중에 정화 호흡법을 몇 번 해 준다.

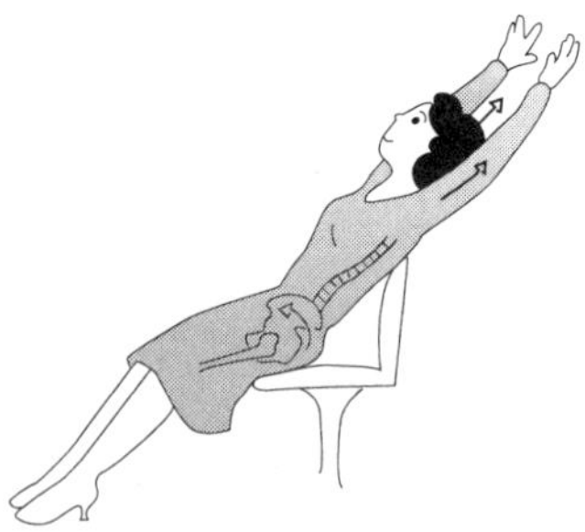

그림 4.34

척추를 앞쪽으로 이완시키기(그림 4.35)

근육이 오랫동안 긴장되어서 목이나 등이 불편함을 느낄 때 하면 좋은 스트레칭으로, 책상 앞에서 너무 오랫동안 한 자세로 앉아 일했을 때를 예로 들 수 있다.

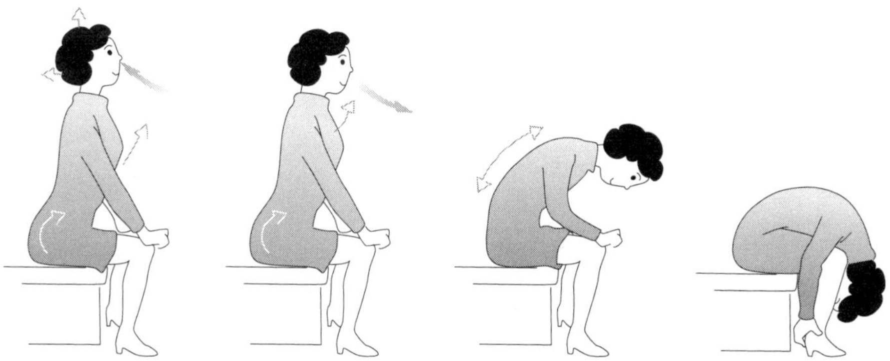

그림 4.35

긴장을 풀고 곧은 자세로 앉아서 척추에 가해지는 힘을 덜기 위해 팔을 허벅지에 올린 채 힘을 준다. 정화 호흡법을 한다. 숨을 내쉬면서 머리를 천천히 앞쪽으로 기울여주는데, 이 때 척추 관절들이 여러 개의 고리로 이어져 있다고 생각하면서 척추 위쪽에서부터 아래쪽까지 고리가 하나씩 천천히 앞쪽으로 기울도록 한다. 자연적으로 숨을 들이쉴 준비가 되었을 때, 혹은 스트레칭이 효과적이라고 느껴질 때 자세를 더 이상 낮추지 말자. 이제 숨을 들이쉬면서 몸을 조금씩 천천히 들어올리고, 다시 숨을 내쉬면서 전보다 조금 더 자세를 기울여준다. 이러한 호흡과 이완법을 자세를 조금씩 계속 낮춰가면서 해 주고 목 아랫부분, 등 중간부분, 등 아랫부분 등에 힘을 뺀다. 편안하고 쉽게 몸의 힘을 뺄 수 있도록 팔에 충분히 힘을 실어준다.

충분히 자세가 기울어지고 나면 팔로 허벅지를 밀어내면서 처음의 자세로 몸을 일으켜 세운다.

주의

이 스트레칭을 처음부터 끝까지 하지 않아도 목, 등 아랫부분, 등 아랫부분 등 자신이 원하는 부분만 따로 해도 좋다.

유의사항

이 운동이 팔, 엉덩이, 다리 부위의 통증을 악화시킨다면 하지 말아야 한다. 의사나 물리치료사에게 자신이 느끼는 통증에 대해 상담해야 한다.

책상에서 휴식을 취하는 자세(그림 4.36)

의자를 책상 반대쪽으로 멀찌감치 밀어내고, 골반을 잘 자리잡는다. 두 쪽 팔을 모두 책상 위에 기대고 이마를 팔에 댄다. 등이 앞쪽으로 구부러진 상태에서 편안하게 늘어질 수 있도록 한다. 평정 호흡법을 한다.

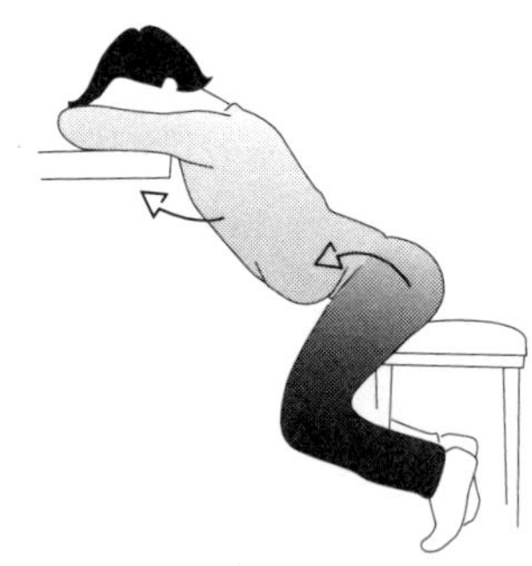

그림 4.36

척추를 축으로 몸 비트는 자세(그림 4.37)

등을 곧게 펴고 앉는다. 한쪽 팔을 반대쪽 다리의 무릎 바깥쪽에 대고 몸을 그 무릎 쪽으로 돌려주면서 다른 한쪽 팔은 의자 등받이 위에 걸쳐서 힘을 빼준다. 무릎은 곧게 펴 준 상태에서 머리, 어깨, 척추를 돌릴 수 있는 데까지 천천히 돌려준다. 이 때 불편하지 않을 정도로만 돌려줘야 한다. 최대한 돌렸을 때 자세를 잠시 멈추고 정화 호흡법을 해 준다. 숨을 내쉬면서 팔에 힘을 주고 척추를 아주 조금만 더 돌려준다. 자세를 원상태로 천천히 되돌리기 전에 이 호흡과 움직임을 1-3번 정도 반복한다. 원상태로 자세를 되돌린 후에는 반대 방향으로 해준다.

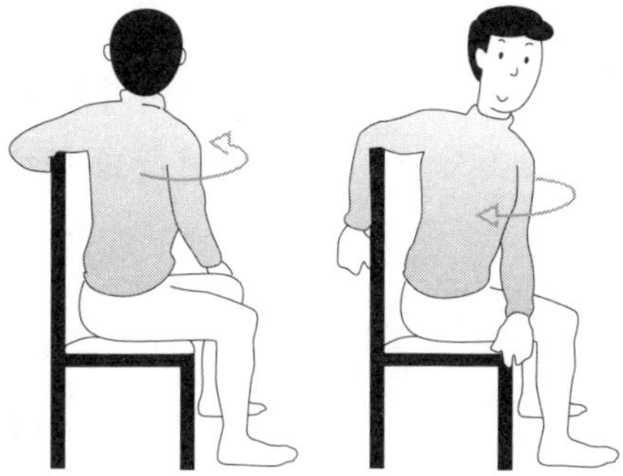

그림 4.37

선 자세에서 몸을 뒤쪽으로 구부리기 (그림 4.38)

한 시간 이상 앉아 있은 후에는 서기 기어로 잘 바꿀 수 있도록 이 자세를 취해 보자(2장 참고).

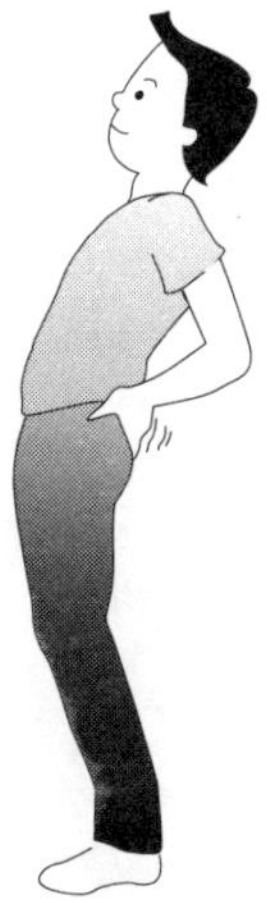

그림 4.38

목 부위를 이완 및 강화하기, 압박 줄이기, 마사지하기(그림 4.39)

머리를 똑같은 자세로 계속 들고 있었다면 정화 호흡법, 평정 호흡법 등과 함께 이완, 강화, 마사지 등을 해 주자.

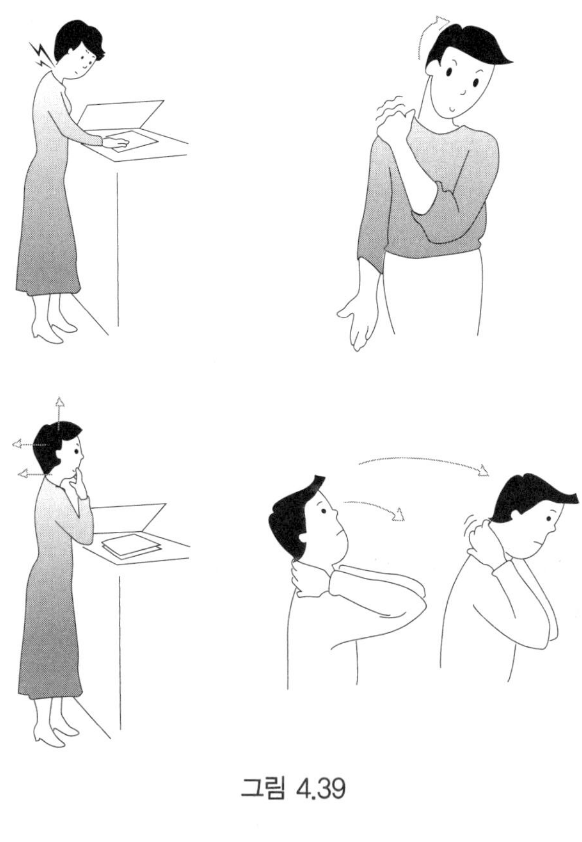

그림 4.39

가사일 할 때

가사일을 할 때는 대개 구부리기, 들어올리기 등의 자세나 반복적인 움직임 등을 취하게 된다. 자세를 의식적으로 조금만 교정해주면 가사일은 아주 효과적인 운동이 될 수 있다. 어떤 좋은 움직임, 나쁜 움직임들이 있는지에 대해서는 3장의 '굽히기/들어올리기' 부분을 참고하자.

가사일

진공청소기 돌리기

네안데르탈인 자세는 피한다(그림 4.40). 진공청소기를 돌릴 때 자세가 아주 심하게 구부정해지거나 등 아랫부분이 뒤쪽으로 구부러지는 경우가 잦다. 다음에 소개되는 좋은 자세들로 나쁜 움직임의 빈도를 낮추자.

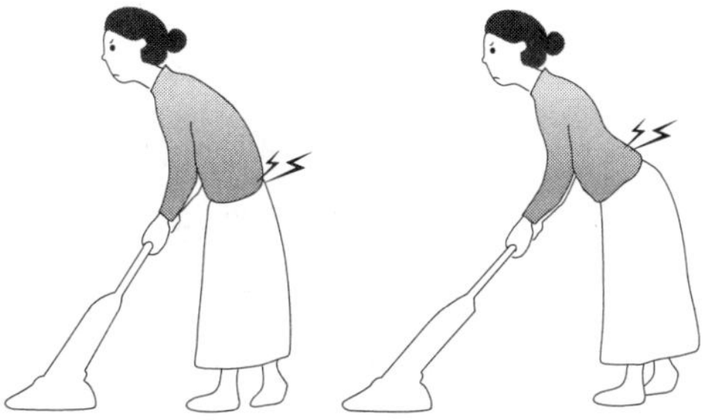

그림 4.40

펜싱 자세(그림 4.41)

펜싱을 할 때의 자세처럼 한쪽 다리를 앞으로 길게 내밀어주면, 여러 방향을 향해 앞쪽이나 뒤쪽으로 쉽게 자세를 바꿀 수 있다. 앞쪽으로 이동하면서 진공청소기를 든 손으로 더 먼 곳까지 닿을 수 있다. 골반의 '양동이'는 수평으로 유지시킨다. 다른 한쪽 손은 엉덩이나 허벅지에 올려 등 아랫부분에 가해지는 힘을 분산시키고, 서 있는 자세를 지탱할 수 있게 한다. 어느 정도 시간이 흐르면 청소기 잡는 손을 바꿔 준다.

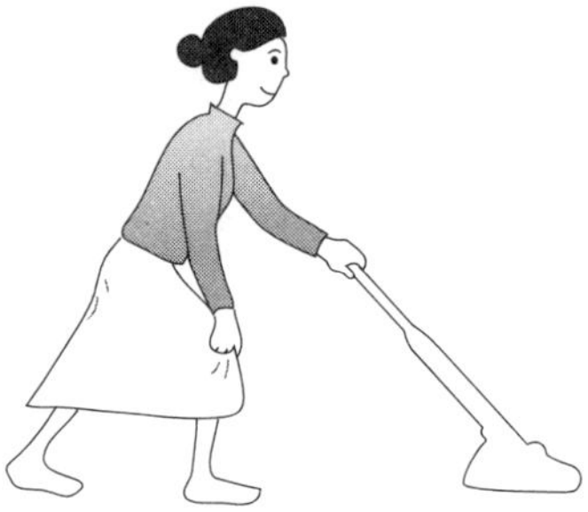

그림 4.41

무릎 꿇는 자세(그림 4.42)

한쪽 무릎은 완전히 꿇고, 다른 한쪽 무릎은 반절만 꿇어 줌으로써 중력의 힘을 덜 받는 동시에 전체적인 자세에서 굽히는 활동을 어느 정도 줄일 수 있다. 서서 청소기를 돌리다가 몇 분 정도 이 자세를 취해주면 아주 편안함을 느낄 것이다.

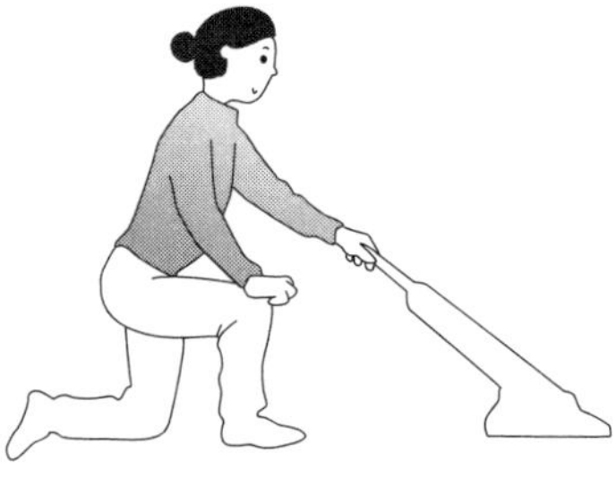

그림 4.42

걸레질하기(그림 4.43)

바닥에서 가까운 쪽에서 일할 때는 '무릎 꿇는 자세' 를 취해 주자. 걸레를 잡지 않은 쪽 팔을 자신의 몸이나 가구 등에 올려놓고 척추에 가해지는 힘을 덜어준다.

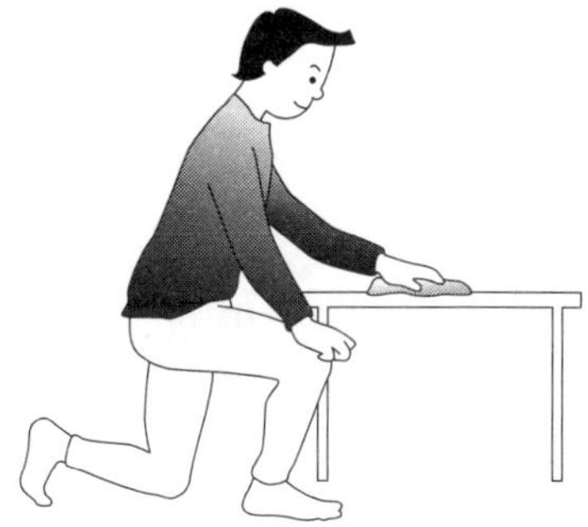

그림 4.43

세탁하기(그림 4.44)

빨래감을 담은 바구니가 너무 무거워서는 안 된다. 바구니를 들어올리거나 들고 움직일 때 구부정한 자세나 등을 뒤쪽으로 구부린 자세는 피한다. 서서 빨래감을 담을 때에는 빨래감을 들어올리지 않는 쪽의 팔을 어딘가에 기대서 체중을 분산시킨다. 바구니를 들어올리거나 가지고 이동할 때는 이 책에 소개된 좋은 자세들을 취해준다.

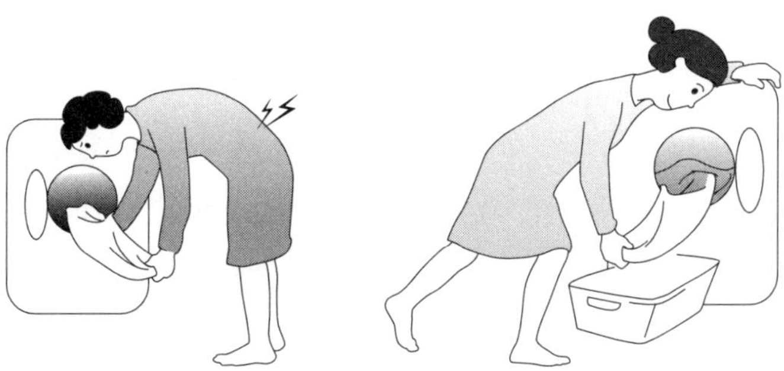

그림 4.44

설거지하기, 다리미질하기, 창문 닦기(그림 4.45)

이 일들은 모두 앞쪽으로 약간 몸을 구부린 상태로 오랫동안 서서 진행된다는 공통점이 있다. 한쪽 발을 받침대나 의자 등에 올려서 골반 양동이를 수평으로 유지할 수 있도록 한다. 엉덩이와 배 아랫부분의 근육을 약간 긴장시켜 골반을 안정적이면서도 수평으로 유지시켜 준다. 한 손만 쓰는 경우에는 쓰지 않는 쪽의 팔을 어딘가에 기대서 척추에 가해지는 힘을 분산시켜 준다.

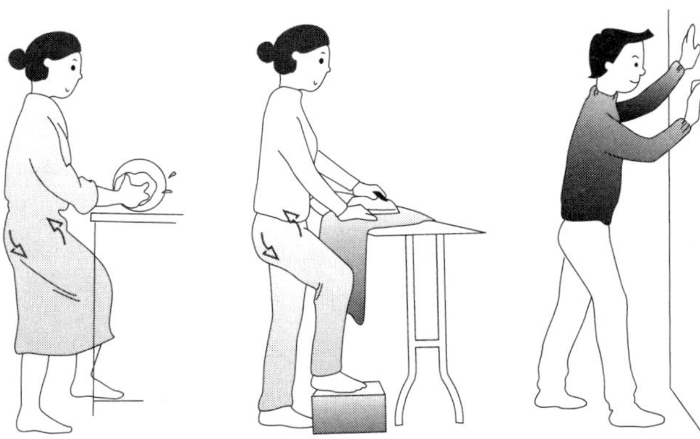

그림 4.45

침대 위의 이불 정돈하기

침대 위쪽으로 몸을 구부정하게 만들지 말자. 침대에 몸을 기댄 상태에서 한쪽 팔을 침대에 짚어서 체중을 분산시켜준다.

베개 위에 무릎을 꿇고서 이불을 정돈해준다.

정원(庭園)일

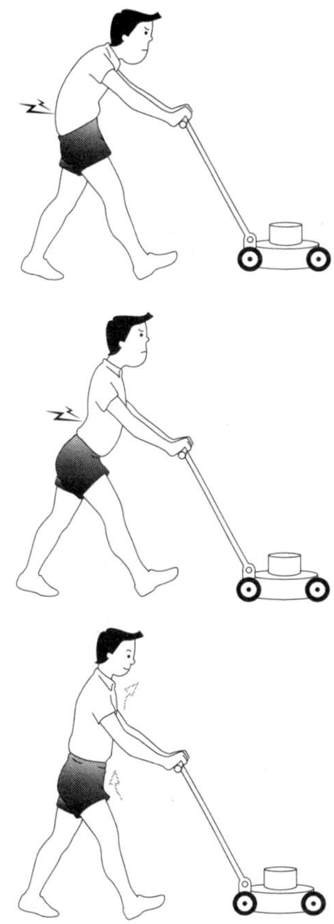

그림 4.46

잔디 깎기(그림 4.46)

강화 운동을 하는 데 아주 효과적이다. 좋은 자세를 유지하면서 편안한 호흡을 하자. 등 아랫부분을 구부정하게 하거나 뒤쪽으로 너무 구부리지 말고, 골반을 수평으로 유지하자(3장 참고). 잔디 깎는 기계가 덜덜거리면서 통증을 악화시킨다면 손잡이 부분에서 전해지는 진동을 차단하기 위해 두꺼운 장갑을 끼거나 기포 테이프를 손잡이에 감아주자.

심거나 잡초 뽑는 등 땅 쪽에서 가까이 일하기 (그림 4.47)

좋은 웅크리기 자세를 취해준다. 무릎 꿇기, 한쪽은 완전히 무릎 꿇고 다른 쪽은 반만 무릎 꿇기, 발뒤꿈치에 엉덩이를 붙이고 앉기 등의 자세도 취해보자. 낡은 베개 같은 것을 이용해서 무릎에 쿠션을 만들어 줄 수도 있고, 이 외에도 여러 가지 생활 용품을 이용해서 이 자세를 더욱 효과적으로 할 수 있도록 해보자. 이 자세를 취한 후에는 반드시 일어서서, 몸을 곧게 혹은 뒤쪽으로 스트레칭 해주고, 걸어주도록 하자.

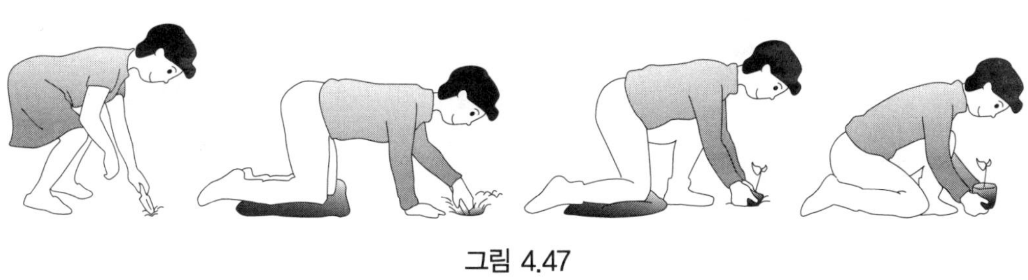

그림 4.47

빗질하기(그림 4.48)

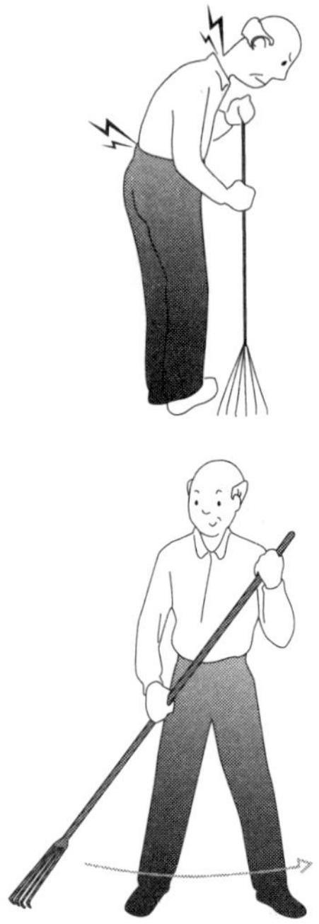

그림 4.48

몸 전체를 강화시키는 활동이다. 발을 넓게 벌리고 선 상태에서 머리, 어깨, 골반, 발을 잘 균형 잡자. 각 부위가 비틀리지 않도록 똑같은 방향을 향해야 한다. 빗질을 할 때 등이 아니라 다리와 팔을 써서 빗질을 하자. 방향을 바꾸어 쓸어야 할 때는 다리 뒷부분을 축으로 삼아서 몸 전체를 한꺼번에 똑같이 돌려줘야 한다. 발을 내려다 보는 것처럼 너무 가까운 곳을 쳐다보는 것을 피하고, 발에서 약 30-60cm 떨어진 곳을 쓸자. 빗질을 마친 후에 목이 뻣뻣하다고 생각되면 잠시 동안 '목 강화 운동과 압박 줄이기' (2장 참고), '목 이완 운동' 을 하자(5장 참고). 빗자루대가 구부러지도록 설계된 특별한 빗자루를 쓰면 평소보다 몸을 덜 구부리고도 빗질을 할 수 있으므로 시중에서 파는 것을 하나 구입하는 것도 좋다.

높은 곳의 창문을 청소하기(그림 4.49)

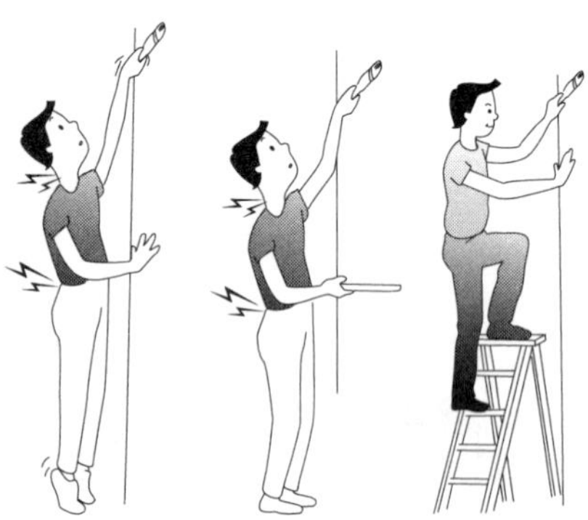

그림 4.49

등 윗부분, 팔, 복부를 강화할 수 있다. 등이 너무 뒤쪽으로 구부러지지 않고, 엉덩이가 너무 뒤쪽으로 튀어나오지 않고, 배가 앞쪽으로 축 처지지 않도록 사다리를 딛고 어느 정도 올라가 청소한다. 가슴은 곧게 펴고, 골반을 수평으로 유지하고, 머리와 목은 올바른 자세로 편안하게 유지한다. 높은 곳의 창문을 청소하고 나서 통증을 느낀다면 '가슴까지 무릎 당겨 올리기' (5장 참고), '목 강화 운동과 압박 줄이기' (2장참고), '목 이완 운동' (5장 참고) 등을 해주자.

삽질하기(그림 4.50)

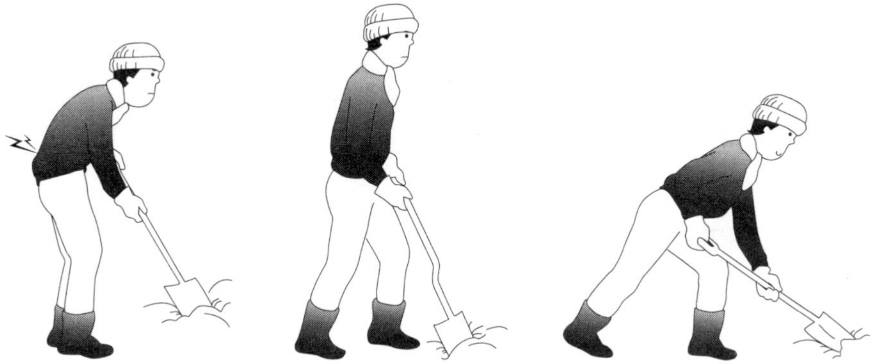

그림 4.50

유의사항

삽질을 하는 행동은 대부분 목과 등에 심각한 통증을 유발하므로 좋은 운동 방법이 아니다. 만약 어쩔 수 없이 해야만 한다면, 척추를 구부리지 말고 곧게 편 상태에서 몸 전체를 구부리도록 한다. 발은 앞뒤로 넓게 벌리고 무게 체중은 한쪽 발에서 다른 쪽 발로 옮겨가면서 몸을 움직인다. 가슴은 곧게 펴고, 엉덩이는 뒤쪽으로 빼준다. 즉, 몸을 구부리지 말고 웅크리는 자세를 취하라는 말이다. 팔은 위치를 고정시킨 채 다리를 펴면서 팔을 들어올려주면 된다. 지치거나 통증이 느껴지면 삽질을 그만해야 한다. 몸을 곧게 펴거나, 뒤쪽으로 구부려주거나, 걷거나, 괜찮다고 생각될 때까지 잠시 휴식을 취하자. 몇 분 내로 통증이 완전히 가시지 않으면 다른 사람에게 삽질을 맡기고 더 이상의 삽질은 하지 않아야 한다. 삽 역시 특별 제작된 것으로 하면 더 쉽게 일을 할 수 있다.

세차하기(그림 4.51)

좋은 굽히기 자세를 취해준다면 세차하기는 팔 강화 운동으로 활용 가능하다. 특히 '한 손 짚고 구부리기/들어올리기' 자세가 아주 효과적인데(3장 참고) 웅크린 자세로 양 손으로 체중을 분산시킬 수 있다. 등 아랫부분은 다소 편안하면서도 곧게 펴고, 다리를 구부리면서 일을 한다.

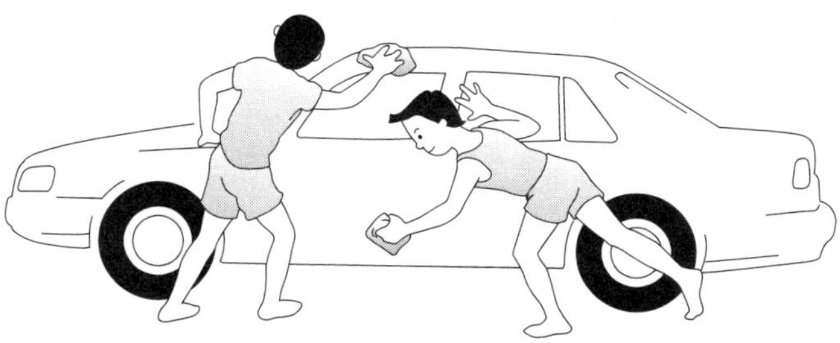

그림 4.51

여가시간을 보낼 때

여행

짐 싸기

- 바닥에 가방을 두고 짐을 싸지 말고 침대나 옷장 위에 가방을 두고 싼다. 옷을 접거나 짐을 쌀 때는 한쪽 발을 들어 침대 위에 올려 놓는다.

- 짐이 한쪽으로 너무 무겁게 되지 않도록 하고, 되도록 가볍게 싼다.

- '고통 경감 담요'를 챙기자. 냉기나 온기를 전할 수 있는 물건, 진동기, 전기 자극기 등 본인에게 잘 맞는 물건을 꼭 챙겨 가자.

짐 들기

역도를 한다고 생각하자. 그림 4.52와 같은 나쁜 자세들은 자제하고, 그림 4.53와 같이 구부리기, 들어올리기, 운반하기 등의 좋은 자세들만 취하도록 하자.

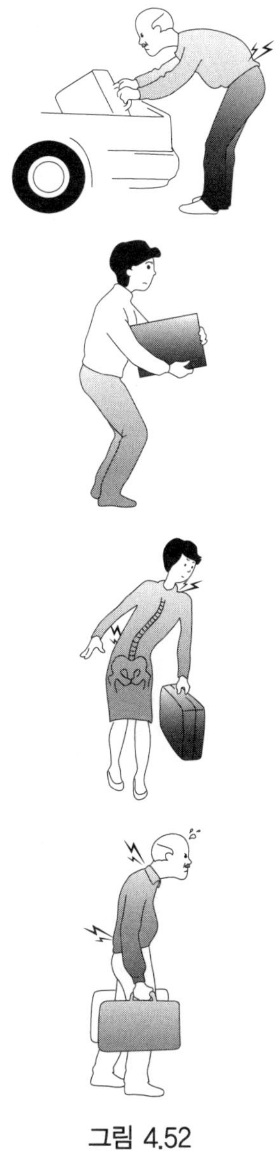

그림 4.52

- 짐을 실을 수 있는 카트를 이용하자. 튼튼하지 않은 카트는 이용하지 말자. 손잡이가 충분히 길어서 카트를 당기는 동안 몸을 옆쪽으로 구부리거나 비틀지 않아도 되야 한다. 짐 선반도 충분히 튼튼해서 안전하게 짐을 잘 받쳐들 수 있어야 한다. 대부분의 공항에서 대형 카트를 이용할 수 있다.

- 차에서 내리자마자 바로 트렁크에서 짐을 내리거나 내려진 짐을 들고 움직이지 않도록 한다. 차에서 내려 얼마 정도 몸을 움직여주고 나서 짐을 들거나 운반한다.

- 통증이 심하다면 누군가에게 도움을 청하자.

- 짐이 너무 무거워서 혹은 여행 때문에 지쳐서 너무 뻣뻣하게 걷지 않도록 한다(3장 참고). 과도한 근육 긴장을 풀어주기 위해 정화호흡법을 한다.

- 짐을 들거나 운반할 때 등이나 목, 어깨 부위에 통증을 느낀다면 고통을 경감할 수 있는 자세를 취해줘야 하고, 곧바로 얼음 찜질을 해주는 것이 좋다.

- 편안한 신발을 신자. 높은 굽의 구두, 단화, 너무 딱딱하거나 물렁한 신발 등은 요즘 같이 사람이 많은 공항에서 짐을 들고 이동하기에 절대 적합하지 않다.

차에 짐을 싣거나 내리기(그림 4.53)

통증을 유발할 수 있는 행동들이므로 다음의 사항들에 유의하자.

- 발 한쪽을 트렁크 위에 올려준다. 이렇게 하면 짐을 들어올릴 때 자연스럽게 앞쪽 다리에서 뒤쪽 다리까지 체중을 분산시키게 된다. 척추에 가해지는 압박을 줄이기 위해 다른 한쪽 팔을 어딘가에 기대준다.

- 등은 구부리지 말고 곧게 펴 준다. 낮은 바닥에 있는 가방들을 집을 때는 한쪽 발을 완전히 무릎에 꿇고 다른 쪽 발은 반절만 무릎 꿇는 자세를 취해보자.

- 짐이 가방 안에서 양쪽으로 고르게 들어있고, 쉽게 들 수 있는 무게의 짐만 운반한다.

- 짐을 내려놓은 후에는 몸을 위쪽, 뒤쪽으로 뻗어준다. 지치거나 통증을 느낀다면 배가 등 부위를 편안한 자세로 만들 수 있도록 몸을 풀어준다.

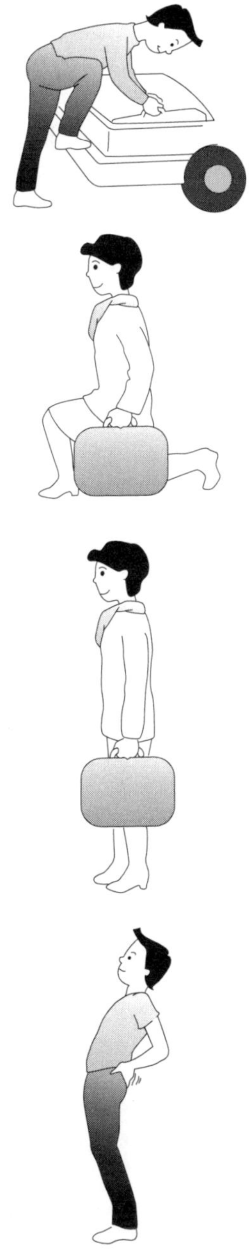

그림 4.53

앉기

여행 시에는 대개 많은 시간을 앉아서 소비하게 되므로 3장의 '앉기' 부분을 참고하자.

- 3장에 소개된 좋은 앉기 자세들을 취하자.

- 베개를 꼭 챙겨가자. 엉덩이 밑에 대거나, 등을 받쳐주거나, 목을 받쳐주면 좋다. 베개를 챙기지 않았다면 옷이나 잡지 등으로 대신해도 좋다.

- 등 아랫부분에 가해지는 힘을 때때로 분산시켜 준다. 뒤쪽, 위쪽으로 앉거나 앞쪽, 위쪽으로 앉아도 좋고(그림 4.54) 잠시 동안 창문 위쪽에 달린 손잡이나 팔걸이, 운전대 등을 잡고 몸을 그 쪽으로 당겨주는 것도 좋다. 한 시간마다 차를 세우고 일어서서 몸을 뻗어주거나 걸어주자.

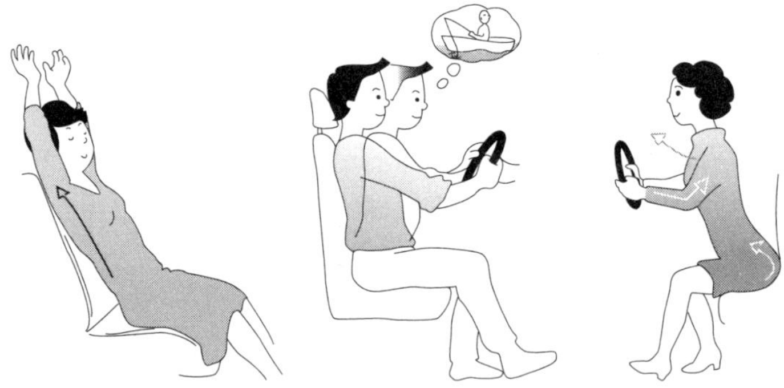

그림 4.54

- 장기간 비행기나 기차, 버스를 타게 되면 가장 멀리 위치해 있는 화장실까지 걸어가준다. 안이 흔들리지 않고 설 자리가 있다면 자리에서 잠깐 일어나서 스트레칭도 하고, 정화 호흡법도 해준다.

여가 시간

여가 시간 동안, 예를 들어 식당에서, 극장에서, 게임하는 탁자 앞에서, 텔레비전을 보면서 대부분 앉아있게 된다. 3장에서 소개된 앉기 자세를 꼭 시도해보고, 다음의 사항들을 명심하자.

- 식당이나 극장의 의자들은 대개 적절하게 몸을 받쳐주지 못하는 경우가 많아서 몸이 구부러지거나 너무 뻣뻣해질 수 있다. 가장 좋은 방법들로는 관절을 자리잡아 주기(3장 참고), 좋은 앉기 자세 취하기, 지지물을 사용하기, 앉았다가 일어서기에 편안한 자리에 앉기 등이 있다(그림 4.55).

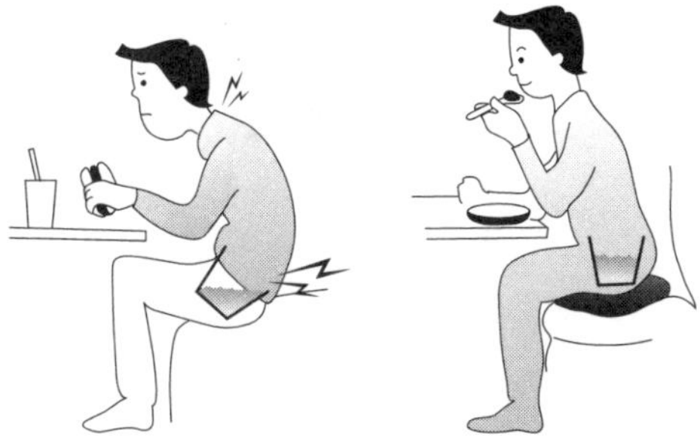

그림 4.55

- 휴식을 취하는 자세가 오히려 해가 될 수도 있다. 자세를 구부정하게 만드는 좋지 않은 의자에는 앉지 말자. 너무 푹신한 것도 좋지 않지만, 너무 딱딱한 의자도 긴장감을 더해주므로 역시 좋지 않다. 때때로 골반을 자리잡아 주고(3장 참고), 지지물을 사용해서 편안한 자세로 잘 앉을 수 있도록 한다(그림 4.56).

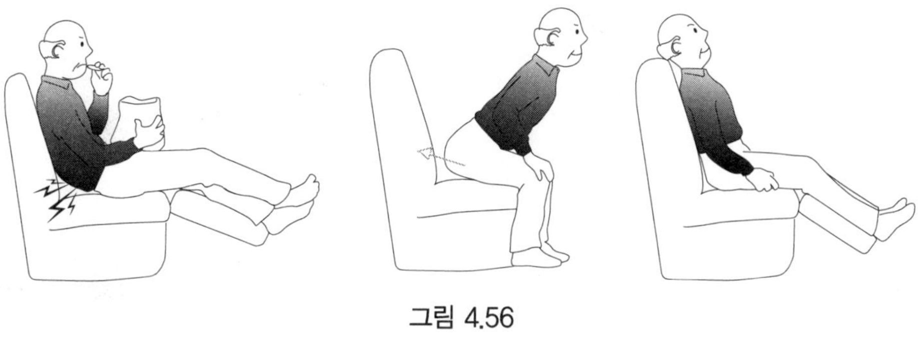

그림 4.56

- 의자에 몸을 기대고 앉아 책을 읽거나 글을 쓰거나, 뜨개질을 한다면 골반을 잘 자리잡고(3장 참고), 한두 개 정도의 큰 베개를 무릎에 얹음으로써 팔을 받쳐 주는 동시에 보고 있는 것의 높이도 올려줄 수 있도록 한다(그림 4.57).

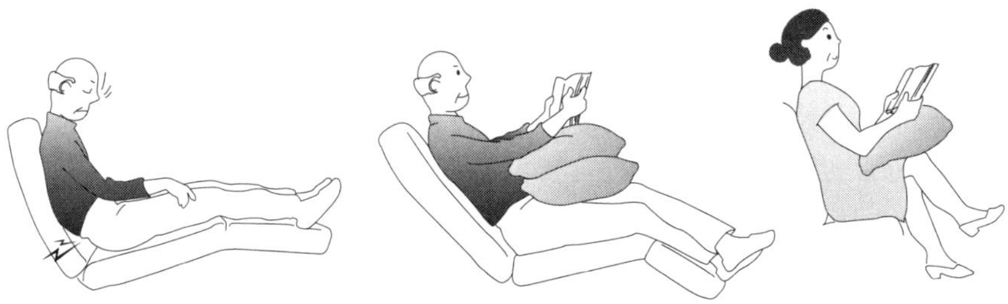

그림 4.57

- 오랫동안 앉아있는 것보다는 스트레칭도 해 주고, 몸을 늘여주기도 하자. 고통을 경감할 수 있는 자세를 취하거나 고통 경감 담요들을 활용해보자. 직접 마사지를 하거나, 텔레비전에서 광고가 나오는 동안 바닥에 누워 운동을 해보자(그림 4.58).

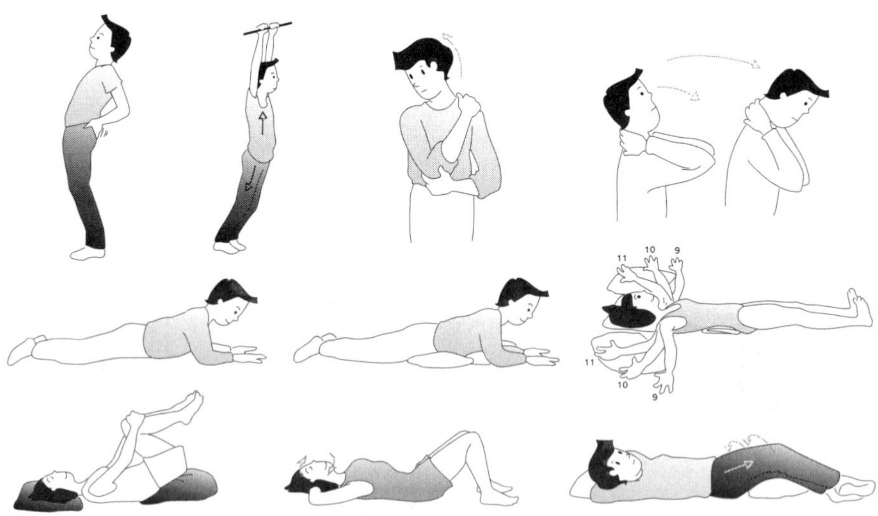

그림 4.58

잠잘 때

잠자기 전

저녁 동안에 잠을 잤다가 밤에 또 잠을 자려고 하는 경우 혹은 아침에 잠에서 깰 때 대개 몸이 뻣뻣한 사람의 경우 잠자기 전 몇 분 정도 시간을 할애해 옆으로, 등으로, 배로 누워 몸을 늘여줘 보자. 5장에서 소개되는 늘이기, 이완하기 운동들을 몇 가지 해 보자.

잠잘 때

- 나쁜 잠자기 자세를 피한다(그림 4.59). 몸을 잘 받쳐주지 않은 상태에서의 배를 대고 눕기, 등을 대고 눕기, 옆으로 눕기 등의 자세는 등 아랫부분과 목에 통증을 유발한다.

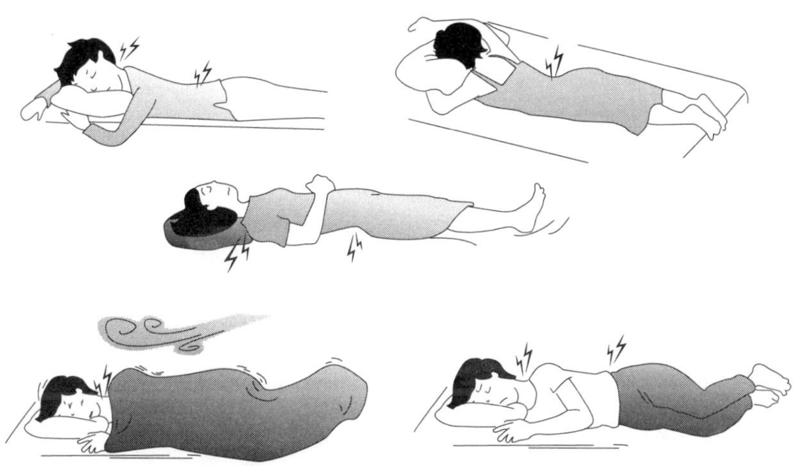

그림 4.59

• 베개를 덧대어 주거나 자세를 여러 가지로 시도해 보면서 몸에 가장 무리가 덜 가는 자세가 어떤 건지 파악하자(그림 4.60).

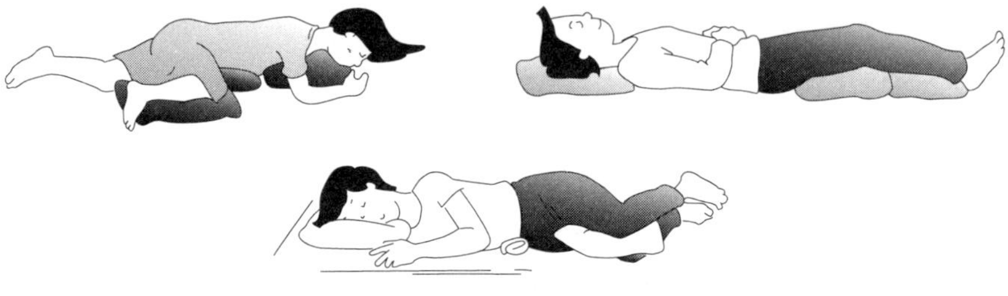

그림 4.60

• 목을 가장 잘 받쳐줄 수 있는 베개를 사용하자. 시중에서 판매하는 인체공학적 베개가 있는데, 대개 환불이 불가능한 경우가 많으므로 구입 전에 직접 여러 가지 형태를 목에 대보고 구입하는 게 좋다. 원통형, 직사각형 등 다양한 모양에 윤곽이나 밀도 등도 여러 가지가 있어 자신의 목과 머리를 잘 받쳐주는 것을 고르면 된다. 그냥 만져봤을 때도 느낌이 좋고, 사용한 후 잠에서 깰 때도 느낌이 좋다면 사용하고 그렇지 않다면 다른 크기나 모양의 것을 사용해보자.

너무 극단적인 상태의 것은 피한다. 너무 푹신하거나 납작한 베개를 사용하면 등을 대고 누웠을 때 머리를 뒤쪽으로 떨어지게 만들고, 옆쪽으로 누웠을 때는 머리가 침대 깊숙이 파묻히게 된다. 베개가 너무 단단하거나 높다면 등을 대고 누운 경우 머리를 너무 앞쪽으로 들리게 만들고, 옆쪽으로 누웠을 때는 머리가 천장 쪽으로 들리게 한다. 이상적인 베개는 등을 대고 누웠을 때 목의 약간 앞쪽으로 구부러진 굴곡을 잘 받쳐줄 수 있는 것인데, 인체공학적 베개가 중간이 쏙 들어간 이유가 여기에 있다. 중간이 들어가 있어서 목의 굴곡을 살리면서도 머리 뒤쪽은 받쳐줘서 앞으로 너무 들리지도, 뒤로 떨어지지도 않는다. 이상적인 베개를 배고 옆으로 누웠을 때는 머리와 목이 중립적인 상태를 유지해야 하는데, 천장 쪽으로 머리가 너무 들려도, 침대 쪽으로 떨어져도 안 된다는 말이다.

매트리스

다시 한 번 말하지만 개개인마다 선호도가 다르므로 신체의 반응을 잘 살피고, 과거에 어떤 느낌들을 받았는지 잘 기억해 가장 편안한 느낌을 주는 매트리스를 선택한다. 너무 푹신하거나 너무 단단한 매트리스는 대개 목과 등에 심한 통증을 가한다는 것을 명심하자. 물침대를 고를 때에는 히터 장치가 되어 있고, 단단한 정도를 조절할 수 있는 것으로 고른다. 소파 겸용 침대는 대개 스프링이 충분하지 않은데, 요통이 있는 일부의 사람들은 더 선호하기도 한다.

05

통증이 있는 사람들을 위한 운동 전략

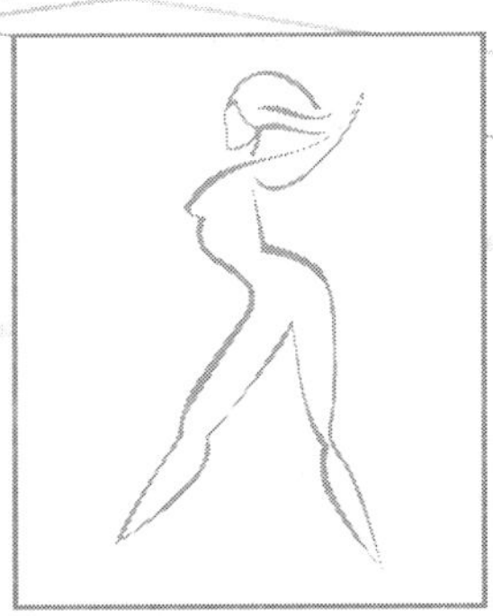

근육체계

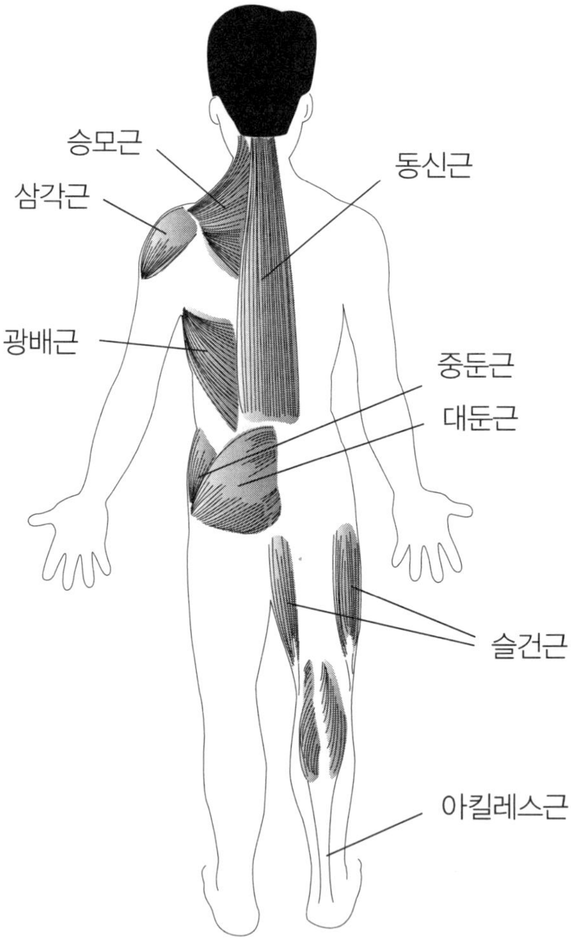

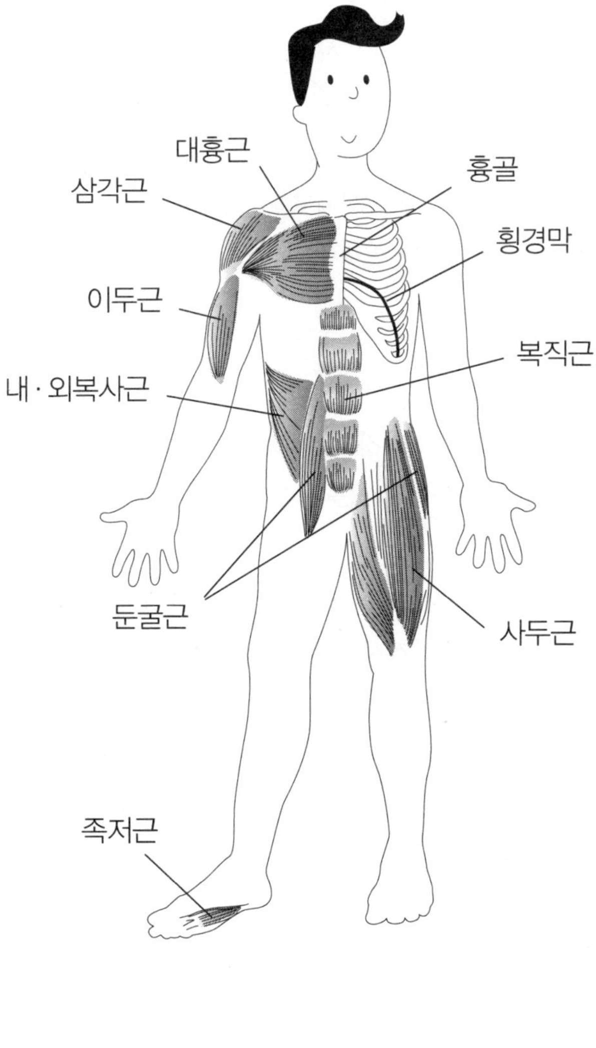
대흉근
흉골
삼각근
횡경막
이두근
복직근
내·외복사근
둔굴근
사두근
족저근

운동을 지속적으로 해 주면 신체의 구조적 체계와 전기적 체계의 균형 상태 등을 개선시킬 수 있고, 그에 따라 육체적, 정신적, 감정적으로 받게 되는 스트레스를 덜 받게 될 것이다.

다른 것들과 마찬가지로 운동도 역시 자신에게 얼마나 알맞은가에 따라 장점과 단점이 모두 있을 수 있다. 따라서 자신의 체계에 어떤 종류의 운동이 알맞은지를 알고, 그 운동을 어떻게 실행해야 득이 되는지를 아는 것이 아주 중요하다. 운동을 얼마만큼 잘 하는지가 운동을 얼마나 자주, 얼마나 오랫동안 하는 지보다 훨씬 더 중요하다.

어떤 운동을 할지를 선택할 때에는 자신의 체계 내 단기적인 필요뿐만 아니라 장기적인 필요까지도 고려해야 한다. 이처럼 두 가지 필요를 적절하게 잘 고려해서 운동을 하기 위해서는 대개 다음과 같은 운동들을 적당히 배합하게 된다.

- 이완 운동과 몸 늘이기 운동은 전기적 체계의 긴장을 풀어주고, 구조적 체계에서 긴장과 압박을 받고 있던 부위들의 압박을 줄이면서 긴장을 해소시키는 효과를 낸다.

- 강화 운동은 구조적 체계와 전기적 체계의 전반적인 체력을 향상시키는 동시에 안정성을 증가시켜 준다.

- 유산소운동은 근력을 키우는 동시에 체중을 감소시키는 데 효과적이다. 자신의 통증이 오랫동안 지속되어 왔다면 꼭 유산소운동을 해 주자.

오랫동안 지속된 통증을 감소시키고, 전반적인 신체 구조를 개선하고, 신체의 기능을 향상시키기 위한 가장 좋은 방법은 위에 소개된 세 가지 방법의 운동들을 모두 적절히 배합시키는 것이다. 대개 이완 운동과 몸 늘이기 운동은 하루에 몇 번씩, 강화 운동은 한 주에 2-4번 정도, 유산소운동은 한 주에 3-4번 정도씩 하면 효과가 있다.

운동을 시작하는 것만큼이나 어려운 것은 집안일이나 직장에서의 일이 아주 바쁠 때에도 운동을 계속적으로 해 주는 것이다. 바쁠 때에는 그냥 바쁘게 돌아가는 일들을 충실히 하는 게 최선의 방법인데, 마음속으로라도 운동을 해 줘야 함을 명심하자. 앉을 때, 걸을 때, 몸을 구부릴 때, 물건을 들어올릴 때 좋은 호흡법을 하고, 좋은 자세를 취해주기만 해도 쉽게 신체의 능력을 향상시킬 수 있기 때문이다.

유의사항

최근 통증이 악화되었거나 감기, 생리 등으로 기운이 별로 좋지 않다면 2장에 소개된 고통 경감 담요들 중 자신에게 가장 잘 맞는 것들을 이용해보자. 이런 때에는 유산소운동과 강화 운동은 잠시 동안 쉬어도 좋지만, 이완 운동과 몸 늘이기 운동은 계속 해줘야 한다.

이완 운동과 몸 늘이기 운동

개념과 필요성

스트레칭이라는 말을 듣고 대부분의 사람들이 떠올릴 움직임들이 이완 운동, 몸 늘이기 운동과 비슷하다고 할 수 있다. 하지만 이 운동들은 몸을 이완시키고, 편안하게 늘여주는 데 주안점을 두기 때문에 스트레칭과는 미묘하면서도 아주 크게 다르다. 긴장되었거나 수축되었던 여러 부위들에 이러한 운동들을 해 줌으로써 전보다 통증과 긴장이 줄어들고, 몸을 더 효율적으로 움직일 수 있다고 느껴야 한다. 이 운동들은 회복제의 개념이어서 힘을 거의 들이지 않고도 일상 생활에서 느끼는 압박, 긴장 등을 해소시킨다. 특히, 똑같은 자세로 너무 오랫동안 있었거나 오랫동안 반복적인 운동이나 활동, 일 등을 한 후에 이러한 운동들을 해 주면 아주 효과적이다. 계속 취하고 있던 자세와 반대의 자세를 취해줌으로써 긴장과 압박을 최소화시키고, 그와 동시에 정화 호흡법과 평정 호흡법을 해 줌으로써 아주 조화롭게 균형이 잡힌 본래의 신체 구조를 얻게 될 것이다. 이 운동들은 신체 구조를 진정시키고, 편안하게 느끼게 해 주고, 안정시킨다. 긴장되거나 걱정될 때, 몸이 너무 굳었다고 생각될 때, 지치고 스트레스를 받을 때, 통증이 악화되었을 때 이 운동들이 아주 효과적이다.

긴장된 부위를 늘여주기 위한 기본 원칙

너무 경직되어서 늘여줘야겠다 싶은 부위가 어디인지 생각해보자. 그 부위의 조직들은 본인이 원하는 방향으로 편하게 이완되고, 늘여져야 한다. 하지만 너무 급하게 진행시키면 시킬수록 조직들은 저항할 것이다. 숨을 참거나 하는 등의 성급하고 부정적인 행동을 한다면 조직들이 이를 감지하고, 이완하기를 거부할 것이다. 조직들은 너무 빨리, 너무 많이, 너무 오랫동안 뻗어주면 오히려 반항적인 결과만 보일 것이다. 가장 좋은 결과를 얻기 위해서는 다음과 같은 사항들에 대해 잘 알고 실행할 수 있어야 한다.

1. 적절한 장소에서 편안하게 몸을 늘일 수 있다고 느낄 때까지 천천히 몸에 변화를 주면서 운동 자세로 신체를 변화시킨다. 이 때 정화 호흡법과 평정 호흡법을 사용하면서 자신이 늘이고자 하는 부위에 약간의 상하효과를 낼 수 있도록 해보자. 즉, 숨을 들이쉴 때는 파도가 천천히 일어서면서 절정에 달하기까지를 연상하고, 그 파도로 인해 자신이 원하는 그 부위가 떠올랐다가 약간 가라앉는다고 생각하자. 떠올랐다가 다시 조금 가라앉히게 하는 것은 그 부위에 너무 많이 힘을 주지 않기 위함으로, 이렇게 하면 너무 많이 위쪽으로 잡아당기는 것을 피할 수 있다. 숨을 내쉴 때는 파도가 낮아지면서 잔잔해진다고 연상하고, 위쪽으로 늘여졌던 그 부위가 이번에는 아주 편안하게 이완되면서, 위쪽으로 늘여졌던 반대방향으로 늘어난다고 생각하자(그림 5.1).

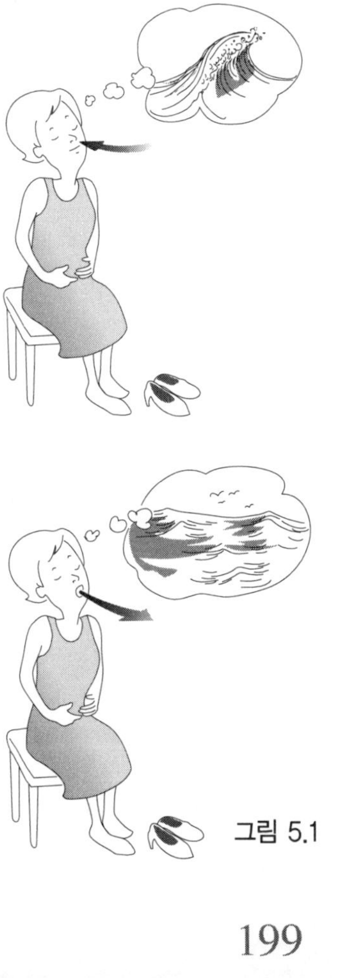

그림 5.1

2. 5장에서 소개되는 운동 방법들을 실행하기 위해서는 편안한 자세를 취하고, 위에서 설명한 호흡법과 몸 늘이기 운동을 20초씩 약 3분 정도 계속 해준다. 천천히 부드럽게 움직이는 한 몸을 얼마만큼 늘이는 데는 제한이 없고, 늘여진 상태에서 얼마만큼 머무를 수 있는 지에도 역시 제한이 없다. 즉, 너무 빨리 혹은 강압적으로 움직이지만 않으면 된다는 점을 명심하자.

3. 이 운동들을 하면서 편안함과 즐거움을 느끼자. 통증을 느낄 정도로 무리해서 몸을 늘이지 않는다면 어느 정도 시간이 지나면서 자연스럽게 자신의 부위를 더 많이 늘일 수 있게 된다. 이 자세를 취하는 도중에 통증을 느끼게 된다면 자신의 부위를 조금 적게 늘이고, 편안한 호흡과 상상법에 집중하자(2장 참고).

운동 방법

목 이완 운동

• 중요성

목이나 어깨 부위에 긴장감이나 통증을 느낄 때

• 시 기

사무실에서 대개 취하는 자세로 오랫동안 있은 후 등과 같이 목이 많이 경직되었을 거라고 예상되는 때에 목 이완 운동을 해 준다. 아침에 일어날 때, 타자칠 때, 글을 쓸 때, 무언가를 읽을 때, 텔레비전을 볼 때, 차를 탈 때와 같은 경우에 목이 뻣뻣해지기 쉽다. 남들의 이목을 너무 끄는 것 같아 조심스럽다면 운동 자세를 조그맣게 취해 주면 된다. 한 쪽마다 20초씩 약 2분 정도 해 주는데, 자신에게 편안하게 느껴질 때까지 하면 된다. 동작을 반복하는 것보다는 목을 이완시키는 것에 집중한다.

• 시작 자세(그림 5.2)

몸을 곧게 펴고 서거나 앉는다. 한쪽 팔을 자연스럽게 허벅지 쪽으로 떨어뜨리고 바깥쪽으로 돌린다. 팔을 돌리면서 그 힘으로 인해 어깨가 자연스럽게 아래쪽, 뒤쪽으로 당겨지도록 한다. 부위들을 더 늘여주고 싶다면, 가슴을 곧게 펴고, 어깨는 아래쪽으로 향한 상태에서 팔의 아랫부분을 들어올린다. 이 때 손이 팔꿈치보다 뒤쪽으로 가도록 팔 아랫부분을 들어올려준다.

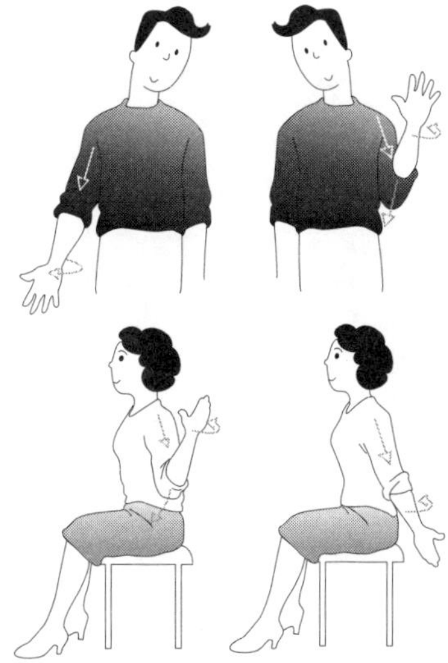

그림 5.2

• 운동법

자연스럽게 숨을 내쉬면서 목을 한쪽으로 천천히 기울이거나 돌리면서 그 반대쪽의 목 부분을 늘여준다.

다음에 소개된 방법을 따라 목을 천천히 움직이되 각 자세마다 편안하고 효과적이라고 느껴질 때 약 10-15초 정도 멈춰준다.

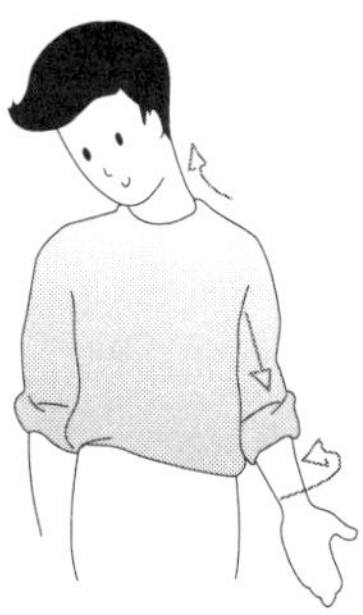

그림 5.3

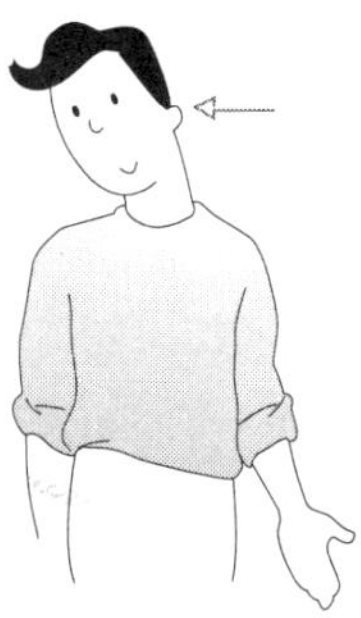

그림 5.4

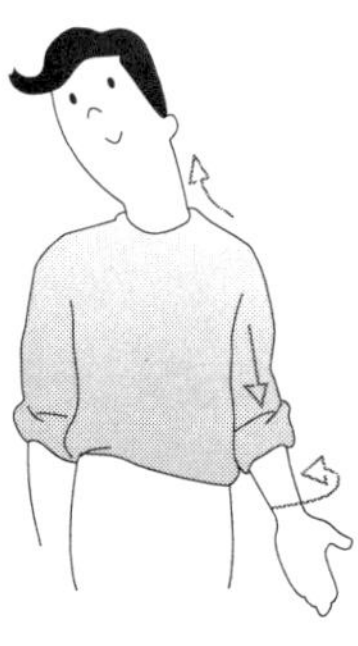

그림 5.5

◇ 머리를 앞쪽으로 약간만 내민 상태에서 오른쪽으로 기울인 후 머리를 오른쪽으로 돌려주면, 왼쪽과 뒤쪽의 목과 어깨 부분이 늘여질 것이다(그림 5.3).

◇ 얼굴이 완전히 정면을 바라보는 상태에서 머리를 오른쪽으로 기울이면, 왼쪽 목과 어깨 윗부분이 늘여지는 것을 느낄 것이다(그림 5.4).

◇ 머리를 뒤쪽으로 약간만 떨어뜨린 상태에서 오른쪽으로 기울인 후 머리를 오른쪽으로 돌려주면, 왼쪽과 앞쪽의 목과 어깨 부분이 늘여질 것이다(그림 5.5).

유의사항

머리를 기울일 때 너무 많이 기울이면 기울이는 쪽의 목과 어깨에 압박이 가해질 것이다.

- **기타 운동법(그림 5.6)**

◇ 머리를 기울이는 반대 방향의 팔을 쇄골 위쪽의 어깨 부분에 올린다. 이렇게 하면 머리를 움직이는 동안 어깨를 아래쪽으로 계속 향하게 할 수 있다.

◇ 위의 자세를 취한 상태에서 다른 한쪽 팔의 팔꿈치를 구부려 어깨 위에 올려진 팔을 받쳐준다. 어깨 위에 올려진 손으로는 경직된 부분을 마사지해준다.

◇ 이 운동을 샤워 도중에 해 보자. 샤워기에서 나오는 따뜻한, 어느 정도의 강도를 가진 물줄기가 고통을 경감시키고, 몸을 이완시켜줄 것이다.

◇ 머리와 목을 왼쪽으로 기울이면서 돌려보자. 이때, 왼쪽 팔을 등 뒤로 가져가 오른쪽 팔을 아래쪽으로 가볍게 잡아당긴다.

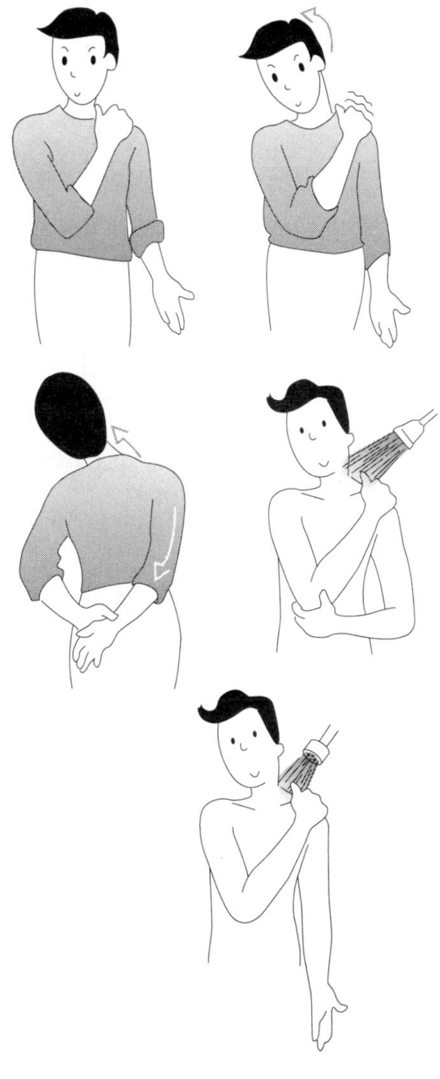

그림 5.6

주의

신체에 가해진 긴장감을 해소시키기 위해서 편안한 호흡을 해 준다. 머리와 목이 통증을 느낄 때까지 억지로 돌리거나 기울이지 말자. 통증이 느껴진다면 '천천히' 시작 자세로 부위들을 되돌려준다. 왼쪽과 오른쪽 중 한쪽이 심각하게 더 경직되었다면 그 쪽 방향으로 자세를 취할 때 더 오래, 자주 해주자.

목 강화 운동과 압박 줄이기

• 중요성

이 운동은 목의 압박을 줄이는 동시에 목 부위를 강화시키는데, 머리가 상체 위에서 더욱 균형 있게 자리잡을 수 있도록 한다. 전체적으로 자세를 개선해줄 뿐 아니라 통증을 완화시키고, 근육 활동을 자제시키고, 관절통도 경감시킨다.

• 시 기

목 이완 운동과 마찬가지인데, 특히 머리가 아래쪽으로 너무 수그려지거나 앞쪽으로 너무 튀어나오는 자세를 취하는 활동들을 할 때 이 운동을 해 주면 효과적이다.

• 운동법

앉아서, 서서, 걸으면서, 등을 대고 누워서 할 수 있다(그림 5.7). 자세한 설명을 위해서는 2장을 참고하자.

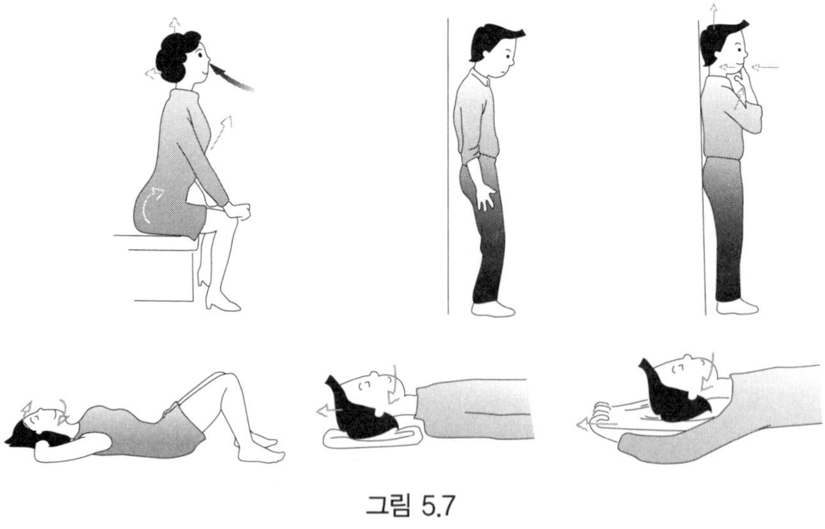

그림 5.7

척추를 축으로 몸 비틀기

• **중요성**

유연성을 증가시키는 동시에 몸을 이완시키는 효과를 내는 운동으로, 몸 전체를 다 쓰는 운동이다. 몸 전체를 동시에 늘임으로써 각 부위를 쉽게 돌리거나 늘일 수 있다.

• **시 기**

긴장감을 느끼거나, 뻣뻣하거나, 화나거나 혹은 우울할 때 이 운동을 해 준다. 아침에 할 경우에는 평소보다 더 천천히 움직이고, 베개로 몸을 잘 받쳐준다. 잠자기 바로 전에 해주면 수면을 더 잘 취할 수 있다.

한쪽마다 2-3번 정도 반복해준다. 총 약 2-5분 정도 해 준다.

• **시작 자세(그림 5.8)**

불편하지 않을 정도로 딱딱한 곳에 등을 대고 눕고, 엉덩이와 무릎은 구부려준다. 발이 미끄러지지 않도록 맨발로 하거나, 밑바닥이 고무로 된 신발을 신고 한다. 정화 호흡법을 천천히 깊게 1-2번 하면서 운동을 시작한다. 횡격막으로 심호흡을 할 수 있도록 손은 배 위에 올려 둔다.

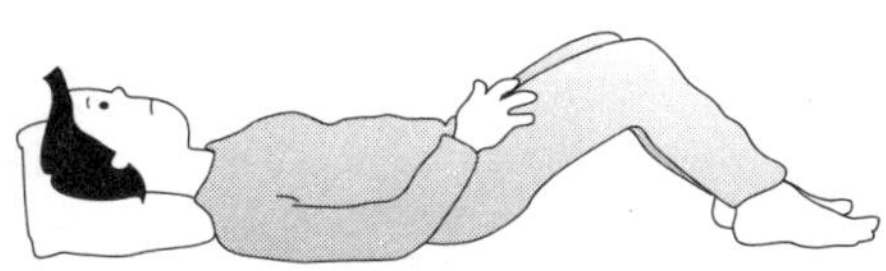

그림 5.8

• **하체 운동법(그림 5.9)**

양쪽 무릎을 모두 중력을 이용해 왼쪽으로 천천히 기울인다. 무릎, 골반, 등 아랫부분에 힘을 주지 말고, 중력의 힘이 자연스럽게 그 부위들을 바닥 쪽으로 잡아당기도록 하자. 아래쪽으로 내려갈수록 너무 뻣뻣하거나 압박이 가해지는 것을 느낀다면 손을 허벅지 바깥쪽에 올려서 조금이나마 받쳐줄 수 있도록 한다. 이 부위들을 아래쪽으로 기울일 때 자연스러운 호흡 패턴에 맞춰 리듬감 있게 기울여보자. 숨을 들이쉴 때는 기울이는 걸 잠시 멈추고, 숨을 내쉬면서 다시 기울여주는 등의 방법으로 다리가 더 이상 기울여지지 않을 때까지 계속해주자.

불편하지 않은 상태로 최대한 기울였을 때 그 자세로 최대 30초간 멈춰준다. 통증을 느낀다면 팔이나 베개를 이용해 통증을 줄여줄 수 있다. 예를 들어 다리를 왼쪽으로 기울이는 동안 통증을 느낀다면, 왼쪽 다리 바깥 쪽의 바닥에 팔이나 베개를 받쳐 다리의 움직임을 제한함으로써 완전히 편안함을 느낄 수 있도록 지탱해준다. 이 운동을 어느 정도 지속적으로 해주고 나서는 다리와 하체가 통증을 느끼지 않고 전보다 더 아래쪽까지 기울어질 수 있어야 한다.

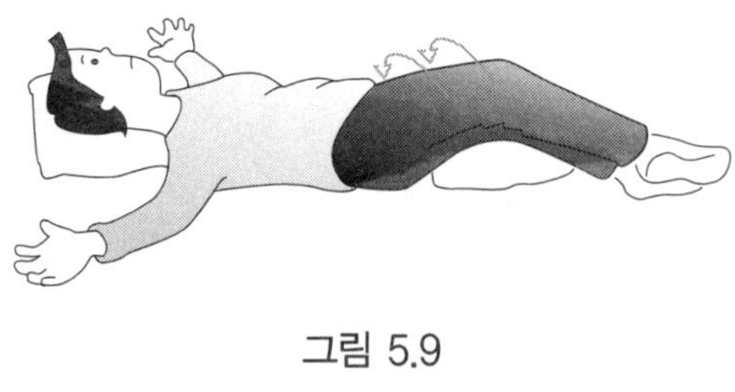

그림 5.9

• **목과 팔 운동법(그림 5.10)**

하체가 통증을 느끼지 않으면서 왼쪽으로 최대한 기울어졌다면, 오른쪽 팔을 9-11시 방향으로 천천히, 불편하지 않을 정도까지 뻗어준다. 뻗어진 오른쪽 팔 쪽으로 고개를 돌리고, 목이 충분히 편안하게 늘여졌다고 느낄 때까지 계속 바라본다. 편안하게 느끼는 한 이 자세로 계속 멈춰준다. 최대 30초간 정화 호흡법과 평정 호흡법을 해준다.

천천히 이 자세를 풀어 원상태로 몸을 되돌리는데, 가장 쉽다고 생각되는 부위부터 한 번에 한 곳씩 움직여준다.

이 운동을 하다가 통증을 느낀다면 목이나 팔의 통증을 줄이기 위해 움직이는 정도를 조절한다. 팔 밑에 베개를 대주면 더 편안하게 운동을 할 수 있다.

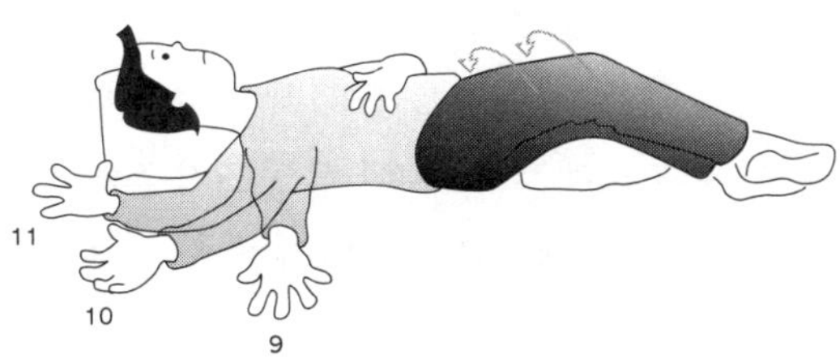

그림 5.10

비틀기 심화 운동

• 시 기

'척추를 축으로 몸 비틀기' 운동이 편안하게 느껴지기는 한데 몸을 늘여주는 느낌은 별로 받지 못했을 때

• 운동법(그림 5.11)

하체를 완전히 왼쪽으로 기울여준다. 오른쪽 다리의 무릎 부위를 쭉 펴주고, 엉덩이 부위를 앞쪽으로 구부린다. 오른쪽 다리가 뻗어지게 될 부분 쪽에 큰 베개를 놓으면 훨씬 편안하게 운동을 할 수 있다. 이제 상체의 반절을 뻗어주는데, 위쪽에 놓인 팔(오른팔)을 옆구리 쪽에서부터 뻗어서 천천히 머리 높이까지 올려준 후 위 아래로 움직여준다. 숨을 들이쉴 때는 오른팔을 아래쪽으로 움직이는 것을 멈추고, 숨을 내쉬면서 다시 아래쪽으로 움직여준다. 오른쪽 팔을 9-12시 방향으로 뻗을 때 불편하지 않을 정도로 최대한 팔이 뻗어지는 곳에 베개를 대서 팔을 받쳐준다. 한쪽마다 각각 2-3번 정도 반복한다. 편안한 상태로 계속적으로 이 운동을 하고자 한다면 뻗게 되는 팔이나 다리 아래쪽에 베개를 대준다. 통증을 느끼지 않고 완전히 이완시킬 수 있도록 베개 높이를 조절해준다. 몸이 유연해질수록 베개 높이를 조금씩 줄여 팔과 다리가 바닥에 가깝게 낮아질 수 있도록 해보자.

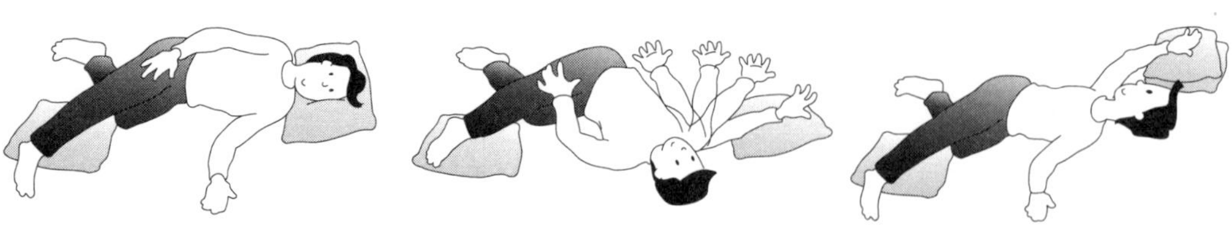

그림 5.11

가슴까지 무릎 들어올리기 흔들기/회전시키기

• 중요성

등 아랫부분과 엉덩이 부위를 가볍게 늘여주고, 이완시킨다.

• 시 기

오랫동안 서 있은 후, 걸은 후, 높은 굽의 구두를 신은 후, 머리 위쪽 높이의 것을 다룬 후, 수영한 후, 배나 등을 대고 일자로 누워있은 후에 해 주면 아주 효과적이다. 앉기를 비롯해서 어떤 자세를 취했건 간에 너무 경직된 자세를 취해서 등 아랫부분이 굳은 것처럼 느껴질 때에도 역시 좋다.

• 시작 자세(그림 5.12)

'척추를 축으로 몸 비틀기' 운동의 시작 자세와 똑같다.

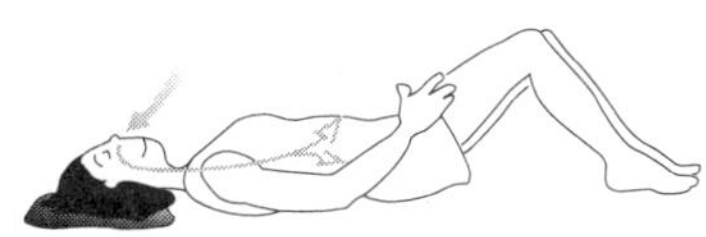

그림 5.12

• 한쪽 무릎 운동법(그림 5.13)

한쪽 무릎을 가슴까지 천천히 들어올린 후 손가락을 깍지 껴서 무릎을 잡아준다. 팔에는 힘을 주지 말고, 먼저 완전히 쭉 펴준다. 이제 팔로 잡아당기면서 다리가 시계방향, 반시계방향 순서로 원을 그리며 움직이도록 하자. 다리가 시계방향으로 원을 한 바퀴 그리고 나면 팔로 무릎을 가슴까지 잡아당겨준다. 그런 후 팔을 다시 쭉 펴주면서 다리가 반시계방향으로 원을 그리도록 하면서 팔, 다리, 골반이 바깥쪽, 아래쪽, 안쪽으로 회전할 수 있도록 한다. 평정 호흡법을 하고, 때때로 정화 호흡법도 해주자. 반대쪽 다리로도 해준다.

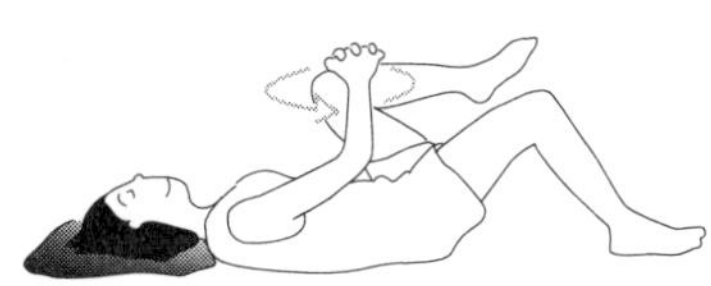

그림 5.13

- **양쪽 무릎 운동법(그림 5.14)**

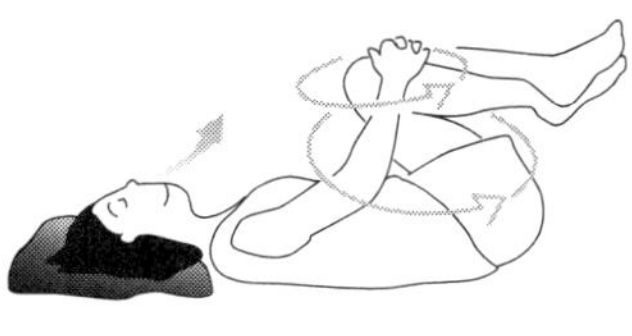

그림 5.14

한쪽 무릎 운동법을 끝마친 상태에서 다른 쪽 다리를 들어올려준다. 발목에서 다리를 꼬아주면 편안하게 운동을 진행할 수 있다. 한쪽 무릎 운동법에서 하듯이 양쪽 무릎을 가지고 원을 그리는 운동을 반복한다. 정화 호흡법을 해주고, 숨을 내쉬면서 무릎을 천천히 가슴 쪽으로 당겨준다. 약 20초-1분 정도 이 운동을 해준다.

- **지지물을 사용하기(그림 5.15)**

시작 자세를 취한 후 양쪽 발을 버팀목 삼아 엉덩이를 들어올린다. 이 때 등은 구부리지 말고 곧게 편 상태를 유지해야 한다. 딱딱하고 두꺼운 베개를 엉덩이와 꼬리뼈 아래쪽으로 끌어당긴다. 그림과 같은 자세를 취했을 때 다리가 완전히 편안하다고 느껴져야 한다. 즉, 힘을 들이지 않고도 자동적으로 다리가 구부러져야 한다. 손을 다리 바깥쪽이나 위쪽에 가볍게 올리고 위와 마찬가지로 원을 그리는 운동을 반복해준다. 숨을 내쉬면서 무릎을 가슴 쪽으로 끌어당기되 힘을 세게 주어서는 안 된다.

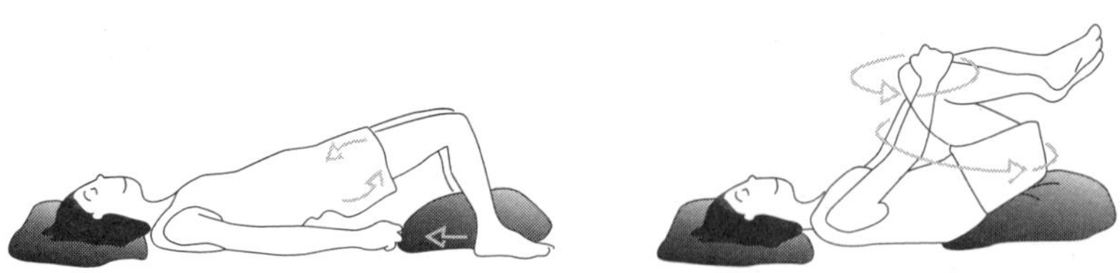

그림 5.15

팔굽혀펴기

• **중요성**

척추를 늘여주는 동시에 압박을 줄인다.

• **시 기**

너무 오랫동안 앉아 있었거나, 몸을 구부리고 있었거나, 물건을 들어올린 후에 생긴 통증을 가라앉히기 위한 가장 효과적인 방법이다.

• **시작 자세(그림 5.16)**

배를 바닥에 대고 누워 팔꿈치로 몸을 받쳐준다. 한쪽 어깨씩 차례대로 천천히, 부드럽게 옆에서 옆으로 체중을 옮긴다. 이 때 목을 위쪽으로 들어서는 안 된다.

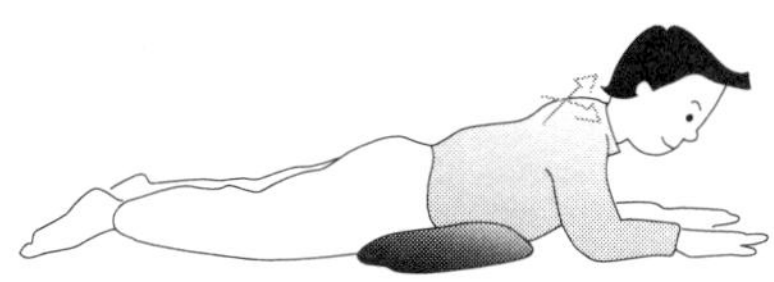

그림 5.16

• **운동법(그림 5.17)**

심호흡을 한다. 숨을 내쉴 때, 팔에 쭉 펴주면서 시선은 정면을 향한다. 시선이 위쪽으로 향하면서 목을 뒤쪽으로 구부려서는 안 된다. 가슴이 곧게 들어질 수 있도록 하고, 척추 아랫부분은 길게 늘여진다는 느낌을 갖도록 자세를 취하자. 등 아랫부분에 힘을 주지 말고, 골반은 바닥에서 떼지 않는다. 등 아랫부분이 불편하지 않을 정도로만 상체를 들고, 최대한의 높이에 달했을 때 자세를 잠시 멈추고 편안한 호흡을 해 준다. 시작 자세로 몸을 되돌리기 전에 약 3-5초 정도 멈춰준다. 3-5번 정도 반복한다.

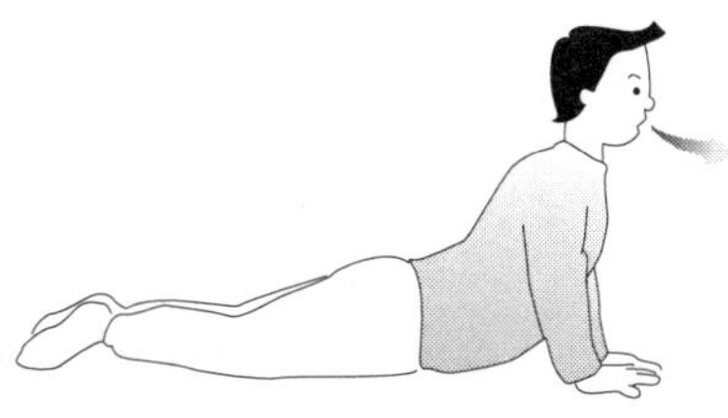

그림 5.17

주의

자신이 편안하다고 느끼는 정도에 따라 상체를 들어올리는 정도를 점차 늘려준다. 통증이 느껴질 때까지 들어올리지는 말고 편안하다고 느끼는 최대의 높이까지만 하자. 이 운동을 반복함에 따라 대개 상체를 점점 더 높이 올릴 수 있을 것이다. 즉, 처음으로 시도하는 사람은 그리 높이까지 올라가지 않을 것이므로 너무 무리하지 말자.

네 발기기 자세로 몸 흔들어주기

- **중요성**

이 운동은 척추가 다소 구부러진 자세로 시작해서 척추를 뒤쪽으로 구부리는 자세로 끝난다. 이에 따라 유연성을 늘리고, 몸을 이완시켜 준다.

- **시 기**

똑같은 자세를 너무 오랫동안 취하고 있어서 몸이 뻣뻣하거나 긴장감을 느낄 때 효과적이다. 아침에 이 운동을 해 주면 몸을 가볍게 풀 수 있고, 밤에 하면 하루에 쌓인 피로를 풀 수 있다.

- **시작 자세**

단단한 바닥에 손과 무릎을 대고 네 발기기 자세를 취한다.

- **운동법**

척추를 가볍게, 편안할 정도로 약간만 구부린다. 등을 구부리면서 엉덩이를 살짝 안쪽으로 밀고, 머리와 목은 앞쪽, 아래쪽으로 떨어뜨려 무릎 쪽을 바라보는 것처럼 해주자(그림 5.18). 이 자세에서 정화 호흡법을 한 번 한다. 그런 후 엉덩이를 바깥으로 쭉 내밀고, 가슴과 머리를 들어올려 앞쪽을 바라볼 수 있게 함으로써 척추 중간부분이 늘어날 수 있게 한다. 이 때 머리와 가슴이 앞쪽을 바라봐야지 위쪽을 쳐다봐서는 안 된다(그림5.19). 이 자세에서 다시 정화 호흡법을 한 번 해 준다. 2-3번 정도 천천히 반복한다.

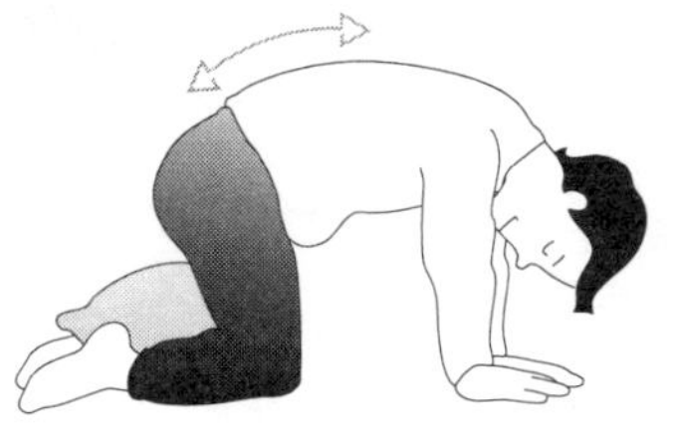

그림 5.18

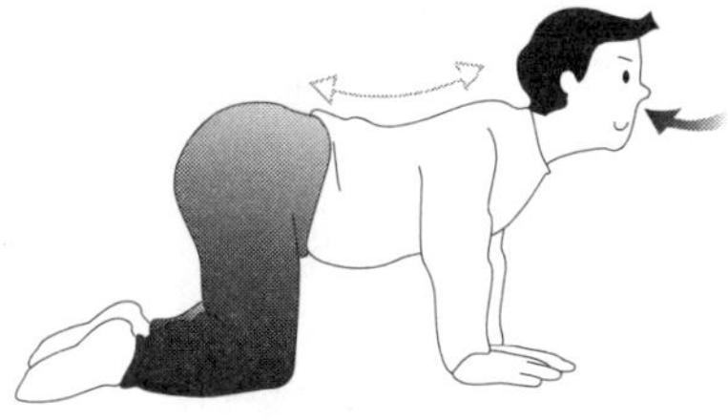

그림 5.19

기타 운동법

- 시작 자세를 취한다. 개가 자기 꼬리를 쳐다보는 것처럼 머리와 엉덩이 부위를 똑같은 쪽으로 움직여준다. 이 자세에서 정화 호흡법을 한 번 한다. 반대쪽으로도 한다(그림 5.20).

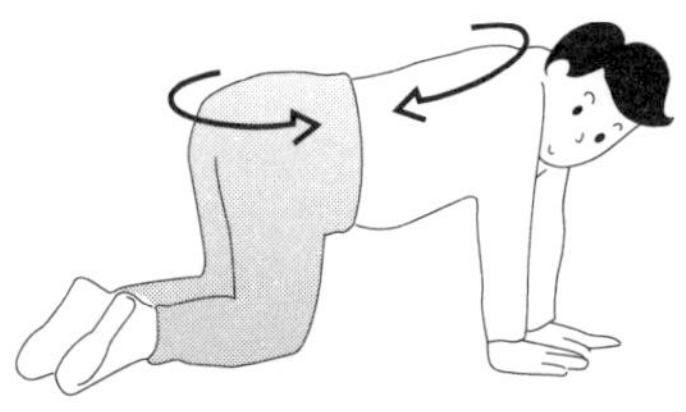

그림 5.20

- 시작 자세를 취하면서 단단하고 납작한 베개를 무릎 뒤쪽에 놓아준다. 몸을 뒤쪽으로 약간씩 흔들어주면서 베개 위에 엉덩이를 안착시킨다. 이와 동시에 척추가 쭉 늘어나면서 약간 구부정해지고, 머리는 팔, 바닥, 베개 등의 위에 올림으로써 편안하게 놓일 수 있도록 한다. 이 자세에서 정화 호흡법을 몇 번 해주고, 잠시 동안 이 상태로 쉰다(그림 5.21).

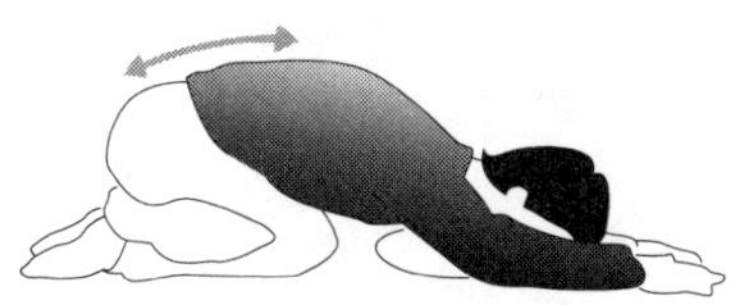

그림 5.21

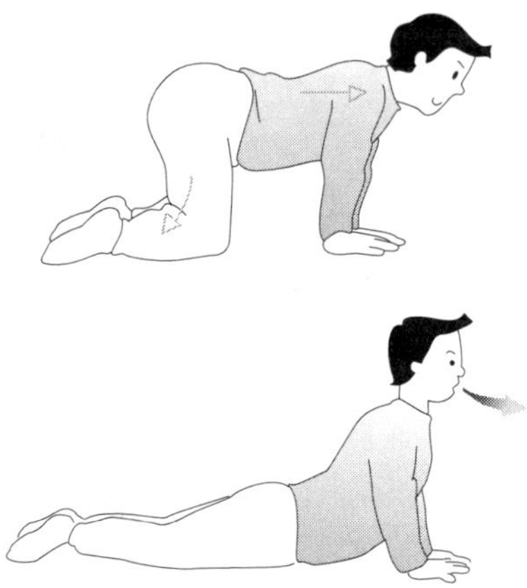

그림 5.22

• 시작 자세를 취한다. 팔에 힘을 주면서 상체를 천천히 앞으로 기울이면서 척추 아랫부분이 부드럽게 늘여질 수 있게 하고, 팔굽혀펴기 자세와 비슷한 느낌을 받을 수 있도록 한다. 이 자세로 몇 초간 멈추고, 시작 자세로 되돌아가기 전에 정화 호흡법을 한 번 해 준다(그림 5.22). 엉덩이를 발뒤꿈치에 붙이고 앉는 것부터 해서 팔굽혀펴기 자세에서 상체를 들어 올리는 자세까지를 하나의 이어진 운동으로 해서 3-4번 정도 반복한다. 이 운동은 '가슴까지 무릎 당겨 올리기', '팔굽혀펴기' 운동의 방법들을 합쳐 놓은 것이므로, 이런 운동들 대신 해도 좋다.

오금 늘이기

• **중요성**

오금 부위가 경직되면 골반을 세게 당겨서 몸의 전체적인 자세를 구부정하게 만들고, 이에 따라 등 아랫부분에 엄청난 압박과 긴장을 준다.

• **시 기**

몸을 가볍게 풀어준 뒤, 예를 들어 걷거나 자전거를 탄 후에 오금 늘이기 운동을 하는 것이 가장 좋다. 아침에 일어나서 몸이 뻣뻣하고, 몸에 열기도 없을 때 가장 먼저 이 운동을 하지 않도록 한다.

유의사항

등 아랫부분을 구부리지 않고도 혹은 반대쪽 다리를 구부리지 않고도 그림 5.23과 같은 정도로 다리를 들어올릴 수 있다면 오금 늘이기 운동을 해서는 안 된다. 오금이 너무 느슨해져도 신체에 좋지 않기 때문이다. 또, 이 운동을 할 때 다리에 신경통을 느낀다면 이 운동을 하지 말자.

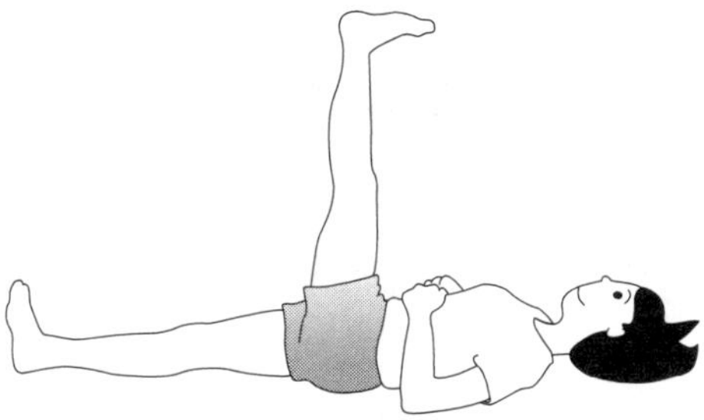

그림 5.23

• **운동법(그림 5.24)**

등을 바닥에 대고 눕는데, 등 아랫부분의 자연스러운 굴곡을 편안하게 받쳐줄 수 있도록 수건이나 천 같은 것들을 접어서 대 준다. 한쪽 다리를 구부려 올려서 발바닥 전체가 땅바닥을 짚도록 한다. 반대쪽 다리를 들어올리면서 그 쪽 다리 허벅지 뒤쪽으로 손을 깍지 낀다. 이 자세로 약 10-20초간 멈추고 편안한 호흡을 해 준다. 한쪽 다리마다 5번 정도 반복한다. 이 자세가 그다지 효과적인 것 같지 않다면 구부리고 있던 쪽의 다리를 그냥 펴 줌으로써 다른 쪽 다리를 더 많이 늘이자.

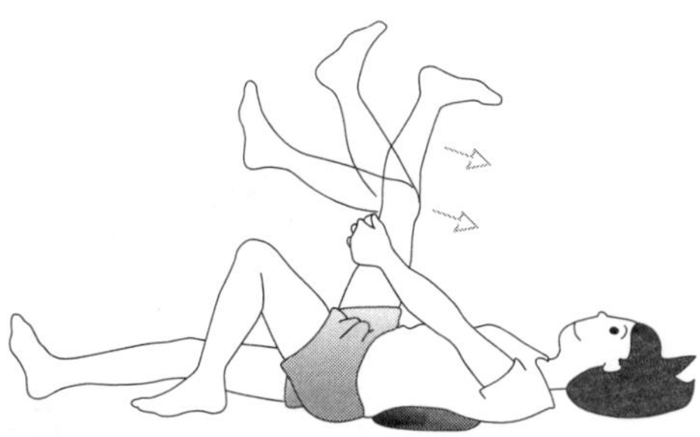

그림 5.24

끈으로 다리 뒷부분 늘이기

• 중요성

오금이 너무 경직됐다면 이 운동을 해 줌으로써 늘여진 자세를 충분히 오랫동안 편안하게 유지할 수 있기 때문에 오금 부위의 긴장이 어느 정도 풀릴 것이다.

• 시작 자세(그림 5.25)

등을 바닥에 대고 눕는다. 한쪽 무릎을 가슴까지 당겨 올린 후 줄넘기 줄이나 긴 끈으로 발가락 밑부분의 넓은 부위를 두 번 감아주고, 손목과 손에도 두 번 감는다. 이렇게 하면 줄이나 끈을 꽉 잡기 위해서 많은 힘을 들이지 않아도 된다. 허벅지나 종아리 뒷부분이 불편하지 않을 정도로 다리를 천천히 올린다. 무릎은 약간 구부린 상태를 계속 유지하고, 양 팔을 머리 위쪽까지 올려준다. 가장 적은 힘을 들이고도 이 자세를 유지할 수 있을 때까지 무릎은 계속 구부리고 있는다.

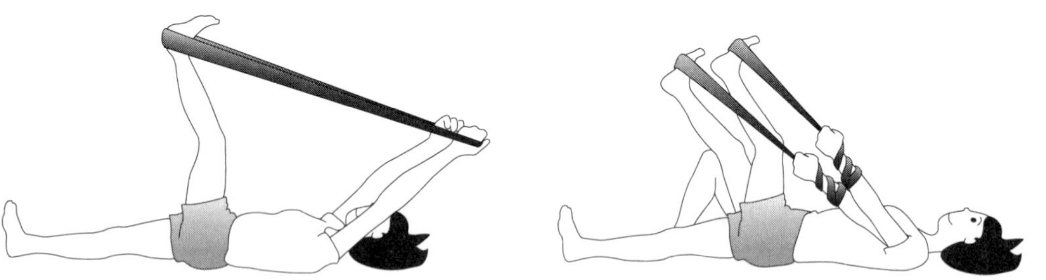

그림 5.25

• **운동법**

들고 있지 않은 다리의 아랫부분, 허벅지, 골반 등의 바깥쪽이 편안함을 느낄 수 있도록 들고 있는 다리와 팔을 들고 있지 않은 다리쪽으로 어느 정도 기울여준다(그림 5.26). 이 자세에서 약 30초 정도 멈춰준다. 긴장이 풀어지는 정도에 따라 2-3번 정도 반복한다.

이제 들고 있는 다리의 허벅지 안쪽이 편안함을 느낄 수 있도록 들고 있는 다리와 팔을 몸 바깥쪽으로 약간 기울여준다(그림 5.27). 이 자세에서 약 30초 정도 멈춰 준다. 긴장이 풀어지는 정도에 따라 2-3번 정도 반복한다.

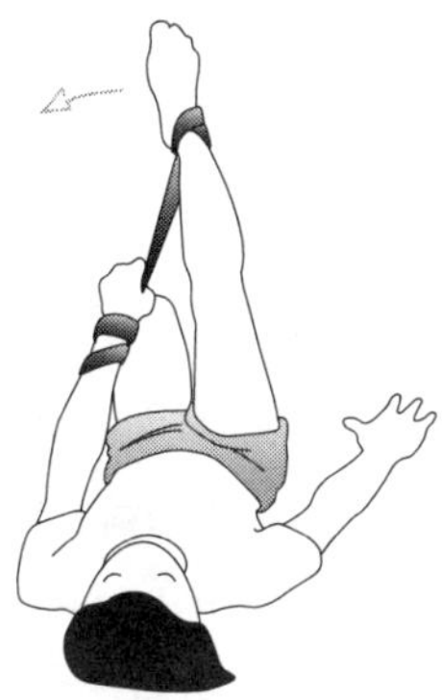

그림 5.26

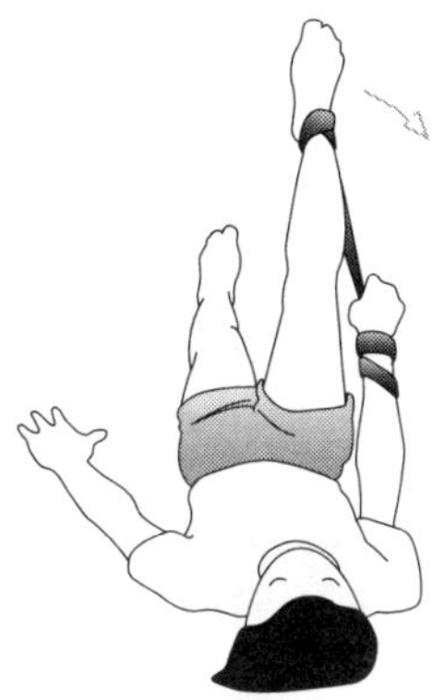

그림 5.27

주의

이 운동을 하는 동안 편안한 호흡을 계속 하는 것이 아주 중요하다. 숨을 참거나 가쁜 숨을 쉬면 각 부위의 조직들은 늘어나지 않을 것이다.

선 자세에서 오금 늘이기

• **중요성**

앞에서 소개된 운동들이 불편하다고 느끼면 이 운동을 해 보자. 바닥에 눕는 것보다 선 자세에서 운동을 하는 것이 오금을 늘이기에는 더 쉬운 방법일 것이다. 힘을 거의 들이지 않고도 늘여진 상태를 계속 유지할 수 있다.

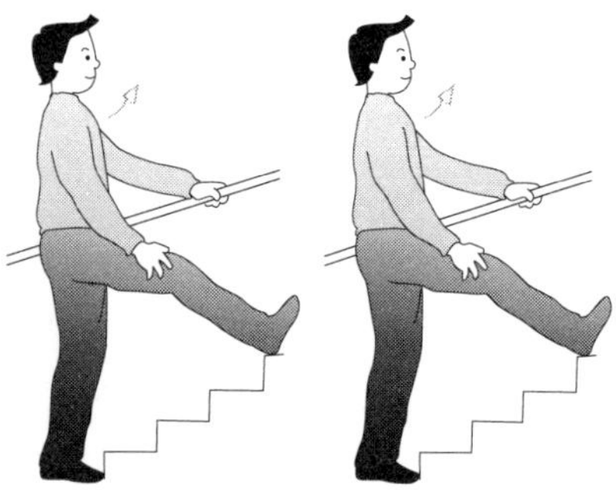

그림 5.28

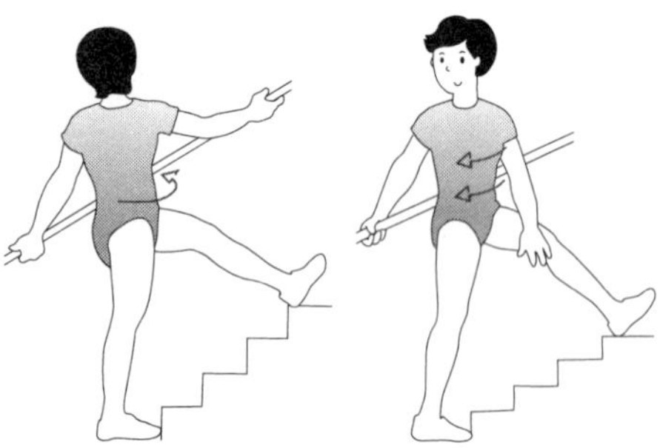

그림 5.29

• **운동법(그림 5.28)**

계단 가장 아래쪽에 서서 벽이나 난간을 붙잡고 편안하면서도 곧은 자세로 선다. 한쪽 다리의 무릎을 구부리지 않은 채 발이 정면을 향하도록 한다. 다른 쪽 다리를 2번째, 3번째 혹은 4번째 계단 위로 올린다. 발목이 거의 90도가 되면서도 잘 지탱될 수 있도록 발뒤꿈치를 계단 표면에 둔 상태로 발의 위치를 조정한다. 가슴을 곧게 펴고 똑바로 서면 오금 부위가 늘어남을 느낄 수 있을 것이다. 편안함을 느낀다면 다리를 바꿔주기 전에 이 자세로 최대 2분까지 멈춰준다. 각 부위를 좀더 늘여주고 싶다면 다리를 좀더 높은 계단으로 올리거나 가슴을 곧게 유지하면서 상체를 다리 쪽으로 기울인다. 양 쪽 발이 모두 정면을 향한 상태에서 팔과 몸통을 왼쪽, 오른쪽으로 비틀어주면(그림5.29) 들어 올려진 다리의 안쪽과 바깥쪽 모두가 더 많이 늘어날 수 있다. 팔은 벽이나 난간, 아니면 신체 부위 중 어딘가에 기댐으로써 상체와 머리가 곧게 서고, 신체 부위들이 편안하게 균형을 잘 잡을 수 있게 한다.

종아리 늘이기

- **중요성**

달리고 난 후, 높은 굽의 신발을 신은 후, 침대에 오랫동안 누워있은 후 종아리 근육이 경직되기 쉽다. 종아리가 경직되면 통증을 유발시킬 뿐 아니라 종아리나 발에도 피해가 간다. 종아리가 경직되면 일반적으로 걸을 때 다리 전체에 가벼운 긴장감을 유발시켜 다리나 등 부위에 통증을 느끼게 한다.

- **시 기**

아침에 잠에서 깨었을 때 종아리 근육은 자연스럽게 경직되어 있기 마련이다. 천천히 부드럽게 걸으면서 종아리가 자연스럽게 긴장을 풀 수 있게 하자. 서서 하는 종아리 늘이기 운동은 몇 시간 정도 서서 움직여준 뒤에 해 줘야지 그렇지 않은 상태에서는 하면 좋지 않다.

이 운동을 얼마나 자주 해야 하는지는 종아리 근육이 얼마나 자주 경직되는지에 따라 다르다. 달리기를 하거나, 에어로빅을 하거나, 높은 굽의 신발을 신거나 하는 경우 이런 활동을 하기 전, 하고 난 후에 종아리가 경직됐는지의 여부를 꼭 확인하고, 만약 경직됐다면 늘이기 운동을 해 줘야 한다.

• **시작 자세(그림 5.30)**

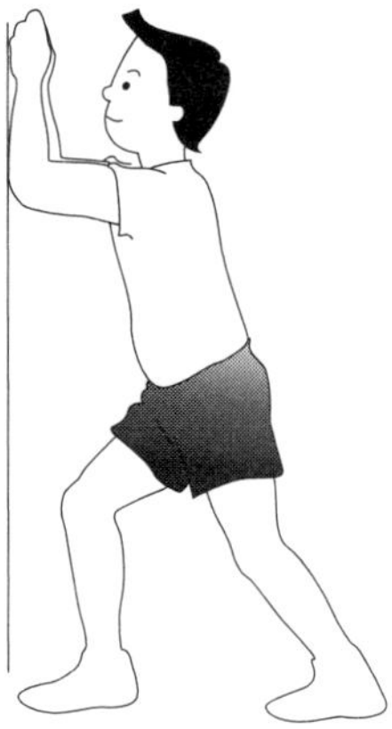

그림 5.30

벽, 카운터, 나무 등의 앞에 선다. 한쪽 다리를 다른 쪽 다리보다 두 발걸음 정도 뒤로 벌려준다. 다른 한쪽 다리는 구부려서 벽 쪽으로 가까이 올 수 있도록 한다. 양 쪽 발 모두 어느 한쪽으로 틀어져 있지 않고, 정면을 향해야 한다. 양 쪽 팔은 벽에 기대고 엉덩이를 앞으로 밀어줌으로써 앞쪽 다리는 구부러지고, 뒤쪽 다리는 발꿈치가 땅에서 떨어지지 않은 채 곧게 펴질 수 있도록 한다. 뒤쪽 다리의 발이 자꾸 움직이거나 미끄러진다면 발 앞쪽에 무거운 잡지책 같은 것을 놓아보자.

• **운동법**

종아리가 경직된 상태에서는 종아리나 아킬레스건 부위가 심하게 당기는 느낌을 받게 된다. 시작 자세를 취한 상태에서 약 20-30초간 멈추고 편안하게 호흡을 한다. 발뒤꿈치 쪽의 종아리 부위를 늘여주려면 무릎을 약간 구부리고, 불편하지 않을 정도의 상태에서 20-30초 정도 멈춰준다. 무릎을 구부렸다 폈다 하는 동작을 한 다리마다 2-3번씩 반복한다.

기타 운동법(그림 5.31)

기타 운동법들은 기존의 운동보다 훨씬 심화된 것들이므로 기존 운동법이 그다지 종아리 부위를 이완시키는 것 같지 않다고 느끼는 사람만 해야 한다.

- 발바닥에서 굴곡을 보이는 부위를 계단의 끝부분(직각으로 떨어지는 부분)에 올려놓는다. 다른 쪽 발은 한 계단 위의 표면에 편평하게 올린다. 곧고 편안하게 설 수 있도록 벽에 기대거나 난간을 잡는다. 낮은 곳에 위치한 다리의 발뒤꿈치 뒷부분을 불편하지 않을 정도로 아래쪽으로 내려준다. 무릎을 약간 구부리면 발뒤꿈치 쪽의 종아리 근육을 좀더 아래로 내릴 수 있다. 무릎을 너무 빳빳하게 세우지는 말자. 이 자세에서 20-30초간 멈춰준다. 한쪽 다리마다 2-3번씩 반복한다.

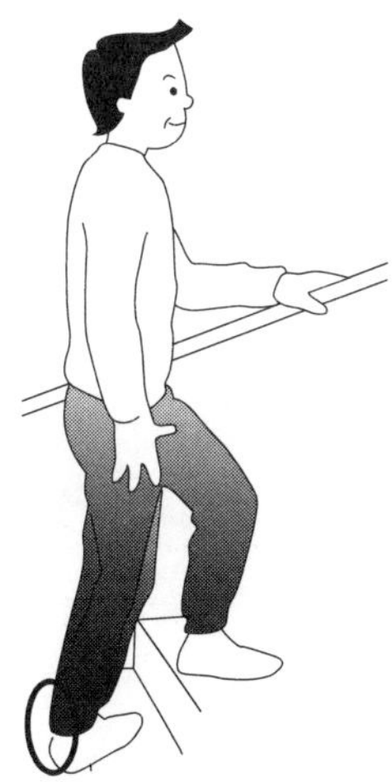

그림 5.31

- **중요성**

고관절 부위의 근육이 경직되면 골반과 등 아랫부분을 앞쪽으로 잡아당겨 심한 통증을 유발한다. 또, 배 아랫부분도 앞쪽으로 잡아당겨 이 부위의 근육들이 약해진다(그림 5.32).

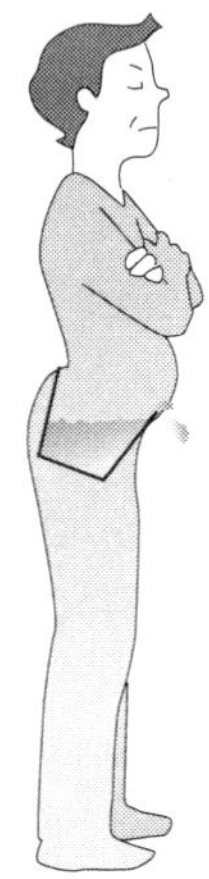

그림 5-32

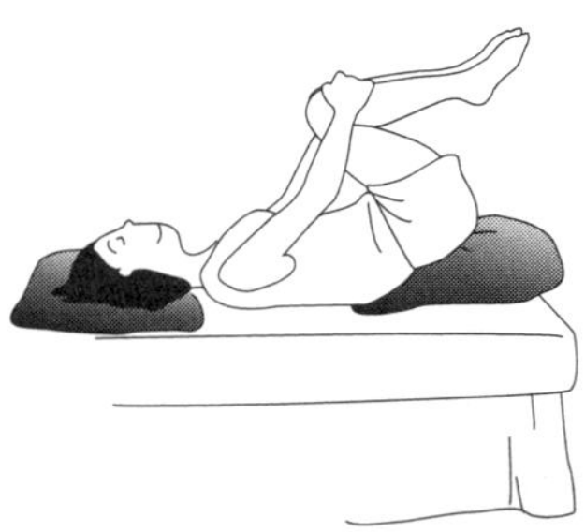

그림 5-33

- **시작 자세(그림 5.33)**

단단하고 커다란 베개 두 개를 침대 가장자리에 놓고, 그 위쪽에 앉는다. 등을 대고 누워서 무릎을 가슴까지 당겨 올림으로써 등 아랫부분이 편평해지도록 한다.

• **운동법**

한쪽 다리를 천천히 아래쪽으로 내리면서 다른 한쪽 다리는 가슴 쪽을 향해 꽉 잡는다(그림 5.34). 이 자세를 취하면 내려진 다리의 엉덩이, 허벅지, 무릎 등이 전반적으로 당겨지는 것을 느낄 것이다. 등이 계속 편평한 상태를 유지할 수 있도록 구부리고 있는 다리를 계속 가슴 쪽으로 꽉 잡아야 한다. 만약 조금이라도 느슨해지면 내려진 다리에 긴장감이 없어지면서 등에 통증을 느낄 수 있다(그림 5.35).

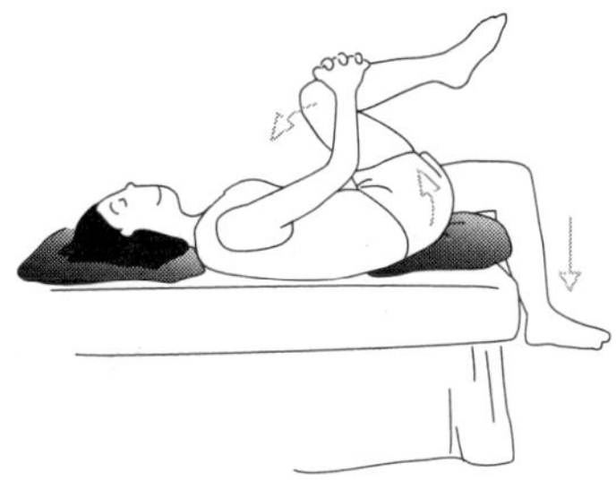

그림 5-34

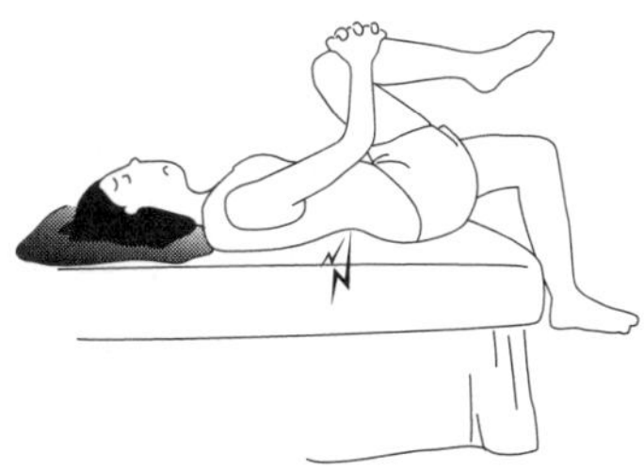

그림 5-35

내려진 다리의 고관절 부위의 근육이 경직되면 그 다리는 어느 한쪽으로 기울어질 것이다. 만약 이런 느낌을 받는다면 내려진 다리의 무릎을 곧게 펴고 약간 위쪽으로 들어올려 약 10초 정도 멈춰준다. 깊은 숨을 들이쉬고, 숨을 내쉴 때는 곧게 펴서 들고 있던 다리에 힘을 빼며 천천히 내린다. 이때, 다리가 어느 한쪽으로 기울어져서 움직이지 않도록 한다. 다리를 다시 내린 상태에서 약 20-30초 정도 멈춰준다. 이 운동을 2-3번 정도 반복한다.

한쪽 다리씩 운동을 하는데 운동의 정도는 자신이 조절한다. 즉, 양쪽 다리가 모두 경직된 것 같다면 두 쪽 모두를 늘여주고, 한쪽 다리만 경직되었다면 한쪽 다리만 늘여준다.

선 자세에서 고관절 부위 근육 스트레칭하기

• **시작 자세**

의자나 카운터 옆에 서서 그 위에 팔을 얹는다.

• **운동법**

바깥쪽의 다리를 엉덩이와 무릎에서 구부려 올리고, 발목 앞쪽을 손으로 잡는다(그림 5.36). 그런 후 엉덩이 근육을 최대한 늘리기 위해 허벅지를 아래쪽으로 천천히 낮춰준다. 엉덩이 근육이 경직된 경우에는 허벅지가 옆쪽으로 비스듬하게 자리잡거나 아래쪽으로 내려지지 않을 것이다. 만약 이런 느낌을 받는다면 각 부위를 늘이는 정도를 낮추자. 엉덩이와 허벅지 앞쪽은 불편하지 않을 정도로만 늘여져야 한다. 허벅지를 내리면서 골반을 수평으로 유지해야 하는데, 배가 앞쪽으로 기울어지거나 등이 뒤쪽으로 구부러지지 않도록 한다. 배나 등이 어느 한쪽으로 기울게 되면 골반을 수평으로 유지하기 위해 그 부위들의 근육이 팽팽해질 것이다. '등을 바닥에 대고 누워 고관절 부위 근육 스트레칭하기' 운동과 마찬가지로 각 자세마다 어느 정도 멈춰주고, 각 운동을 반복한다.

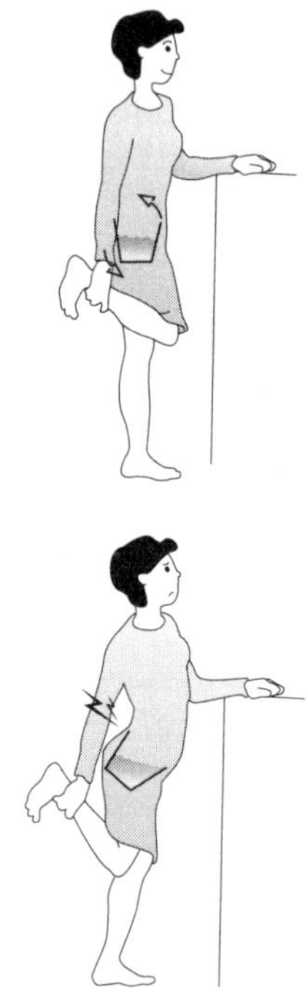

그림 5-36

• **기타 운동법**

이 운동을 할 때 통증이 느껴지거나 등이 뒤쪽으로 많이 구부러진다면 그림 5.37처럼 몸 뒤쪽에 의자를 두고 그 위에 다리를 올려서 좀더 편안하게 운동을 할 수 있도록 한다.

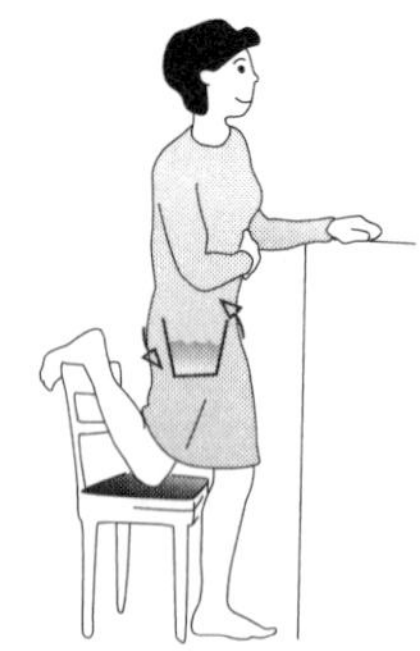

그림 5-37

머리 위쪽의 봉을 잡고 몸 늘이기

• **중요성**

일상 생활에서 신체에 압박을 가하고 각 부위들을 수축시키는 빈도수를 낮추기 위한 좋은 방법이다. 하루 일과 중 이 운동을 몇 번 정도씩 해 준다면 신체 구조가 최상의 수준으로 늘여지고, 편안함을 느끼게 될 것이다. 이 운동은 특히 어깨 부위의 긴장을 풀고, 등 아랫부분을 늘여주면서 압박을 줄이는 데 효과적이다.

• **시기**

하루를 시작할 때와 마칠 때 신체를 늘여주면 아주 좋다. 욕실이나 침실의 출입구에 봉을 달면, 잠에서 깬 후에 혹은 잠을 자러 가기 전에 이 운동을 할 수 있도록 어느 정도 동기를 부여할 것이다.

• **봉 달기**

봉을 달고자 하는 복도에 발을 완전히 바닥에 붙이고 선 후 두 팔을 머리 위로 쭉 뻗어보자. 이 자세를 취한 상태에서 손으로 잡을 수 있는 곳에 봉을 달아야 한다. 팔을 쭉 뻗은 상태로 봉을 잡을 수 있어야 하고, 까치발이 아니라 발바닥을 땅에 붙인 채 잡을 수 있어야 한다.

• **시작 자세와 운동법(그림 5.38)**

최고의 효과를 내기 위해서는 발을 땅에 계속 붙이고 있어야 한다. 발을 들어올리게 되면 상체의 근육들이 수축되면서 신체에 압박을 가할 것이다. 등 아랫부분에 가해지는 압박을 줄이기 위해 팔에 힘을 꽉 쥐서 봉을 잡아당긴다. 팔에 힘을 주지 않으면 팔은 늘여질지 모르나 등 부분에는 계속 압력이 가해지게 된다. 몸이 전체적으로 좀더 늘어날 수 있도록 다리 힘을 푼다. 봉을 잡는 손이 아프다면 장갑을 끼거나 봉에 고무 같은 것을 댄다.

팔에 힘을 주지 않고 그냥 봉을 잡는다면 몸이 가볍게 늘어나고, 압박이 조금 줄어드는 것을 느낄 것이다. 골반을 다양한 방향으로 천천히 기울이면서 더 나은 효과를 낼 수 있도록 하고, 다리와 손을 여러 자세로 바꿔주면서 몸을 앞, 뒤, 옆쪽으로 늘여 보자.

정화 호흡법을 몇 번 하면서 이 늘이기 운동이 어떻게 자신의 체계를 환기시키는지에 대해 상상해보자.

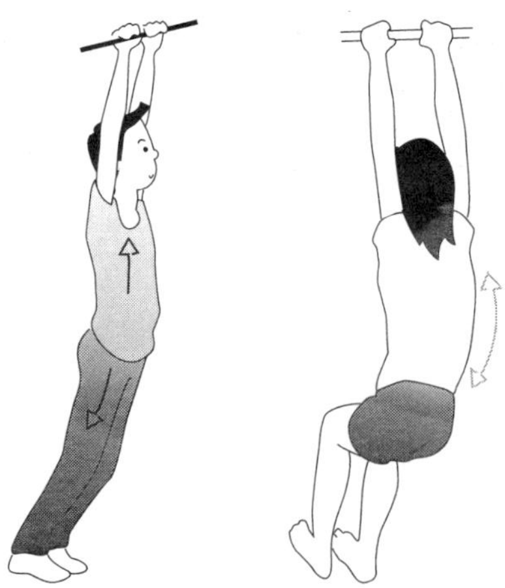

그림 5.38

좋지 않은 스트레칭

다음의 스트레칭 운동들은 통증을 증가시킬 뿐 아니라 신체 구조에 심각한 악영향을 미칠 수 있다. 한꺼번에 너무 많은 부위들을 늘이려고 하기 때문이다. 신체는 최소한의 저항만을 할 것이기 때문에 이미 많이 늘여진 부위들은 더 많이 늘여지고, 경직된 부위들이 계속 경직될 것이다. 즉, 이러한 문제들에 이미 시달리고 있는 부위들에 극심한 긴장과 압박을 더하는 격이다. 이 운동들은 신체 체계에 부정적인 영향만을 주므로 하지 않도록 하자.

- 다리를 바닥에 딱 붙이고 상체를 다리 쪽으로 완전히 구부리기 (그림 5.39)
- 다리를 넓게 벌리고 서서 양쪽 발 끝을 교대로 잡기(그림 5.40)
- 발을 붙이고 서서 발끝 잡기(그림 5.41)
- 몸을 구부리고 앉아서 스트레칭하기(그림 5.42)
- 등을 바닥에 대고 누운 상태에서 상/하체를 뒤로 꺾기(그림 5.43)
- 어깨로 물구나무서기(그림 5.44)
- 목을 뒤쪽으로 완전히 젖히기(그림 5.45)
- 등 아랫부분을 구부리고 가부좌 틀기(그림 5.46)
- 배를 바닥에 대고 누운 상태에서 상체를 들어올리면서 목을 뒤로 젖히기(그림 5.47)
- 나쁜 자세로 서서 오금/엉덩이 스트레칭하기(그림 5.48)

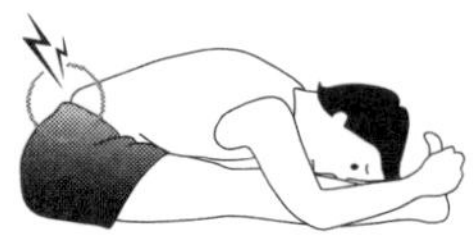
그림 5.39

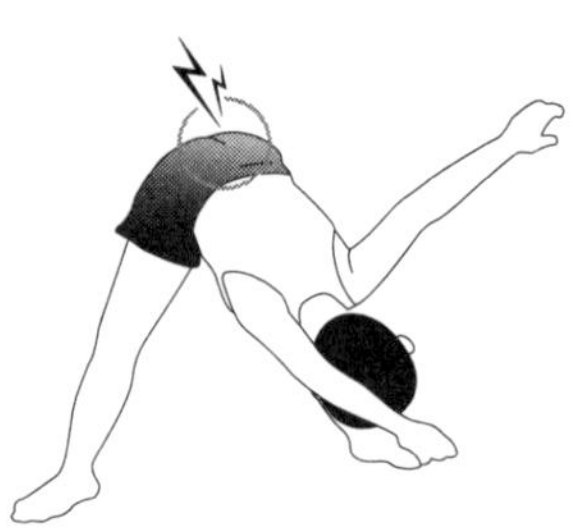
그림 5.40

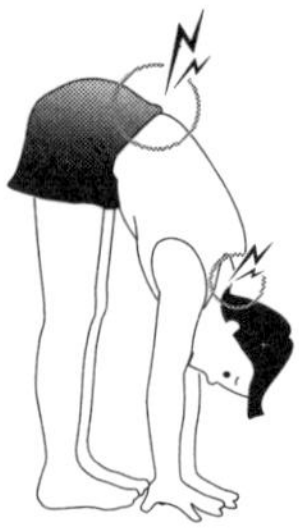
그림 5.41

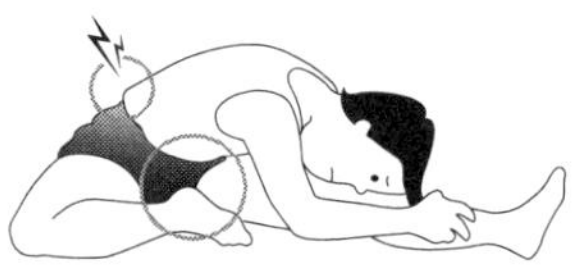
그림 5.42

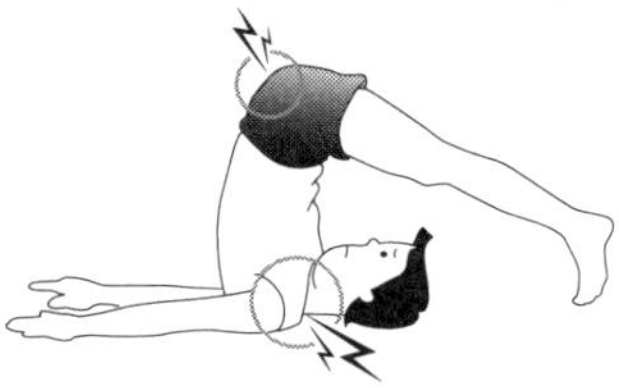
그림 5.43

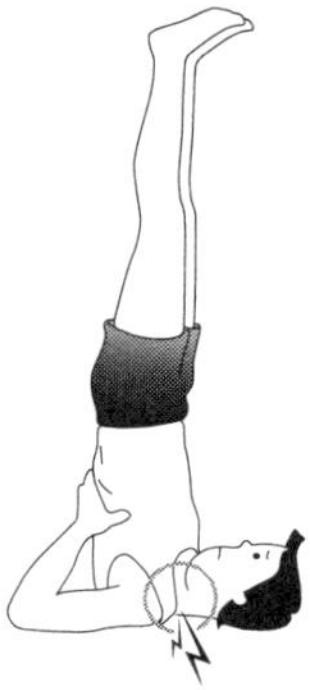
그림 5.44

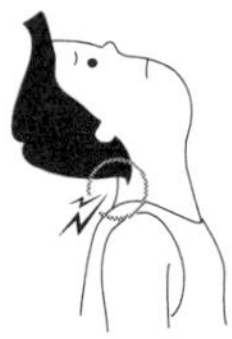
그림 5.45

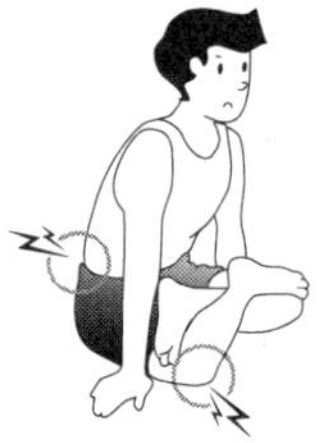
그림 5.46

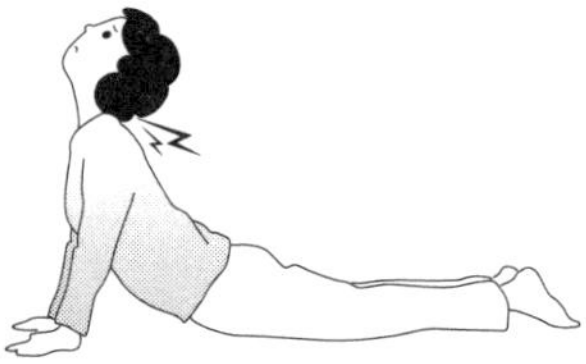
그림 5.47

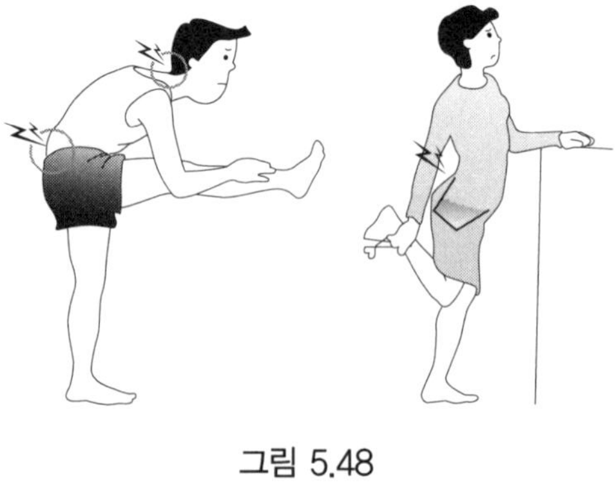
그림 5.48

강화 운동

목이나 등에 통증을 수 개월 이상 느끼는 사람들 대다수는 엄청난 양의 체력을 잃게 된다. 체력을 잃음에 따라 안정성을 잃고, 이로 인해 일상 생활에서 신체적으로나 정신적으로 스트레스를 더 쉽게 받으면서 통증도 더 쉽게 느끼게 된다. 강화 운동을 해 줌으로써 일상생활을 더 편안하고 효율적으로 하고, 통증도 감소시킬 수 있다.

이완 운동, 늘이기 운동과 병행하면서 다음에 소개되는 강화 운동을 할 때는 운동을 얼마나 자주, 얼마나 많이 하느냐에 신경쓰기보다는 얼마나 좋은 자세로 편안하게 잘 하느냐에 신경을 써야 한다.

신체의 무게를 이용한 강화 운동

다리를 곧게 펴서 들어 올리기(그림 5.49)

• **중요성**

엉덩이, 무릎, 배의 앞부분 근육을 강화시킬 뿐 아니라 다리를 움직이는 동안에도 척추와 골반을 올바른 자세로 유지할 수 있는 방법을 가르쳐준다. 따라서 이 운동으로 앉기, 구부리기 자세를 교정할 수 있다.

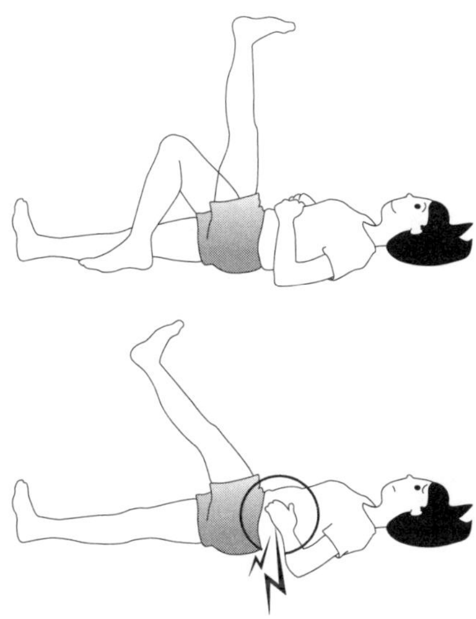

그림 5.49

• 운동법

한쪽 다리를 구부리고 있기

들어 올리지 않는 다리를 곧게 펴고 있는 것보다 구부려 주는 것이 더 쉬운 단계라 할 수 있다. 내려져 있는 다리를 곧게 펴고 이 운동을 했을 때 통증이 증가한다면 한쪽 다리를 구부려주자. 손으로 배 아랫부분을 위쪽, 안쪽으로 꾹 눌러주면서 등 아랫부분이 바닥에 편평하게 닿을 수 있도록 한다. 상체와 골반을 안정적으로 계속 유지하고, 구부리지 않은 다리를 곧게 펴서 약 50-70도 정도로 천천히 들어올릴 때에도 상체와 골반의 자세가 영향을 받지 않아야 한다. 다리가 최대한으로 들어올려졌을 때 5초 정도 멈춘 뒤 천천히 바닥 쪽으로 내린다. 다리를 올리고 내릴 때 복부를 손으로 꾹 눌러야 하고, 등은 바닥에 편평하게 닿아야 한다. 운동을 하면서 전반적으로 편안한 호흡을 해 준다. 한쪽 다리마다 5-20번 정도 반복한다.

한쪽 다리를 펴고 있기

한쪽 다리를 구부리고 있는 방법보다 심화된 운동 방법이다. 먼저 등을 바닥에 대고 눕는다. 앞의 운동 방법과 마찬가지로 등 아랫부분이 바닥에 편평하게 닿을 수 있도록 복부 근육을 손으로 꾹 누른다. 다리를 움직일 때에도 이 자세를 유지하고, 흔들리지 않도록 한다. 내려져 있는 다리를 편안하면서도 곧게 펴고, 이 다리는 움직이지 않도록 한다. 한쪽 다리마다 5-20번 정도 반복한다.

버팀목식 운동

• 중요성

배, 엉덩이, 등, 허벅지를 강화시킨다. 이 운동을 하면 곧은 자세로 서거나, 높이가 낮은 의자에서 앉아있다가 일어나거나, 계단을 오르는 등의 활동을 더 쉽게 할 수 있게 된다.

• 운동법

양쪽 다리를 버팀목으로 삼기(그림 5.50)

골반을 기울이는 것부터 시작한다. 등 아랫부분이 땅에 편평하게 닿을 수 있도록 복부 아랫부분과 엉덩이 부위를 가볍게 조인다. 누워서 한다는 것만 빼고는 서거나 걷는 자세에서 골반을 수평으로 유지하기와 같은 움직임이라고 할 수 있다(3장 참고). 골반과 등 아랫부분이 바닥 위로 들려질 때까지 골반을 뒤쪽으로 흔들면서 부드럽게 위쪽으로 올려준다. 이 때, 척추 관절들이 마치 수많은 고리로 연결된 것처럼 생각하고, 한 번에 하나씩 고리를 들어올린다는 생각으로 골반을 올린다. 골반을 불편하지 않을 정도로 최대한 들어올렸을 때 등은 바닥에 대고 있는 것처럼 편평하게 유지하고, 전반적으로 곧은 자세를 취한다. 골반을 높게 들어올림에 따라 등 아랫부분이 구부러지지 않도록 엉덩이 부위에 힘을 준다. 최대한 높이 든 자세에서 5초 정도 멈추고, 편안한 호흡을 해 준다. 척추 관절을 한 번에 하나씩, 위에서부터 꼬리뼈 쪽의 것까지 천천히 내린다. 5-10번 정도 반복한다.

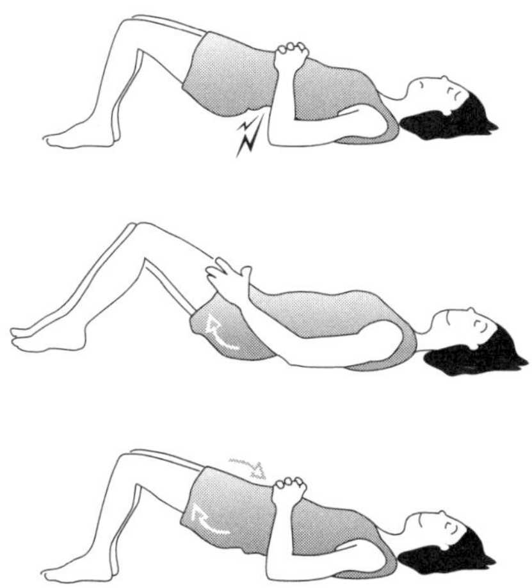

그림 5.50

한쪽 다리를 버팀목으로 삼기 (그림 5.51)

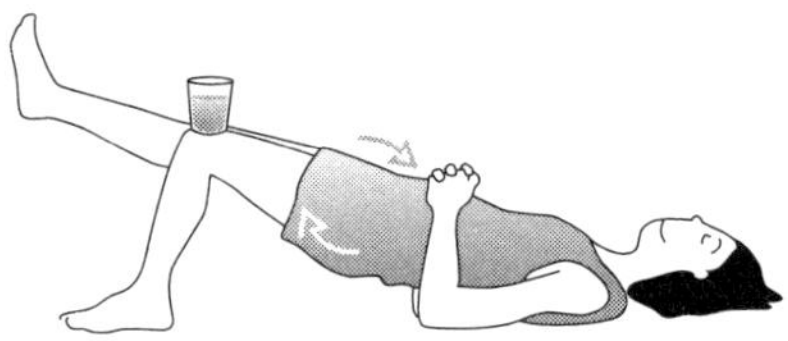

그림 5.51

양쪽 다리를 버팀목으로 삼는 운동을 해서 골반이 최대한으로 들어 올려졌을 때 왼쪽 무릎 위에 물 한 컵이 올려져 있다고 생각하자. 천천히 부드럽게 무게 체중을 왼쪽 다리에 실은 후, 오른 쪽 다리의 무릎을 펴면서 들어올리자. 가상의 물컵을 넘어뜨리지 않도록 몸을 흔들거나 어느 한쪽으로 기울이지 말자. 한쪽 다리씩 번갈아 약 5-10번 정도 반복한다. 골반을 움직이거나 기울이지 않는 데 집중하자. 운동을 하는 내내 편안하게 호흡을 할 수 있도록 한다.

복부 강화 운동

- **중요성**

등, 목의 부상을 예방하거나 치료하는 데 아주 중요한 운동이다. 복부는 척추와 관절을 앞쪽, 옆쪽에서 모두 지탱해준다. 복부 근육은 등의 근육과 함께 일하면서 척추가 곧게 늘여진 자세를 안정적으로 취할 수 있도록 돕는다. 따라서 이 운동을 할 때에는 부드럽고 절제된 움직임을 취하고, 척추에 무리가 가지 않으면서도 곧게 늘여진 자세를 취하는 데 집중해야 한다.

이러한 장점에도 불구하고, 복부 강화 운동을 하는 방법들 중 다수가 등과 목의 통증을 악화시킬 수 있다. 따라서 이 운동을 너무 빨리 하거나, 강제적으로 하지 않도록 한다.

복부 운동을 할 때 피해야 할 움직임

무릎을 구부린 채 발바닥으로 땅을 짚은 상태에서 윗몸 일으키기를 했을 때 통증이 증가된다면 이 자세로는 하지 말자. 앉거나 구부리는 자세 때문에 통증이 악화된다면 이런 움직임은 피하고 등을 바닥에 대고 눕거나 서서 혹은 걸으면서 배에 힘주기 운동을 하거나, 다리 뻗기로 하는 복부 강화 운동을 통해서 복부를 강화시켜야 한다.

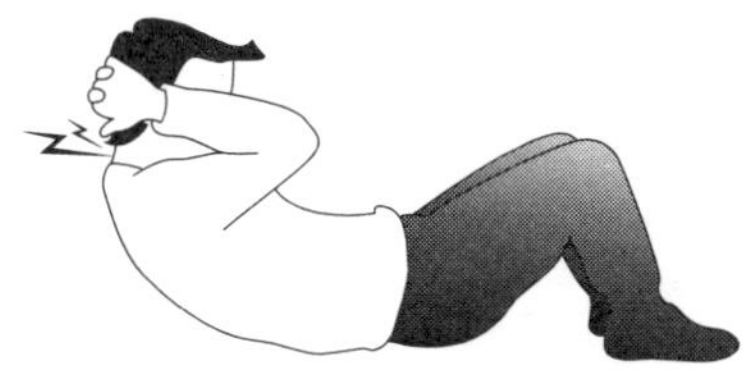
그림 5.52

머리와 목을 가슴보다 더 앞쪽으로 구부리거나 당기지 말자. 복부 운동을 할 때 사람들은 대개 손으로 머리 뒤를 잡고 강제적으로 미는 경향이 있다. 이는 목에 긴장을 더하고, 나쁜 자세를 취하게 할 뿐만 아니라 복근(腹筋)에 가해지는 운동량이 줄어든다(그림 5.52).

윗몸 일으키기를 할 때 등 아랫부분을 구부리는 경향이 있다면 다리를 곧게 편 채 혹은 발을 가구 밑 쪽에 걸치거나, 누군가에게 잡게 하고서 윗몸 일으키기를 하지 말아야 한다. 이 두 가지 방법은 모두 엉덩이 근육을 쓰게 만들고, 복부 근육은 거의 운동이 되지 않는다(그림 5.53).

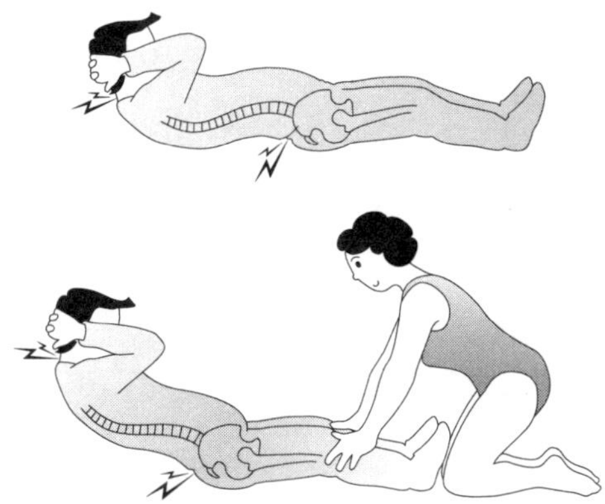
그림 5.53

너무 빨리 하지 말자. 빨리 하는 것은 몸에 탄력이 붙어서 운동을 하는 것이지 강화 운동을 하는 것이 아니다. 운동을 너무 급하게 하면 목이나 등 부위가 너무 급박하게 움직이고, 압박을 받게 되면서 쉽게 부상당하거나 그 부위의 통증이 악화된다.

윗몸 일으키기를 할 때 완전히 위까지 올라오는 거리의 1/3 이상으로 윗몸을 일으키지 말자. 복부는 1/3 부분까지 굉장히 열심히 일하고, 그 이후로는 엉덩이 근육을 잡아당겨 등과 목에 압박과 긴장을 더하게 된다(그림 5.54).

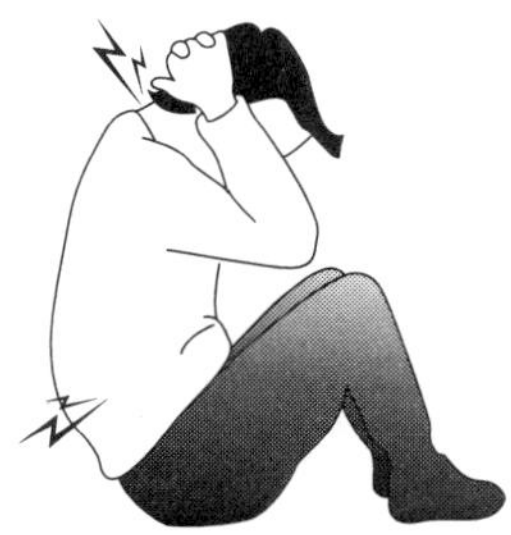

그림 5.54

윗몸을 일으킨 상태에서 몸을 다시 눕힐 때 아무렇게나 내리지 말자. 강화 운동에서는 몸을 올리는 과정만큼이나 몸을 내리는 과정도 중요하다. 따라서 원래 자세로 몸을 되돌릴 때 천천히 부드럽게 몸을 내려준다.

배 아랫부분에 힘주기(그림 5.55)

배 아랫부분에 힘을 줘서 위쪽, 안쪽으로 끌어올리고, 호흡은 계속 편안하게 유지한다. 이 때 배 아랫부분은 오목해져야 한다. 등을 바닥에 대고 누워 이 힘주기 자세를 5-10초 정도 유지해준다. 배에 힘을 줘서 오목하게 만드는 것이 힘들다면, 배 아랫부분에 손을 올리고 배를 손으로부터 안쪽으로 멀리 떨어뜨린다고 생각하자. 이 자세를 잘 할 수 있다면 서거나 걷는 상태에서 이 자세를 최대 30초 정도 한다. 복부를 가볍게 위쪽으로 잡아당기면서 실제로 상체의 무게를 등 아랫부분에서부터 위쪽으로 들어올린다고 생각하자. 이런 방법으로 복부를 운동시킬수록 목 앞부분에는 힘이 덜 들어가야 한다.

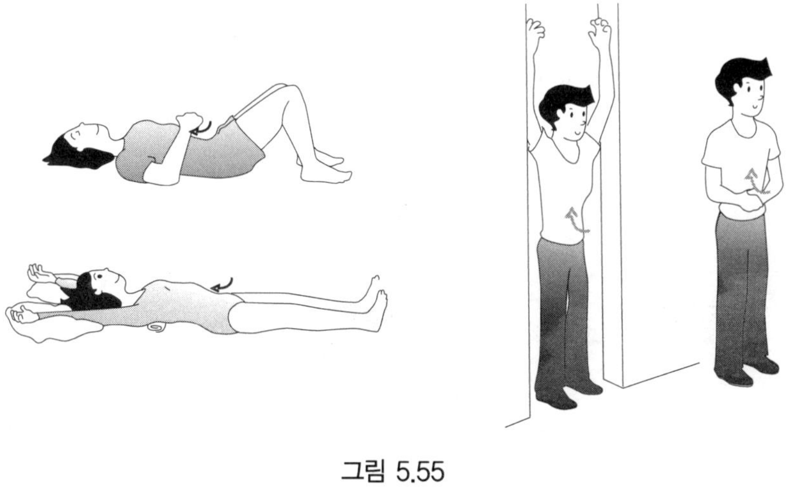

그림 5.55

다리 뻗기로 하는 복부 강화 운동

먼저 등을 바닥에 대고 눕고, 다리를 구부려 발바닥이 바닥을 편평하게 짚을 수 있도록 한다. '배 아랫부분에 힘주기' 운동을 해 준다. 신체의 반응을 살피기 위해 손은 복부 아랫부분과 골반 쪽에 올린다. 이 운동을 할 때 복부는 편평하면서 오목한 상태를 유지해야지 앞쪽으로 나와서는 안 된다. 운동을 하는 도중에 등이 위쪽이나 앞쪽으로 당겨져서는 안 되고, 바닥에 편평하게 닿아야 한다.

한쪽 다리를 구부리고 다른 쪽 다리 뻗기(그림 5.56)

양쪽 다리가 구부려져서 발바닥으로 바닥을 완전히 짚고 있는 상태에서 한쪽 다리를 천천히 곧게 펴고, 이 때 등과 배는 계속 편안하고 안정적인 상태를 유지한다. 구부려있던 다리를 곧게 펴기 위해 천천히 다리를 앞뒤로 움직여준다. 다리가 바닥에 가까울수록 운동은 어려워진다. 따라서 통증이 느껴진다면 다리를 너무 곧게 펴지 말거나 혹은 다리를 너무 땅 쪽으로 낮게 들어서도 안 된다. 이런 통증을 극복하고 나면 조금씩 다리를 펴는 정도와 드는 높이를 조정한다. 등은 바닥에 편평하게 대고, 복부는 오목하게 유지한다.

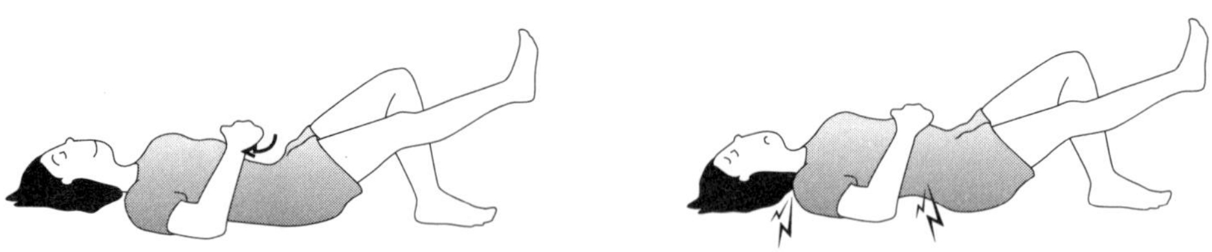

그림 5.56

양쪽 다리 미끄러뜨리기(그림 5.57)

똑같은 시작자세를 취한 후, 발바닥은 계속 바닥에 댄 채로 양쪽 다리를 모두 천천히 미끄러뜨려 구부러졌던 상태에서 펴지는 상태로 만든다. 다리가 곧게 펴질수록 등의 편평한, 배의 오목한 상태를 유지하기 위해 더 많은 힘을 들여야 한다. 다리가 바닥에서 편안히 곧게 펴지고, 발바닥은 바닥에서 떼어질 때까지 다리를 계속 미끄러뜨린다. 한 다리씩 시작 자세로 되돌린다.

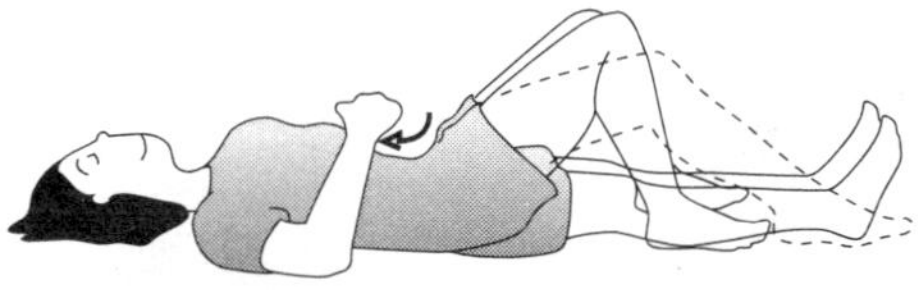

그림 5.57

양쪽 다리를 구부려 들어올린 후 한쪽 다리 뻗기(그림 5.58)

시작 자세는 똑같다. 팔로 양쪽 무릎을 잡아당겨 가슴까지 올린다. 그런 후 복부 근육을 이용해 천천히 다리를 내려 다리는 구부려진 채 발이 공중에 들리는 자세로 만든다. 등은 바닥에 편평하게 대고, 한쪽 다리는 구부려진 자세를 유지하면서 다른 쪽 다리를 천천히 편다. 이 움직임을 잘 할 수 있으면 한쪽 다리에서 여러 번 반복해준 후 다른 쪽 다리로도 시도해보자.

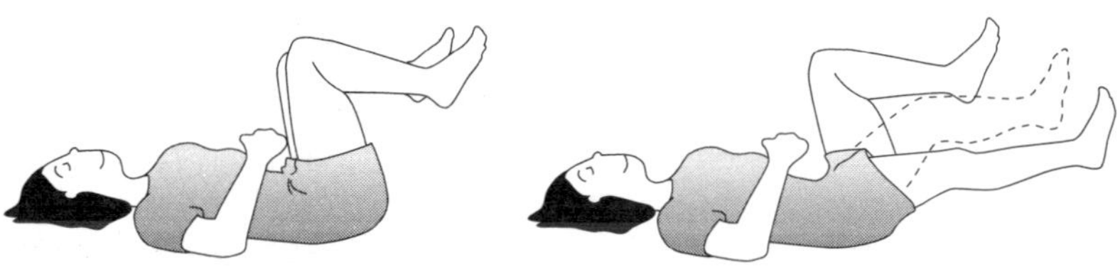

그림 5.58

윗몸 일으키기(그림 5.59)

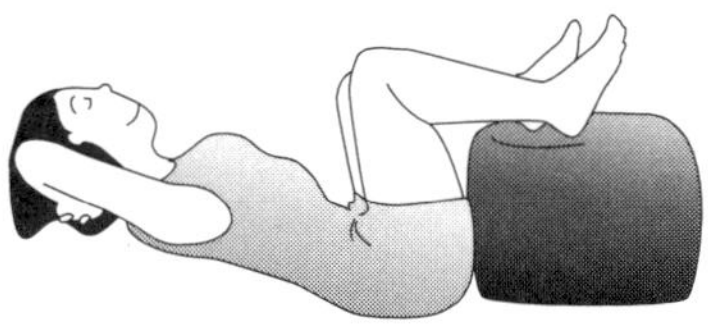

그림 5.59

몸의 무게를 받쳐주기 위해 손을 헐렁하게 머리 뒤에 갖다 댄다. 손에 힘을 줘서 머리를 앞쪽으로 밀면 안 된다. 팔꿈치는 뒤쪽, 바깥쪽을 향하도록 하고, 어깨보다 앞쪽으로 나오지 않도록 한다. 머리가 가슴과 일렬로 곧게 펴 있는 상태를 유지하면서 가슴에 힘을 줘 몸을 들어 올린다. 몸을 들어올릴 때 가슴뼈의 밑부분이 배꼽과 가까워지도록 신경 쓰며 하자. 몸이 올라올 때는 자동적으로 골반도 기울어져야 한다. 올린 상태에서 3-5초 정도 멈추고, 천천히 몸을 내려준다. 5-10번 정도 반복한다.

몸 비틀며 윗몸 일으키기(그림 5.60)

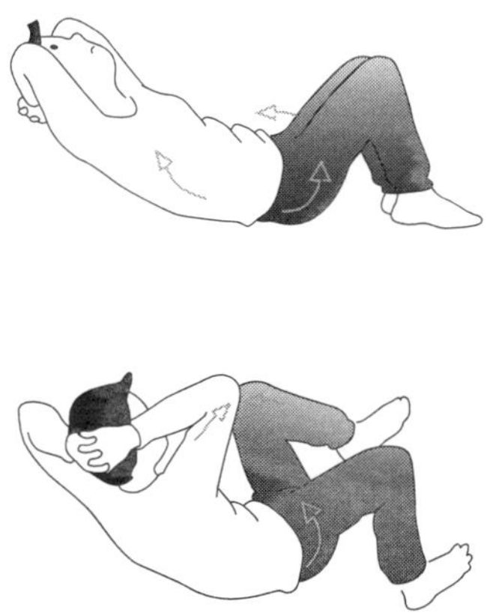

그림 5.60

위의 '윗몸 일으키기' 운동과 똑같이 하지만, 몸을 올릴 때 왼쪽 겨드랑이가 오른쪽 무릎을, 혹은 오른쪽 겨드랑이가 왼쪽 무릎을 향해 움직일 수 있도록 몸을 비튼다. 이 때도 역시 팔꿈치는 다소 바깥쪽으로 향해야 하고, 머리는 손의 힘을 받지 않은 채 가슴과 일렬로 곧게 있어야 한다. 몸을 들어올렸을 때 3-5초 정도 멈춘다. 5-10번 정도 반복한다.

이 운동은 다양한 방법으로 할 수 있는데, 몸을 들어올릴 때 왼쪽 무릎을 상체 쪽까지 들어 오른쪽 겨드랑이를 향해 움직이게 하는 방법이 한 예이다. 한 다리마다 5-10번 정도 반복한다.

양쪽 다리를 들고 윗몸 일으키기(그림 5.61)

양쪽 무릎을 가슴까지 들어올린 후 등이 바닥에 편평하게 대고 자리를 잡을 때까지 손으로 무릎을 어느 정도 잡고 있는다. 손으로 다리를 계속 잡고 있는 동안 등은 편평하게 바닥을 맞대고, 꼬리뼈는 바닥에서 떨어진 상태를 유지하기 위해 복부 근육이 수축하게 된다. 이제 머리와 가슴을 곧게 유지한 채 '윗몸 일으키기' 운동을 한다. 가슴뼈의 밑부분이 배꼽과 더 가까워질 수 있도록 꼬리뼈를 바닥에서 자꾸 더 멀리 들어올려 주자. 3-5초 정도 멈춰주고, 숨을 편안히 쉰다. 천천히 몸을 내린다. 어느 정도 휴식을 취하고, 5-10번 정도 반복한다.

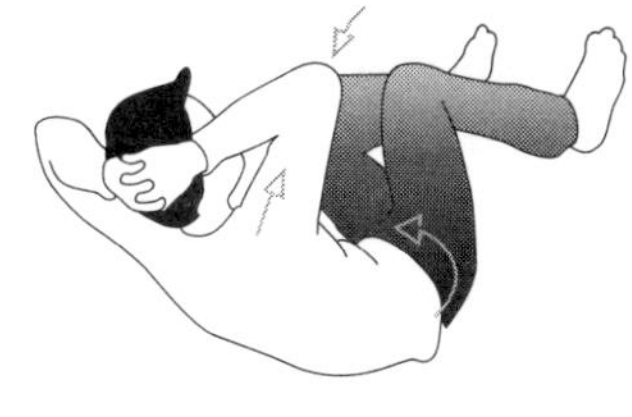

그림 5.61

양쪽 다리를 들고 몸 비틀어 윗몸 일으키기(그림 5.62)

양쪽 다리를 들어올린 채 '윗몸 일으키기' 운동을 한다. 몸을 들어올릴 때 왼쪽 무릎이 오른쪽 어깨를 행하도록 당긴다. 그런 후 자세를 잠시 멈추고, 천천히 자세를 풀어준다. 오른쪽 무릎이 왼쪽 어깨를 향하도록 당긴 후 잠시 멈추고 천천히 내려준다. 5-10번 정도 반복한다.

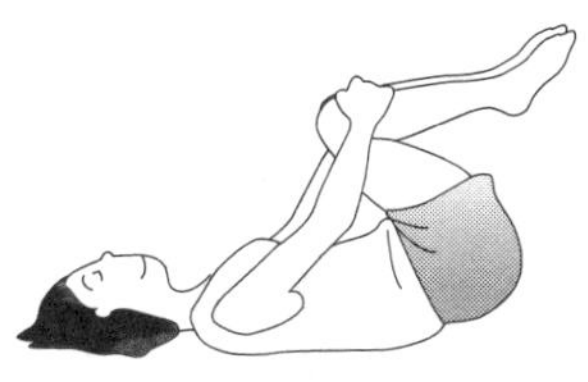

그림 5.62

유의사항

윗몸 일으키기의 여러 가지 운동들을 한 후에 등이나 목의 통증이 악화되었다면 서거나 걷는 자세에서 복부에 힘을 주는 운동을 하도록 하자(그림 5.55). 복부가 옷의 허리춤 반대방향으로 향하도록 위쪽, 안쪽으로 당겨주면서 편안한 호흡을 한다. 이 운동을 서거나 걷는 상태에서 해보자. 운동 중에 편안한 호흡을 하면 운동을 더 자연스럽게 할 수 있고, 한 번에 약 20초-1분 정도로 오랫동안 운동을 할 수 있게 된다. 잠에서 깰 때, 자러 갈 때, 걸을 때, 엘리베이터를 기다리고 있을 때 등과 같은 일상적인 활동들 중에 이 운동을 해보자.

엉덩이 옆 부분 강화 운동

- **중요성**

엉덩이, 골반, 등 아랫부분에 안정성을 강화한다. 이 부위들의 근육이 약하다면 서거나 걸을 때 좌우로 심하게 흔들리면서 통증을 증가시킬 것이다.

허벅지 바깥쪽

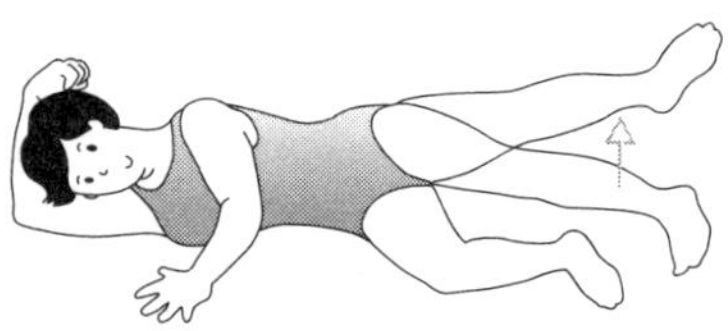
그림 5.63

옆구리를 바닥에 대고 누워 손이나 베개로 머리와 목을 편안하게 받쳐준다. 누워 있는 자세에서 앞쪽이나 뒤쪽으로 기울지 않도록 허공 쪽의 팔을 몸 앞 바닥에 올려둔다. 허공 쪽의 다리를 바깥쪽으로 돌려 슬개골(무릎뼈)이 천장을 향해 움직이도록 한 후 무릎을 곧게 편 채 다리를 어느 정도 들어올린다. 들어올린 채로 2-5초 정도 멈추고, 부드럽게 내려준다. 10-20번 정도 반복한다(그림 5.63).

허벅지 안쪽

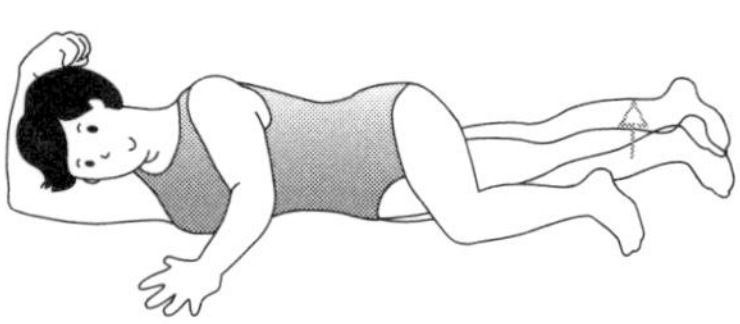
그림 5.64

허벅지 바깥쪽 운동과 같은 시작 자세를 취한 후 허공 쪽의 다리를 구부려 몸 앞쪽에 놓는다. 바닥쪽의 다리를 곧게 편 상태 그대로 천장을 향해 들어올린다. 이 때 다리 아랫부분이 조금이라도 바닥에서 들려야 한다. 들어올린 상태에서 3-5초 정도 멈춘 뒤 부드럽게 내린다. 한 다리씩 10-30번 정도 반복한다(그림 5.64).

목 강화 운동(그림 5.65)

- **중요성**

목에 힘이 없어서 머리를 오랫동안 곧게 들고 있지 못하는 것 같은 느낌을 받는 사람에게 아주 효과적이다.

목 뒷부분

자신에게 가장 편안한 앉기나 서기 자세를 취한다. 머리가 가슴 위쪽에서 잘 균형을 잡고 곧게 자리잡고 있어야 하고, 앞쪽으로 기울거나 턱이 바깥쪽이나 아래쪽을 향하고 있으면 안 된다. 손을 머리 밑부분에 두고 머리를 앞쪽으로 밀어주는데, 이 때 머리가 원래의 편안한 자세에서 고정되어 있을 수 있도록 목을 뒤쪽으로 움직인다. 불편함을 느끼지 않는 상태에서 5-10초 정도 멈춰주고, 편안한 호흡을 한다.

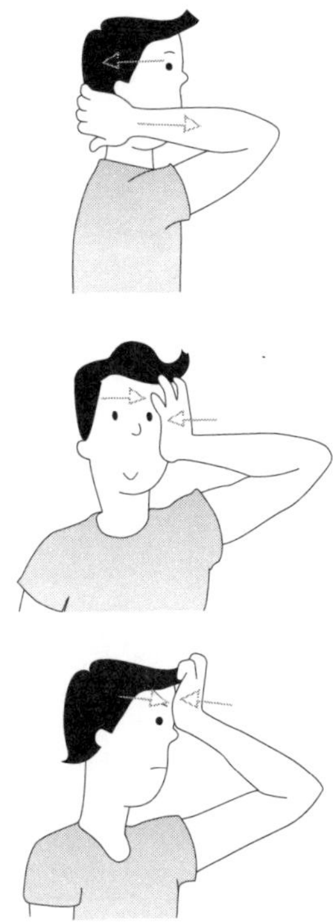

그림 5.65

목 옆 부분

손을 귀 부근으로 움직인다. 목 뒷부분을 운동시킨 것과 똑같은 방법으로 운동시키되 방향만 옆쪽으로 바꾼다. 반대쪽도 해 준다.

목 앞부분

위와 똑같이 해 줌으로써 목 앞부분을 강화시킬 수 있는데, 손을 앞쪽으로 가져와 머리를 좋은 자세로 유지하는 동시에 이마를 밀어준다.

목 앞부분 강화 운동

• **중요성**

머리를 곧게 세우는 데 어려움을 느낀다면 이 운동을 통해 목 앞부분을 강화시켜 줘야 한다.

• **운동법(그림 5.66)**

등을 바닥에 대고 누울 때 낮고, 납작한 베개로 머리를 받쳐준다. 턱은 끌어당긴 채 이마에 힘을 줘서 머리를 들어올리는데, 머리 무게의 1/3-1/2 정도를 바닥에서 들어올렸다고 생각할 정도까지 올린다. 이 자세로 5-10초 정도 멈추고 편안한 호흡을 한다. 천천히 머리를 내린다. 3-5번 정도 반복한다.

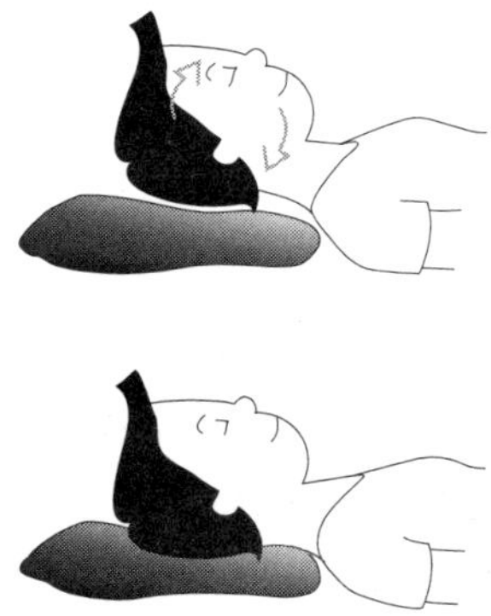

그림 5.66

네 발기기 자세에서 팔 다리 들기

• **중요성**

허벅지, 엉덩이, 등, 어깨, 목 등의 부위들의 뒷부분 근육들을 강화시킨다. 척추가 안정적으로 자세 잡을 수 있도록 하고, 신체 구조의 전반적인 구조도 향상시킨다. 복부 강화 운동을 한 후에 이 운동을 하면 좋은데, 위에서 언급한 근육들이 척추를 더 강하고 안정적으로 유지하기 위해 복부 근육과 함께 일하기 때문이다.

- **시작 자세(그림 5.67)**

무릎은 골반 넓이로 벌리고, 손은 어깨 넓이로 벌린다. 팔을 약간 바깥 쪽으로 돌려 손목이 편안하게 느낄 수 있도록 한다. 머리와 목은 일렬로 곧게 세우고, 등은 어느 한쪽으로 기울어지지 않고 편평하게 힘을 뺀 상태를 유지한다. 등 아랫부분은 어떤 상황에서건 가장 편안하게, 자연스러운 자세로 유지한다.

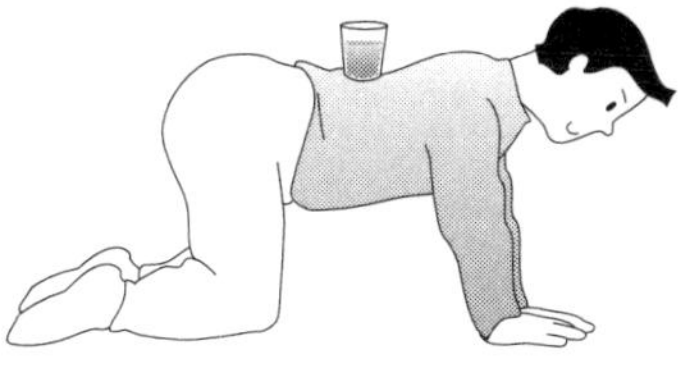

그림 5.67

등 중간부분에 물 한 컵이 있다고 생각하자. 운동을 하면서 물 높이를 수평으로 유지하고 물에 어떠한 파동도 없도록 한다고 생각하면서 움직이자.

다리 들기

무게 체중을 왼쪽 다리에 싣고 오른쪽 다리를 곧게 펴면서 천천히 들자. 골반과 등이 기울거나 비틀어지지 않도록 한다. 다리를 곧게 올린 상태로 3-10초 정도 멈추고, 아주 부드럽게 내린다. 한쪽 다리마다 5번씩 반복한다(그림 5.68).

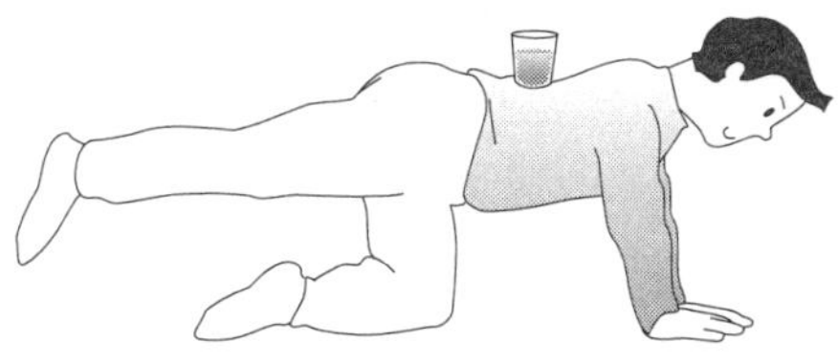

그림 5.68

팔 들기

오른쪽 팔을 등의 높이와 똑같아지도록 들어올린다. 이때 엄지손가락이 천장을 향하도록 한다. 머리, 목, 등은 구부리거나, 위쪽을 쳐다보거나, 비틀거나, 힘을 주지 말고 편안하게 올바른 자세로 유지시킨다. 한쪽 팔마다 5번씩 반복한다(그림 5.69).

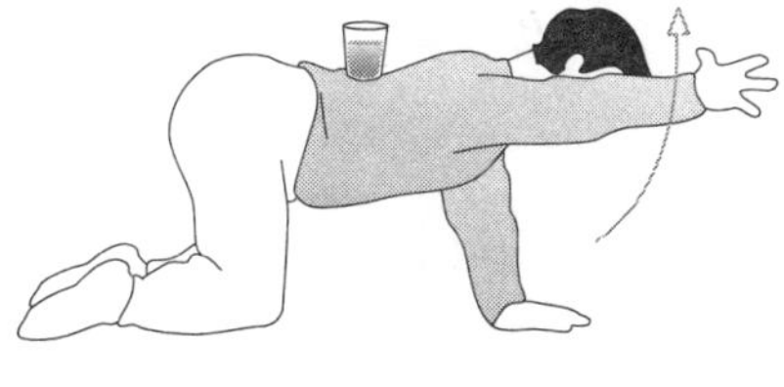

그림 5.69

팔과 다리 들기

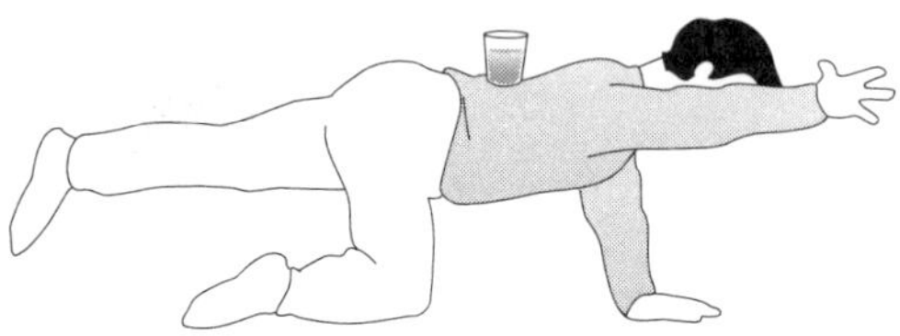
그림 5.70

한쪽 팔과 반대쪽 다리를 동시에 드는 운동이다. 몸이 흔들리지 않을 수 있을 만큼의 높이로 팔과 다리를 올린다. 팔과 다리가 등의 높이와 비슷할 수 있게 올린다. 이 자세로 3-5초 정도 멈추고, 한쪽마다 5-10번 정도 반복한다(그림 5.70).

배를 바닥에 대고 누워 강화 운동

- **중요성**

'네 발기기 자세에서 팔 다리 들기' 운동을 해 주는 이유와 방법 면에 있어서 이 운동은 아주 비슷하기 때문에, 둘 중 하나만 택해서 하면 된다. 두 가지 운동 중 더 좋아하는 운동을 하나 골라서 하자. 이 운동은 등, 엉덩이, 어깨 부위를 강화시킨다.

- **시작 자세(그림 5.71)**

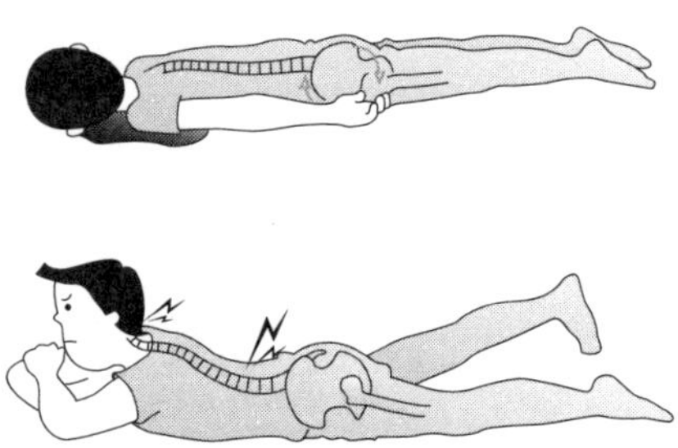
그림 5.71

배를 바닥에 대고 눕는다. 손등에 이마를 대든지 아니면 머리를 옆쪽으로 돌려서 목 부위를 편안하게 한다. 목에 통증이 느껴진다면 가슴 윗부분 쪽에 납작한 베개를 대서 머리와 목이 편안히 놓일 수 있도록 한다. 단단하고 납작한 베개를 배쪽에 대면 등 아랫부분이 너무 뒤쪽으로 구부러지는 것을 막을 수 있다. 천천히, 부드럽게 골반을 기울여서('버팀목식 운동' 참고) 서혜부(鼠蹊部, 사타구니)가 바닥 쪽으로 밀착되도록 하고, 등은 편평해지도록 한다. 아래의 운동을 하면서 이 자세를 계속 유지해준다.

한쪽 다리 들기

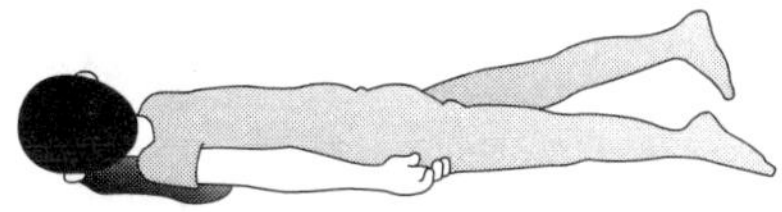
그림 5.72

오른쪽 다리를 약 5-10cm 정도만 들어올린다. 이 자세에서 3-5초 정도 멈춘다. 천천히 내려준 후 5번 반복한다. 다른 쪽 다리로도 한다(그림 5.72).

한쪽 팔 들기

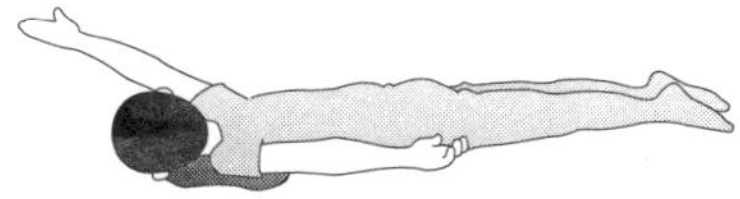
그림 5.73

머리와 목에는 힘을 주지 말고, 한쪽 팔을 엄지가 위로 향하게 해서 구부리지 말고 곧게 편 채로 5-10cm 정도 들어올린다. 이 자세에서 3-5초 정도 멈춘다. 천천히 내려준 후 5번 반복한다. 다른 쪽 팔로도 한다(그림 5.73).

팔과 다리 동시에 들기

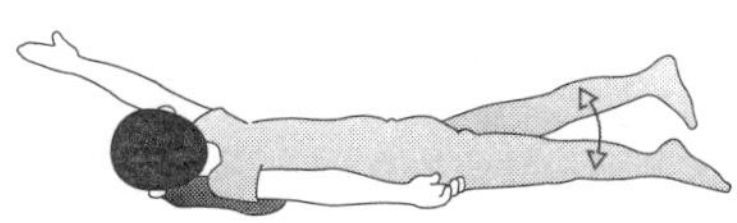
그림 5.74

관절을 바닥 쪽으로 기울이는 자세를 계속 유지한 채 편안한 호흡을 한다. 위에서 설명된 방법과 마찬가지로 이번에는 한쪽 팔과 같은 쪽 혹은 다른 쪽 다리를 들어올린다. 이 자세로 3-5초 정도 멈춘다. 5번 반복하고, 다른 쪽으로도 해 준다(그림 5.74).

서서 다리 들어올리기

• **중요성**

다리의 주요 근육들을 모두 강화시킨다. 이 운동을 함으로써 머리, 상체, 골반을 가장 편안하고 올바른 자세로 유지하면서, 근육들이 자동적으로 좋은 자세를 취할 수 있도록 훈련시킨다. 선 자세로 하는 운동이기 때문에 신체의 전체적인 균형을 더 잘 잡을 수 있도록 한다.

• **시작 자세**

자세를 균형 있게 유지할 수 있도록 출입구나 카운터 등을 짚고 서자. 좋은 자세를 계속 유지하는 것이 이 운동의 관건이기 때문에 기대고 있는 팔에 모든 힘을 다 싣고 신체의 균형을 잃는 것은 피해야 한다. 어느 정도 운동을 지속한 뒤 체력과 균형감이 향상되면 양쪽 팔을 모두 기대고 있던 상태에서 한쪽 팔, 손가락 하나 등으로 기대는 힘을 줄여보자. 최종적으로, 가능하다면 어디에도 기대지 않고 운동을 해보자.

편안한 호흡을 한다. 운동이 자신에게 너무 버겁다면, 너무 긴장을 해서 숨을 멈추며 운동을 하게 될 수 있다. 이런 상태에 처한다면 다른 운동들을 먼저 해서 체력을 조금 기른 후에 다시 이 운동을 해 보고, 숨을 편안히 쉬면서도 이 운동을 할 수 있는지 확인하자.

허리, 상체, 골반을 최상의 자세로 유지하자. 다리를 너무 높이 들면 이 부위들이 유지하고 있는 최상의 자세가 흐트러질 수 있다.

다리를 천천히, 부드럽게 움직이자. 이렇게 하면 통증은 최소화하면서 더 많은 에너지를 필요로 한다. 다리를 올리고, 3-10초 정도 멈춰주고, 내리는 과정을 천천히 부드럽게 해주자. 한쪽 다리마다 5-20번 정도 반복한다.

무릎을 구부렸다 펴면서 다리를 앞쪽으로 들기

• 나쁜 움직임

이 운동을 잘 못하게 되면 가슴이 아래쪽으로 구부러지고, 척추가 구부정해지고, 머리가 앞쪽으로 기울게 된다(그림 5.75).

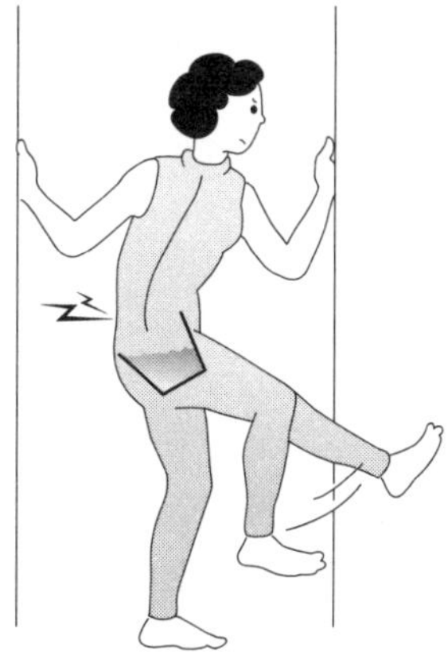

그림 5.75

• 좋은 움직임

머리와 가슴이 곧게 펴진 자세를 유지하면서 다리는 들 수 있는 높이만큼만 들자(그림 5.76).

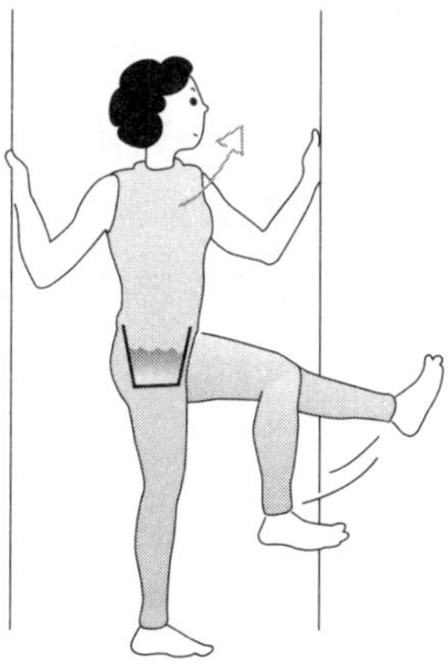

그림 5.76

무릎을 구부렸다 펴면서 다리를 뒤쪽으로 들기

• **나쁜 움직임**

이 운동을 잘 못하게 되면 목과 등이 뒤쪽으로 너무 구부러지면서 턱과 배가 앞으로 튀어나오게 될 것이다(그림 5.77). 다리를 뒤쪽으로 들 때 너무 무리하게 들면 이런 자세가 나온다.

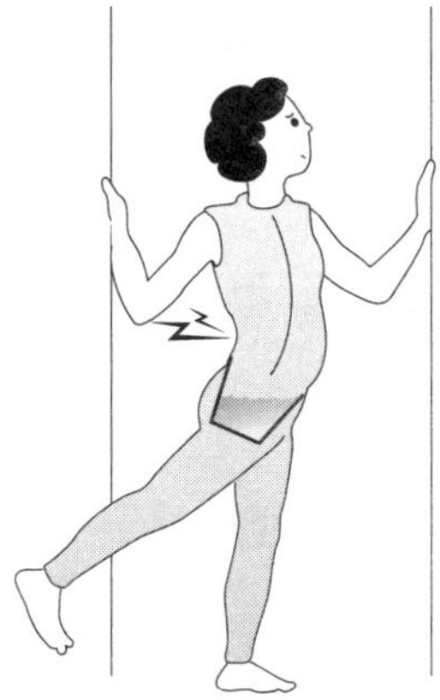

그림 5.77

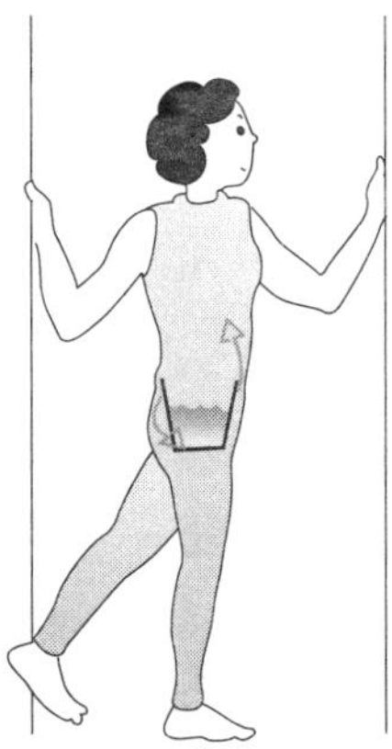

그림 5.78

• **좋은 움직임**

배 아랫부분을 안쪽으로 잡아당겨 골반의 '양동이'가 다소 위쪽, 뒤쪽으로 기울어지도록 한다. 머리는 곧게 들고 시선은 정면을 향한다. 다리를 뒤쪽으로 들고, 골반이 앞쪽으로 기울어지기 전까지만 다리를 들어올린다. 이 이상으로 다리를 들려고 해서는 안 된다(그림 5.78).

다리를 곧게 펴고 옆쪽으로 들기

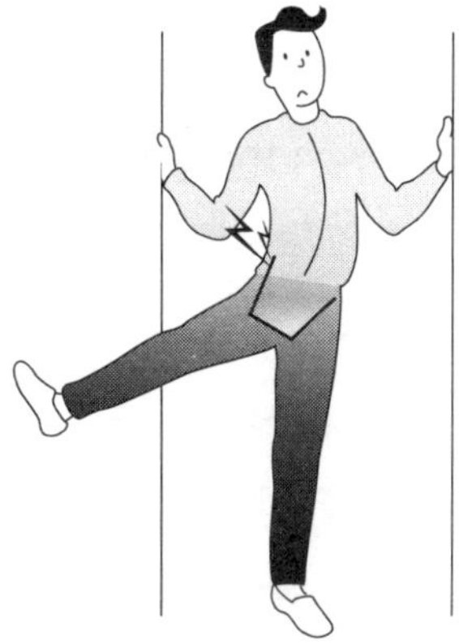

그림 5.79

• **나쁜 움직임**

상체를 옆쪽으로 기울이지 말고, 골반과 척추를 비틀지 말자(그림 5.79).

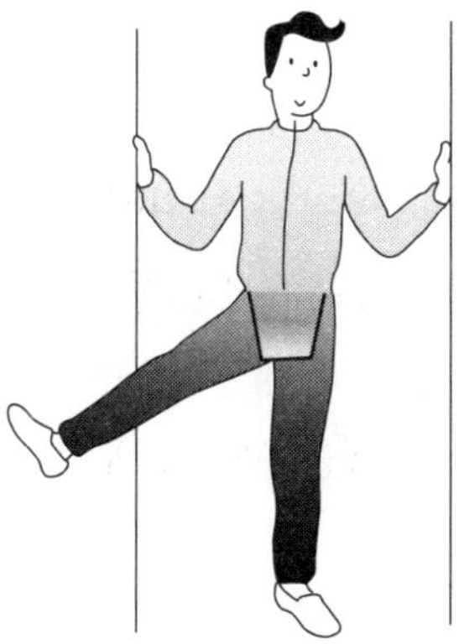

그림 5.80

• **좋은 움직임**

머리, 상체, 골반이 일렬로 곧게 설 수 있게 하면서 이 부위들이 정면을 향하도록 한다. 각 부위들이 어느 한쪽으로 기울어지거나 비틀어지지 않을 때까지만 다리를 들어올린다(그림 5.80).

종아리 들기

• **나쁜 움직임**

배 아랫부분을 앞으로 쭉 내민 상태에서 골반을 앞쪽으로 기울이지 않도록 한다. 몸이 너무 흔들리지 않도록, 발뒤꿈치에 힘을 주면서 내려서지 않도록, 양쪽 발을 너무 바깥쪽으로 벌리거나 너무 가까이 붙이지 않도록 주의하자(그림 5.81).

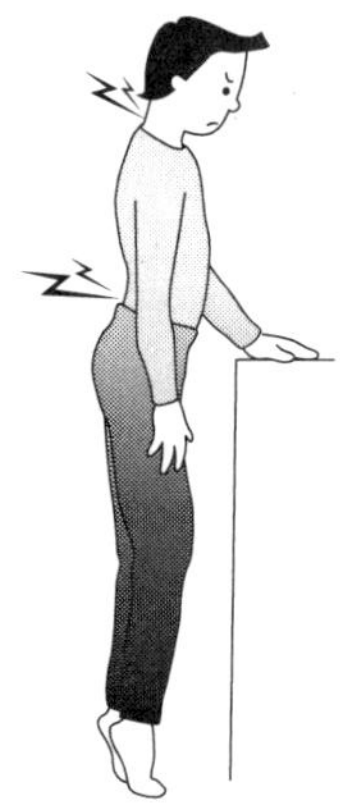

그림 5.81

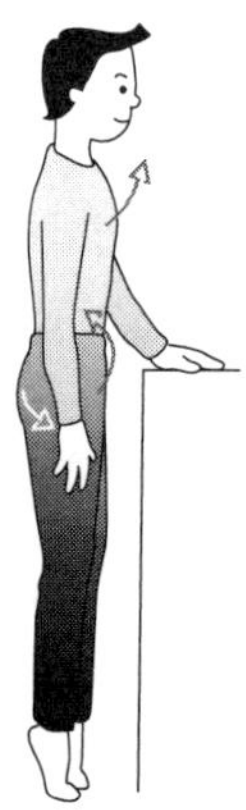

• **좋은 움직임**배 아랫부분과 엉덩이 부위에 가볍게 힘을 줘서 골반을 수평으로 유지하자(3장 '구조 교정 운동' 참고). 종아리를 올리고 내릴 때 부드럽게 움직여주자. 발과 다리의 자세를 올바르게 유지한다(그림 5.82).

그림 5.82

웅크리고 앉아 몸 체중 이동하기

- **중요성**

다리를 강화시키고, 신체의 전반적인 균형을 향상시키고, 좋은 자세로 웅크리고 앉을 수 있게 한다.

- **운동법**

몸을 곧게 펴고 서서 발을 어깨 넓이보다 넓게 벌린다. 무릎이 발바로 위에서 구부러질 수 있도록 웅크리고 앉는다. 이제 시계 방향으로 천천히 체중을 옮겨 싣는데, 발을 축으로 삼아서 12시 방향, 2시 방향, 4시 방향, 6시 방향, 8시 방향, 10시 방향, 12시 방향의 순서로 골반과 상체를 최대한 멀리 움직여준다. 머리, 상체, 골반이 서로 조화를 이루면서 곧게 편 자세를 유지할 수 있도록 한다. 몸을 움직이는 반대방향으로 팔을 뻗어 몸이 균형을 좀더 쉽게 잡을 수 있게 해준다. 시계방향과 반시계방향으로 2-3번 반복한다.

기구를 이용하는 강화 운동

웨이트 트레이닝(weight training)은 그 종류에 상관없이 일상적인 신체의 행동들에 대해 저항을 가하는 것이다. 일종의 물리적인 스트레스를 가한다고 할 수 있다. 이 스트레스에 대해 신체는 다양하게 반응을 하는데 그 반응을 잘 살펴서 이런 운동들이 득이 되는지, 해가 되는지, 아무런 쓸모도 없는지 파악해야 한다.

〈주의해야 할 요소〉

세 가지 기본적인 요소들을 잘 인지하고 조절함으로써 강화 운동을 더욱 성공적으로 만들 수 있다. 이 세 가지 요소들은 다음과 같다.

호 흡

- **나쁜 움직임**

호흡을 편안하게 해 줘야 하는 때에 숨을 참거나 너무 가쁘게 몰아쉬지 말자.

- **좋은 움직임**

편안하고 쉬운 호흡을 해 준다. 숨을 들이쉬면서 몸을 띄우는 것처럼 만들고, 숨을 내쉬면서 몸을 띄우는 힘을 더 보강한다.

때때로 정화 호흡법을 하면서 전반적으로 편안한 상태를 유지하고, 특정 부위에 쌓인 긴장을 해소시키고, 맥박 수를 낮춘다. 코와 입으로 천천히 깊게 숨을 들이쉰다. 숨을 들이쉬다가 마지막에 1초 정도 숨을 멎고 '나쁜 공기'를 잠시 모아준다. 그런 후 편안하게 열린 입으로 숨을 내쉬면서 '나쁜 공기'와 긴장감을 몸 밖으로 내보낸다.

자 세

• 나쁜 움직임

몸에 가해지는 저항 때문에 몸이 나쁜 자세로 바뀌지 않도록 한다. 운동을 많이 해서 지쳤거나 너무 무거운 것을 들려고 할 때 이렇게 되기 쉽다.

• 좋은 움직임

운동을 하는 내내 좋은 자세를 유지한다. 예를 들어, 앉아서 바벨을 들 때 '골반 자리잡아 주기' 운동을 해 줌으로써(3장 참고) 아주 안정적이면서도 곧은 자세를 취하도록 한다. 의자 등받이가 너무 뒤쪽에 있다면 등받이 앞쪽에 무언가를 대주자. 바벨을 들어올릴 때, 잡아당길 때, 밀 때 거울을 보면서 좋은 자세를 계속 유지한다. 서서 바벨을 들 때에는 발을 어깨넓이만큼 벌리고, 배 아랫부분과 엉덩이에 가볍게 힘을 줘서 골반을 약간 기울여준다. 이렇게 하면 바벨을 팔로 들어올릴 때에도 등 아랫부분과 골반이 다소 편평하고 안정적인 자세를 취할 수 있다(그림 5.83).

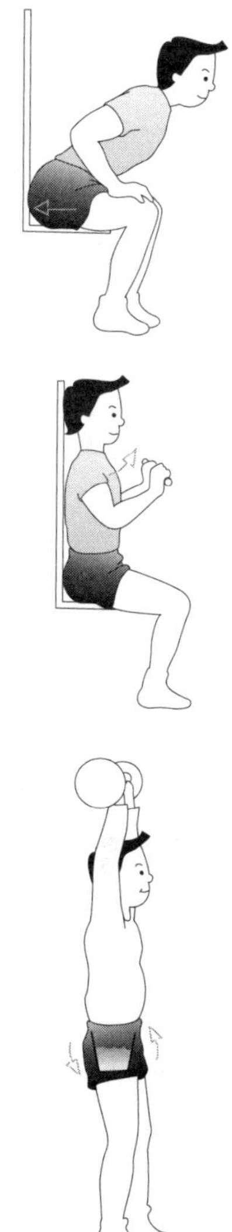

그림 5.83

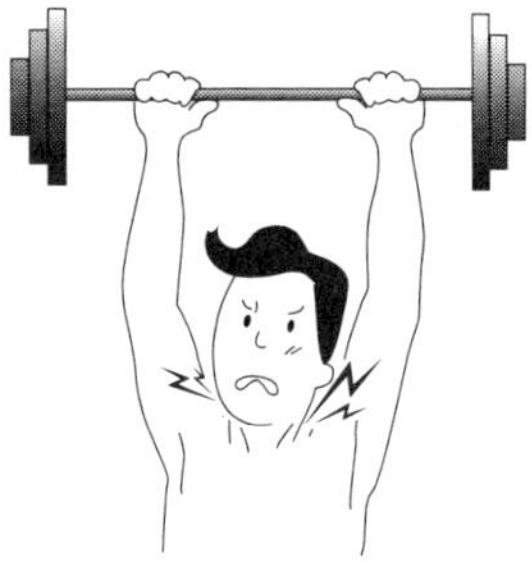

그림 5.84

• **나쁜 움직임(그림 5.84)**

팔을 들어올림에 따라 목 앞부분에 힘을 주거나 어깨를 들어올리지 않도록 한다. 얼굴을 찌푸리거나 이빨을 꽉 깨물지 않도록 하고, 등이나 엉덩이 부분에 힘을 가하거나 위/아래쪽으로 밀지 않도록 한다. 빨리 움직이는 것은 좋지 않은데, 빨리 움직이게 되면 탄력이 붙게 돼서 자세, 근육의 긴장, 통증 등에 부정적인 영향을 미친다.

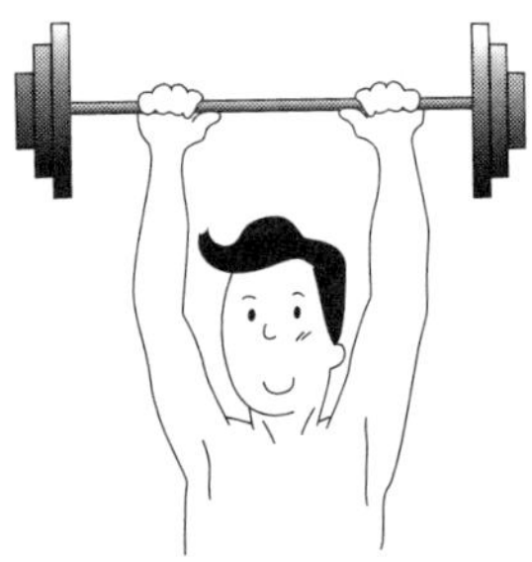

그림 5.85

• **좋은 움직임(그림 5.85)**

운동을 할 때 남들이 보기에 쉽고 부드럽게 하고 있다고 느낄 수 있게 자세를 취한다. 얼굴이나 기타 신체 부위들을 이완시키고, 이빨을 꽉 물지 않도록 하고, 겉보기에 아무런 문제가 없이 아주 평온해 보일 수 있도록 좋은 것에 대해 상상을 해보자. 부드럽고 침착하게 움직이자. 운동을 하는 내내 움직임의 정도가 거의 똑같아야 한다. 운동이 최고조에 달했을 때 잠시 자세를 멈추고, 운동을 하던 움직임의 정도로 다시 시작자세로 돌아온다.

〈주의해야 할 요소〉

한 운동을 할 때마다 8-15번 정도 반복하고, 운동은 한 주에 2-4번 정도 한다. 8-15번 정도의 반복 운동을 할 때 적정 수준의 힘으로 즉, 너무 쉽게 혹은 너무 무리해서 들면 안 된다. 반복을 하는 동안 마지막 몇 번에서 운동을 제대로 하지 못하거나, 계속 좋은 자세를 유지할 수 없다면 너무 무거운 바벨을 들어올리고 있는 것이고, 반복 시 마지막 몇 번도 처음 몇 번처럼 쉽게 한다면 너무 가벼운 바벨을 들어올리고 있는 것이다. 한 운동마다 8-15번 이상의 반복은 불필요하고, 한 주에 2-4번 이상으로 반복하는 것도 무의미하다.

- **운동법**

헬스장에서 쓰이는 기구들에 대한 그림과 함께 그 기구를 사용하면서 쓰는 근육들에 대해 설명하겠다. 운동 기구의 종류에 상관없이 다음과 같은 사항들에 주의하면서 운동해보자.

대퇴근(大腿筋, 허벅지 앞부분)

- **좋은 움직임(그림 5.86)**

등 아랫부분에 힘이 실리지 않으면서도 자연스러운 굴곡을 잘 지탱할 수 있도록 '골반 자리잡아 주기' 운동을 한다. 곧게 앉은 자세를 유지하면서 무릎을 최대한으로 편다. 안정적으로 곧게 앉을 수 있도록 팔걸이가 있는 의자에서 이 운동을 해야 한다.

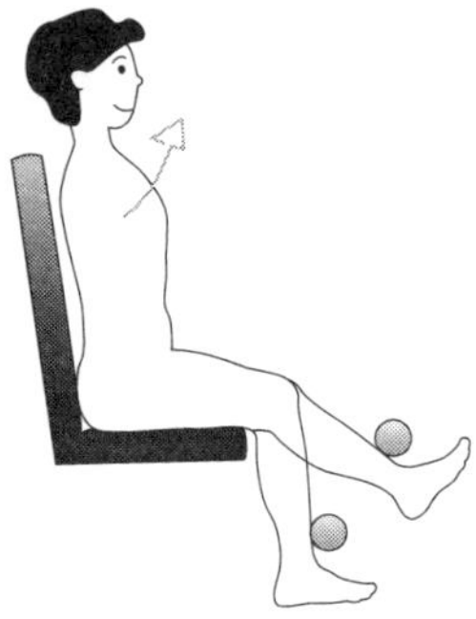
그림 5-86

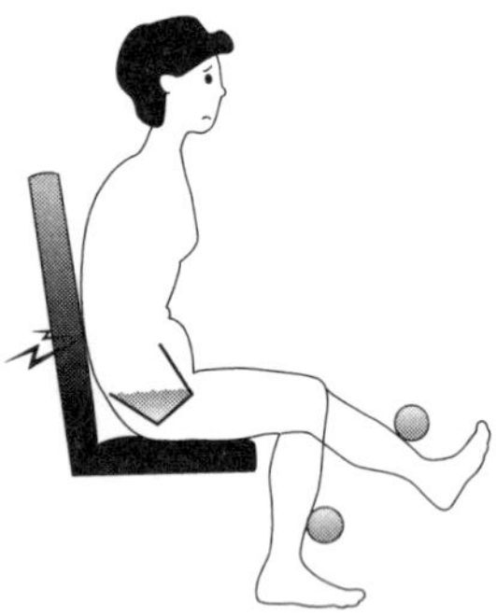
그림 5-87

- **나쁜 움직임(그림 5.87)**

의자 바닥에 꼬리뼈를 대고 앉으면 구부정하게 앉게 된다. 오금이 경직된 상태에서 무릎을 최대한 곧게 펴면 전체적인 자세가 구부정해지면서 등에 심한 압박을 가할 것이다. 등 아랫부분에 아주 치명적이라 할 수 있다.

오금(허벅지와 엉덩이 뒷부분)

• **좋은 움직임(그림 5.88)**

무릎을 구부리면서도 서혜부(사타구니)가 받침대 쪽으로 눌려지도록 해서 등은 편평한 수준을, 엉덩이는 아래쪽을 향하는 자세를 유지해준다. 등 윗부분과 목에는 힘을 주지 않는다. 팔로는 봉 같은 것을 잡아 체중을 분산시키고, 등과 엉덩이의 좋은 자세를 유지하면서 무릎을 최대한 구부리자.

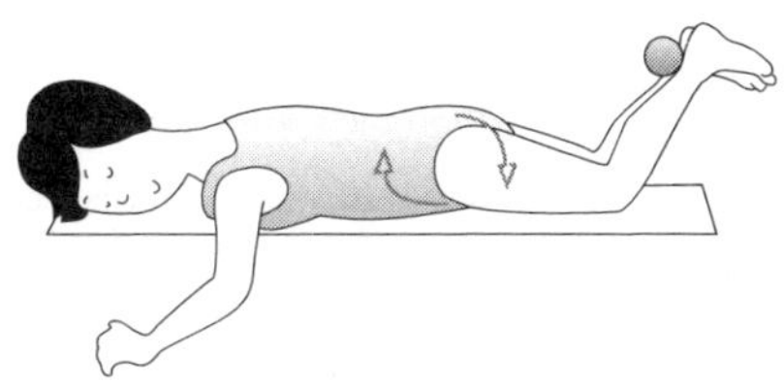

그림 5-88

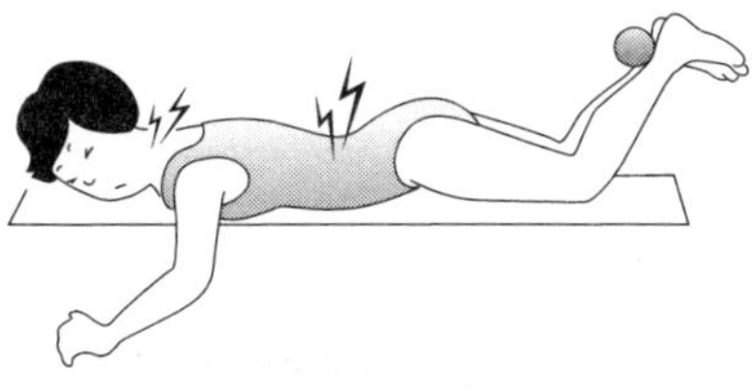

그림 5-89

• **나쁜 움직임(그림 5.89)**

등이 뒤쪽으로 구부러지지 않도록 하고, 엉덩이는 위쪽으로 올라오지 않도록 한다. 무릎을 구부리면서 머리에 힘을 주거나 들어올리지 않는다.

복부

• 좋은 움직임(그림 5.90)

'골반 자리잡아 주기'를 하고, 가슴은 위쪽으로 곧게 들고, 머리는 가슴 위쪽에서 균형을 잘 잡아준다. 등을 곧게 편 채로 엉덩이에서 구부려 몸을 아래쪽으로 기울이면서 이 자세를 계속 유지하자. 이 운동을 하면서 팔은 기구 위에 편안하게 올려둔다. 이 움직임이 웅크리는 자세와 비슷하다는 것을 인지해보자. 몸을 숙일 때 너무 끝까지 다 숙일 필요는 없고, 특히나 등, 엉덩이, 다리에 통증이 나타날 경우 몸을 완전히 숙이지 않아도 된다.

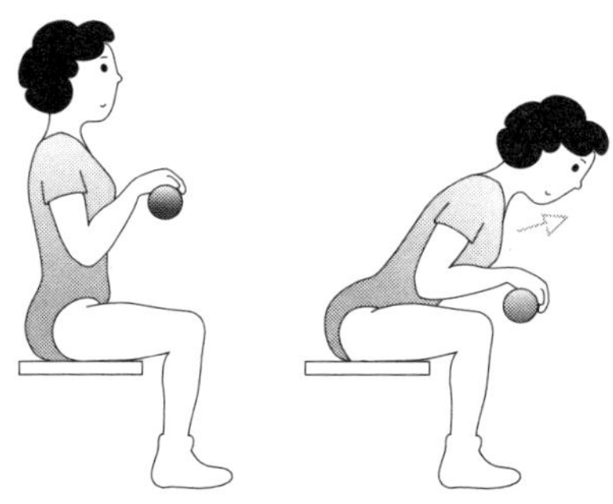

그림 5.90

• 나쁜 움직임(그림 5.91)

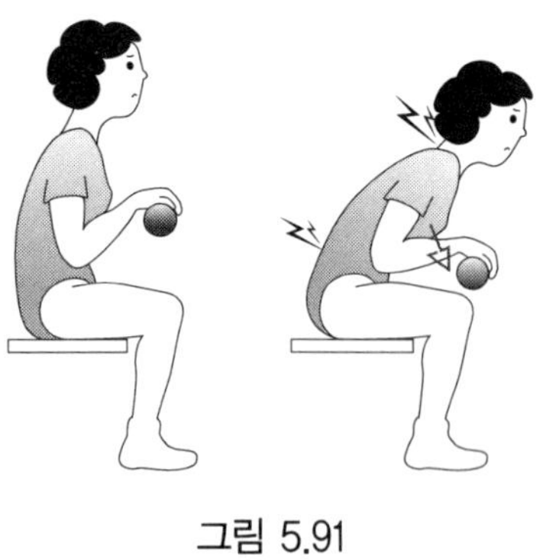

그림 5.91

등 아랫부분을 구부정하게 만들어서 압박을 가하지 않도록 한다. 이는 나쁜 자세일 뿐만 아니라 실질적으로 아주 위험하기 때문이다. 몸을 숙이면서 머리를 가슴보다 앞쪽으로 내밀지 말자. 팔에 무리하게 힘을 가하면서 몸을 숙이면 안 된다. 상체를 낮출 때 위쪽을 쳐다보는 것도 좋지 않다.

등

• 좋은 움직임(그림 5.92)

'골반 자리잡아 주기'를 하고, 운동을 하는 동안 가슴은 위쪽으로 곧게 들고, 머리는 가슴 위쪽에서 균형을 잘 잡는다. 척추를 축으로 몸을 뒤쪽으로 기울이면서 배 아랫부분은 위쪽, 안쪽으로 들어올린다. 등 아랫부분이나 다리에 통증을 느끼면 더 이상 뒤로 숙이지 않아야 한다. 운동을 어느 정도 반복함에 따라 최대한 뒤로 숙일 수 있는 정도는 바뀔 것이다. 따라서 강제적으로 더 많이 뒤로 구부리려고 해서는 안 된다.

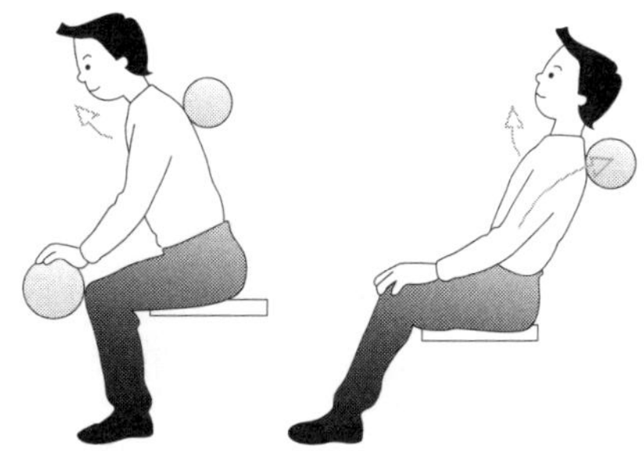

그림 5.92

• 나쁜 움직임(그림 5.93)

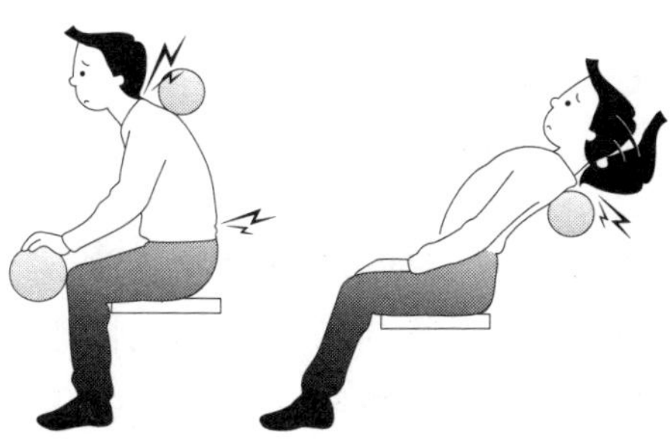

그림 5.93

등 아랫부분을 구부정하게 하고, 가슴을 아래쪽으로 수그리고, 머리를 앞쪽으로 내밀어 구부정하게 만든 상태에서 운동을 시작하거나 끝내서는 안 된다. 상체를 뒤쪽으로 기울이면서 목이 뒤쪽으로 구부러지지 않도록 주의하자.

옆구리와 견갑대(肩胛帶, 어깨뼈 부분 - 팔로 무언가를 아래쪽으로 잡아당길 때)

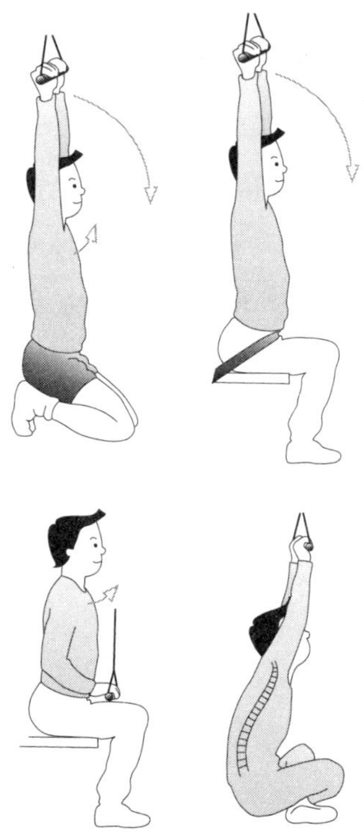

그림 5.94

- **좋은 움직임(그림 5.94)**

팔을 써서 무언가를 아래쪽으로 잡아당길 때 가슴은 위쪽으로 곧게 펴고, 목과 등은 올바른 중립적인 자세를 유지한다. 팔을 내리면서 어깨뼈도 동시에 아래쪽으로 당겨준다. 몸이 들썩이면서 무게를 위쪽으로 들어올리지 않도록 의자에 달린 벨트를 착용하는 것도 좋다.

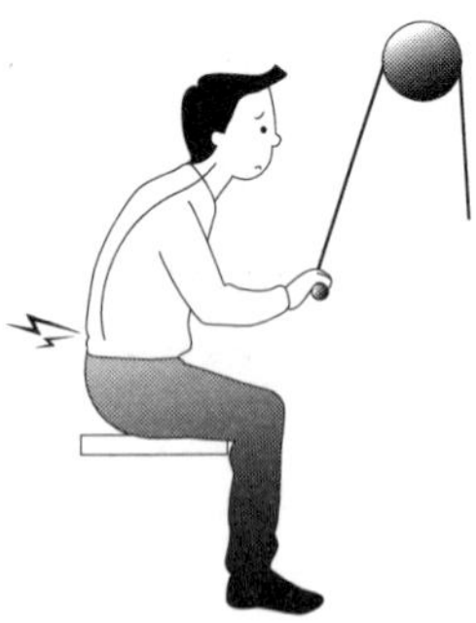

그림 5.95

- **나쁜 움직임(그림 5.95)**

아래쪽으로 잡아당길 때 상체를 이용하지 않아야 하는데, 상체를 이용하게 되면 머리가 가슴과 함께 앞쪽, 아래쪽으로 수그려지기 때문이다. 잡아당기면서 머리를 뒤쪽으로 구부리는 자세도 피하고, 머리 뒤쪽에 있는 봉을 잡아당기기 위해 목을 바깥쪽으로 쭉 뻗는 것도 피한다.

어깨의 삼각근(팔굽혀펴기를 할 때, 물건 들어올릴 때, 머리 위쪽으로 팔을 올릴 때)

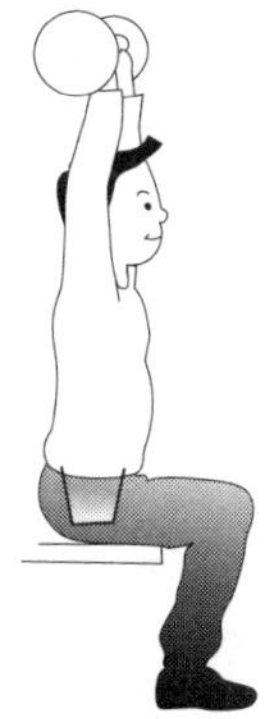

그림 5.96

- **좋은 움직임(그림 5.96)**

팔을 머리 위쪽으로 들어올리거나 올렸던 팔을 내리는 동안에 곧게 앉은 자세를 유지할 수 있도록 한다. 등 아랫부분에는 힘이 들어가지 않아 가볍고, 스트레스를 받지 않는다고 생각하면서 등이 아닌 팔로 운동을 하자.

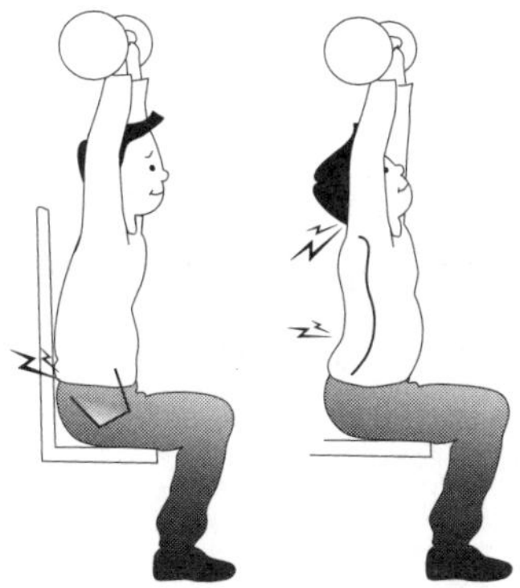

그림 5.97

- **나쁜 움직임(그림 5.97)**

몸을 구부정하게 하고 앉으면 등 아랫부분에 심각할 정도의 압박이 가해진다. 팔 쓰는 운동을 돕기 위해 등 아랫부분과 목 윗부분을 뒤로 구부리지 않도록 한다. 이렇게 하면 척추에 무리가 굉장히 많이 간다.

가슴(가슴의 앞쪽, 위쪽 근육 몸 바깥쪽에서 중심 쪽으로 무언가를 잡아당길 때)

- **좋은 움직임(그림 5.98)**

팔을 가슴 앞쪽으로 잡아당길 때 가슴은 위쪽으로 곧게 펴고, 머리는 올바른 자세로 곧게 세우고, 머리가 가슴 위쪽에서 균형을 잘 잡을 수 있도록 한다.

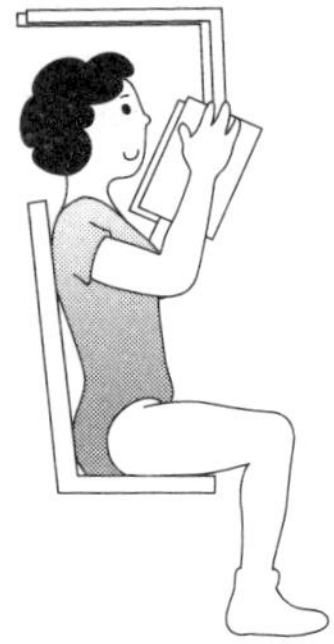

그림 5.98

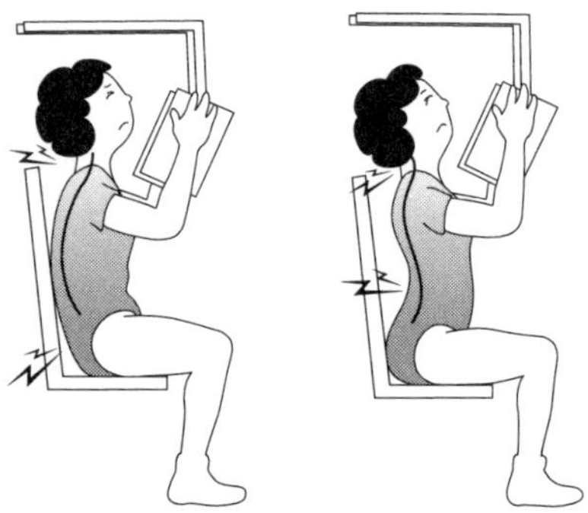

그림 5.99

- **나쁜 움직임(그림 5.99)**

등 윗부분을 구부정하게 하지 말고, 운동을 더 쉽게 하려고 가슴과 머리를 앞쪽, 아래쪽으로 떨어뜨리지 말고, 머리를 뒤로 젖히는 것도 피한다.

가슴과 어깨 삼각근 앞부분(벤치 프레스 할 때)

- **좋은 움직임(그림 5.100)**

운동을 하는 동안 머리, 상체, 골반 부위들이 중립적으로 편안하게 놓일 수 있도록 한다. 발은 자신이 편한 대로 땅바닥에 대든지 벤치 위로 올리든지 한다. 운동을 하는 동안 목과 턱에 힘을 주지 말자.

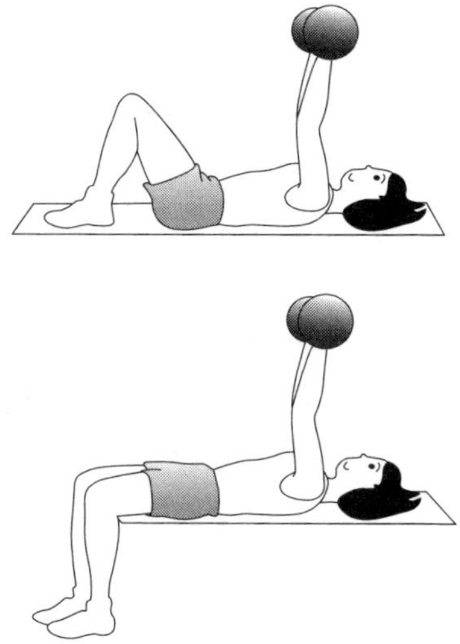

그림 5.100

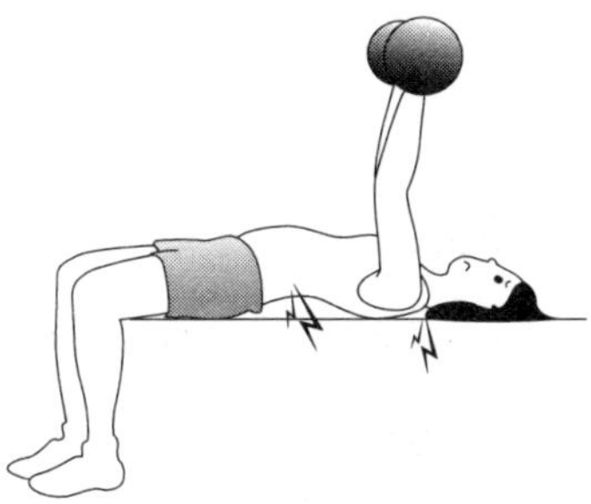

그림 5.101

- **나쁜 움직임(그림 5.101)**

등이나 목을 어느 한쪽으로 구부린 채 힘을 주거나 밀어 올리지 않도록 한다. 머리 뒷부분이나 목을 벤치 쪽으로 밀지 말자.

이두근(二頭筋)

- **좋은 움직임(그림 5.102)**

가슴은 곧게 펴고, 머리는 가슴 위쪽에서 균형을 잘 잡고 곧게 세운다. 서서 운동을 하는 경우 발을 어깨넓이만큼 벌리고, 골반 '양동이'는 앞뒤로 봤을 때 수평을 유지하도록 한다. 팔 아랫부분을 올렸다 내렸다 하면서 운동을 할 때, 팔꿈치는 몸통 앞쪽에 위치하고 팔 윗부분은 옆구리와 평행으로 놓이도록 한다.

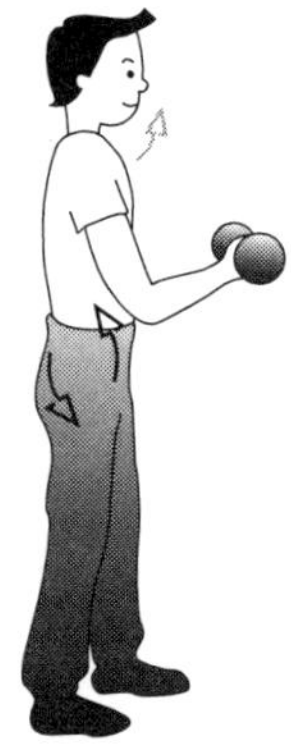

그림 5.102

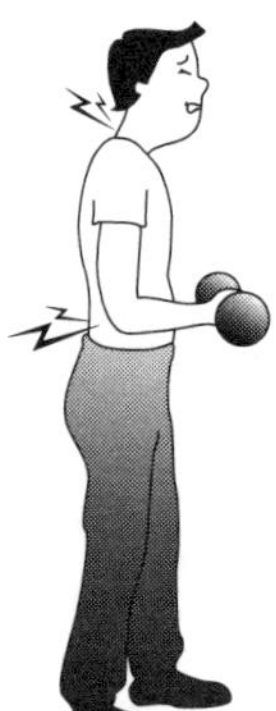

그림 5.103

- **나쁜 움직임(그림 5.103)**

가슴과 머리가 앞쪽으로 떨어지지 않도록 한다. 아령 등의 기구를 들었다 내렸다 하며 운동을 할 때 팔꿈치가 어깨보다 뒤쪽에 놓이지 않도록 주의한다. 골반 양동이가 앞쪽이나 뒤쪽으로 기울지 않도록 한다.

유산소운동

개 념

유산소운동이란 몸을 움직이는 데 있어 필요한 에너지를 생산하는 주요 동력이 산소가 되도록 운동하는 것이다. 유산소운동으로 최대한의 효과를 보려면 운동량(한 번에 15-20분 정도)/빈도수(한 주에 2-3번씩)/강도(적정한 심장 박동수를 낼 정도)가 적절해야 한다. 유산소운동의 예로는 빠르게 걷기, 조깅, 자전거 타기, 수영, 춤추기 등이 있는데, 이런 운동들을 너무 빨리 혹은 심하게 하는 경우 무산소운동이 되어버릴 수 있다. 산소가 없이도 운동을 하게 되면 분명 운동을 20분도 채 못할 거고, 숨이 가빠지면서 산소로 인해 얻어지는 긍정적인 효과를 얻지 못할 것이다. 즉, 이런 운동들을 잘못하게 되면 훨씬 빠른 속도로 자신의 신체 체계를 지치게 만들 뿐이다.

중요성

유산소운동을 지속적으로 하는 것이 좋은 이유는 아주 많다. 유산소운동은 심장과 혈액 순환 체계의 힘과 효율성을 향상시킴으로써 심장 마비에 걸릴 확률을 낮출 뿐 아니라 고혈압이나 기타 심장 질환 등의 발생 비율을 줄인다. 이 외에도 모든 활동에 대한 근력을 향상시키고, 건강하게 장수할 수 있도록 한다. 신체가 에너지원으로서 산소를 더 잘 활용함에 따라 면역 체계가 전보다 더 강해질 것이다. 이러한 일반적인 긍정적 효과들과 더불어 목/등 부위의 통증을 줄이는 다음과 같은 4가지의 효과도 있다.

- 유산소운동은 자연적으로 체중을 감량할 수 있는 가장 건강하면서도 효과적인 방법이다. 지방 세포를 효과적으로 신진대사시킬 수 있는 유일한 종류의 운동이기 때문이다. 과체중으로 인해 통증이 악화되는 경우도 있기 때문에 유산소운동을 통해 체중을 감량하는 것은 효과가 있을 것이다.

- 유산소운동을 하면 장기적인 통증 경감 효과를 볼 수 있다. 엔돌핀은 통증 회로를 차단시킬 수 있는 신체의 자연적인 화학 물질인데, 유산소운동은 운동 종류 중에서 유일하게 이 엔돌핀이라는 물질의 생산과 보급을 크게 촉진시킨다.

- 유산소운동은 구조적 체계를 더 강하고 유연하게 만들어 통증이 쉽게 악화되지 않도록 한다.

- 유산소운동은 자긍심을 높이고, 통증을 악화시킬 수 있는 화, 우울, 걱정 등의 감정을 줄인다.

이러한 긍정적 효과들은 자신이 선택한 유산소운동을 어떻게 하느냐에 따라 나타날 수도 나타나지 않을 수도 있다. 자신의 신체 체계에 물리적으로 그리고 정신적으로 적절한 유산소운동을 선택하는 것이 아주 중요하고, 앞에서 소개한 효과들을 달성할 수 있도록 효과적으로 하는 것도 중요하다. 이제 유산소운동을 어떻게 하면 가장 효과적으로 할 수 있는지 알아보자.

빈도수

한 주에 2-5번 정도 한다. 유산소운동을 한 주에 적어도 2번씩 지속적으로 하지 않는다면 신체 체계는 긍정적으로 나아지지 않을 것이다. 유산소운동을 산발적으로 어쩌다 한 번씩 하려고 하면 신체적으로 무리가 갈 수 있고, 너무 무리해서 운동을 할 경우 심지어 신체에 위험할 수도 있다.

유산소운동을 한 주에 5번 이상 하는 것은 매일 아주 열심히 운동하는 운동 선수가 아닌 이상 피해야 한다. 너무 자주 하면 신체는 대개 피로를 느끼면서 통증을 유발할 수 있다. 구조적 체계와 면역 체계가 약해지면서 결과적으로는 심각한 증상을 수반할 수 있다.

운동 지속 시간

유산소운동의 최대 효과를 얻기 위해서는 한 번 할 때마다 적어도 15-20분 정도는 지속적으로 해 줘야 한다. 하지만 운동을 처음 시작하는 경우는 5-10분 정도 지속하는 정도로 시작해 점차 지속하는 시간을 15-20분 정도까지 올려나가도 된다. 운동을 하면서 신체의 반응을 잘 살피자. 지쳐 보이는 것이 아니라 훨씬 건강해 보이고, 기분도 좋아 보여야 한다는 것을 명심하자. 운동의 지속 시간을 늘려 나가는 것이 어렵다면 분명 너무 강도 높게 혹은 너무 빨리 운동을 하고 있는 것이다. 이럴 경우 심장 박동수를 확인하자. 15-20분 이상 운동을 하려고 시도한다면 운동을 너무 자주할 때 나타나는 문제들이 야기될 수 있고, 특히 운동을 처음 시작하는 사람이 이렇게 할 경우 심각해질 수 있다. 즉, 신체가 '불평'을 많이 하게 됨에 따라 운동을 자주 하려고 하지 않게 될 것이다.

운동 반복 정도

2-5분 정도 천천히 몸을 풀고 나면 맥박이 '적정 심장 박동수' 수준으로 빨라지면서 운동의 반복 정도와 강도가 세져야 한다. 심장 박동수를 적어도 15-20분간 적정 수준으로 유지하는 것이 모든 유산소 운동의 기본이라 할 수 있다.

자신의 적정 심장 박동수를 파악하기 위해 다음 공식을 사용해 보자.

운동을 처음 시작하는 경우 : (220 − 나이) × 0.6
운동을 지속적으로 하는 경우 : (220 − 나이) × 0.7
운동을 전문적으로 하는 경우 : (220 − 나이) × 0.8

운동을 하면서 심장 박동수가 자신의 수준에 맞는 적정 박동수와 자신보다 한 단계 위 수준에 맞는 적정 박동수 사이를 유지하도록 한다. 아래의 표는 나이에 따라 적정한 식장 박동수를 보여준다.

나이	운동을 처음 시작하는 경우	운동을 지속적으로 하는 경우	운동을 전문적으로 하는 경우
20	120−140	140−150	150−160
25	117−136	136−146	146−156
30	114−133	133−143	143−152
35	111−130	130−140	140−148
40	108−126	126−136	136−144
45	105−123	123−133	133−140
50	102−119	119−130	130−136
55	99−116	116−125	126−132
60	96−112	112−122	122−128
65	93−109	109−119	119−124
70	90−105	105−115	115−120

맥박수 확인하기

- **중요성**

적정 수준의 심박수를 유지하면서 운동을 잘 하고 있는지 확인하기 위해 운동을 하는 동안, 운동을 끝마친 직후, 운동을 마치고 난 5분 후에 1분당 맥박수를 확인해야 한다.

운동을 처음 시작하는 경우 자신의 맥박수를 확인하는 것이 아주 중요한데, 이렇게 하면 자신이 운동을 너무 심하게 하고 있는 건지 아닌지를 알 수 있다.

유산소운동을 하고 있는 동안과 끝마친 직후에는 맥박수가 자신의 수준에 맞는 적정 심장 박동수여야 한다.

운동을 마치고 나서 5분 후에는 맥박수가 적어도 1분당 100회 아래로 다시 내려가야 하는데, 그렇지 않다면 운동을 너무 심하게 하고 있는 것이다.

일반적으로 맥박수가 보통 편안한 상태에서의 맥박수로 빨리 되돌아오면 올수록 건강한 상태에 있다고 할 수 있다.

• **측정법**

검지와 중지를 가볍게 목 위쪽, 후두 옆쪽에 올려 경동맥을 찾는다. 맥박을 느낄 때까지 연한 조직을 가볍게 눌러준다. 아니면 손목의 손바닥 쪽, 엄지 쪽에 검지와 중지를 올려 맥박을 확인할 수도 있는데, 맥박을 느낄 때까지 이 부분을 가볍게 눌러준다.

맥박을 느낀 후 10초 동안에 몇 번이나 뛰는지 센 후 1분당 박동수를 계산하기 위해 6을 곱한다.

운동을 너무 심하게 하거나 너무 빨리 하면 박동수가 본인 수준의 적정 심장 박동수보다 높아질 것인데 이렇게 되면 숨이 가빠지고, 자신의 이름과 주소를 말하려면 숨을 헐떡이고, 몸이 비틀거리거나 어지러움을 느끼면서 분명 지쳐 보일 것이고, 땀을 너무 많이 흘리고, 스트레스를 받은 것처럼 보일 것이다.

이와 반대로 운동을 너무 가볍게 하면 1분당 박동수가 본인 수준의 적정 심장 박동수보다 낮을 것이다.

숨이 전혀 가쁘지 않거나, 숨을 헐떡이지 않고 자신의 이름과 주소를 가뿐히 말할 수 있고, 전혀 힘들지 않다고 느낄 것이고, 편안해 보이고, 땀도 흘리지 않을 것이다.

초기와 후반기에 몸풀기

유산소운동을 할 때 초기와 후반기에 2-5분 정도를 몸푸는 데 할애해야 한다. 운동을 시작할 때 천천히 몸에 열기를 더하고, 조직들을 늘여줘야 하는데, 이렇게 해야 몸을 좀더 빨리 움직이기 시작할 때 더 안전하고 효율적으로 움직일 수 있기 때문이다. 자동차를 운전하기 전에 시동을 걸어 엔진을 어느 정도 데워주는 것과 같다고 생각하면 된다. 각 유산소운동에 대한 특정한 몸풀기 방법을 소개할 것이지만, 일반적으로 각 유산소운동을 조금 다른 방법으로 해주는 것도 몸풀기로서 아주 효과적이다. 각 운동을 몸풀기 운동으로 활용하려면 좀더 느리게, 점점 반복 정도와 동작의 크기를 증가시키고, 이에 따라 심박수도 조금씩 늘리면서 본인 수준의 적정 심장 박동수에 도달할 때까지 약 2-5분간 해 주면 된다.

운동을 안전하게 마무리 짓기 위해서는 후반부에도 역시 몸을 풀어줘야 한다. '엔진' 이 오랫동안 열심히 일을 한 후에는 그 열기를 식혀주는 것이 최선책이다. 특정한 스트레칭을 해줘도 좋긴 하지만, 그냥 간단하게 하고 있던 운동의 속도 등을 낮추면서 2-5분 정도 지속함으로써 운동을 아예 멈추었을 때 심장 박동수가 1분당 100회 아래로 떨어지게 하면 된다.

주의

초기와 후반기에 몸풀기를 하는 동안 호흡을 조절하면 매우 효과적이다. 정화 호흡법과 평정 호흡법을 사용해 각 부위의 근육에 신선한 공기가 공급될 수 있게 하고, 몸 속에 쌓여 있던 이산화탄소를 배출한다. 몸풀기를 하는 동안 숨이 가쁘다면 너무 운동을 빨리 해서 비효율적으로 몸을 사용하고 있는 것이므로, 속도를 낮추고 정화 호흡법을 몇 번 해줌으로써 호흡도, 자신의 몸도 편안한 상태로 돌아오도록 한다.

유산소 걷기

• 몸풀기

몸풀기 운동을 '1단 기어'와 '2단 기어' 정도에 해당한다고 생각하고 걷자. 오랫동안 앉아있었거나 누워있은 후에 일어나자마자 해주면 가장 효과적이다. 근육들을 풀어주고, 관절들이 매끄럽게 움직일 수 있도록 하기 때문이다. 짧게 운동해주기에 가장 좋은 방법으로, 유산소 걷기의 몸풀기로도 최상의 방법이다.

• 운동법

발을 떼면서 몸을 움직일 때 부드럽고, 편안할 수 있도록 신경 써서 걷는다. 천천히 속도를 높였다가 낮춘다. 몸이 잘 풀어지기 전까지는 너무 심하게 몸을 움직이지 말고, 갑작스럽게 움직임을 시작하거나 멈추지 않도록 한다. 얼마 정도는 걸을 때 몸을 아주 곧게 펴고, 균형이 잘 잡힌 자세를 취할 수 있도록 집중한다. 자세 교정 운동이 필요하다면 해준다. 오랫동안 앉아있었던 경우 대개 몸을 구부리고, 수축하고, 구부정하게 하고 있었을 것이므로 몸을 늘이고, 압박을 줄이는 것이 최선책이다.

예를 들어, 3장에 소개된 머리와 가슴 들어올리기 부분을 참고할 수 있다. 몸을 움직이기 시작할 때 스트레칭을 하거나, 팔을 크게 움직여주거나, 정화 호흡법과 평정 호흡법을 몇 번 하는 것을 습관화하도록 하자.

- **활보(闊步)하기**

이 시점을 '3단 기어' 에서 '5단 기어' 까지의 수준에 해당한다고 생각하자. 몇 분 정도 지속됐던 활기찬 속도를 얼마간 연장하고 싶을 때 더 속도를 높일 수 있거나 그 속도를 유지할 수 있을 때를 이 시점이라 할 수 있다. 이 수준의 운동은 몸 전체적 체계의 체력과 유연성을 향상시킬 수 있다. 적어도 15분간 적정 심장 박동수에 가까운 맥박수를 유지하면서 운동했다면 운동 효과를 더욱 향상시키기 위한 가장 좋은 방법이다. 이 운동은 매일 출퇴근 시에, 혹은 유산소운동의 한 가지 방법으로 활용할 수 있다.

2분 정도 몸을 풀어준 후 활보하기 전까지 걷기 수준을 점차 높인다. 예로, 1시간에 5.5-8km 정도 걷거나 1분당 120-170보 정도 걸을 수 있다.

주의사항

걸으면서 나쁜 자세로 바뀌거나 근육에 무리한 힘을 가하는 경향이 있는데, 3장의 '걷기' 부분에 소개된 좋은 걷기 방법들을 사용해야 함을 명심하자. 걷는 방법에 신경을 쓰면서 칼로리 소모량을 늘릴 수 있고, 근육의 긴장감을 해소시킬 수 있다(그림 5.104). 다음의 사항들을 준수하자.

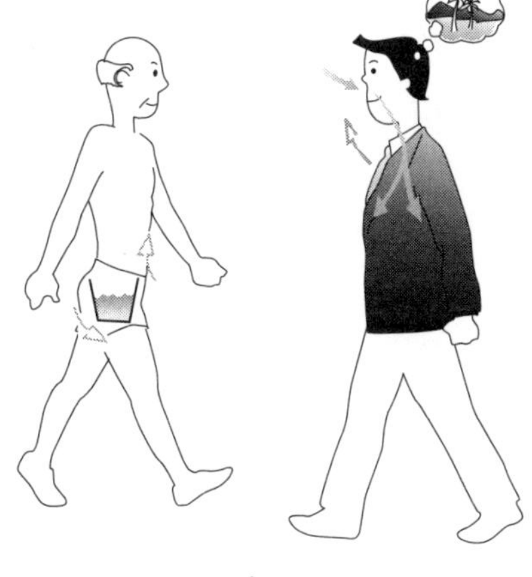

그림 5.104

▶ 몸을 항상 곧게 펴자.

3장에 소개된 머리와 가슴 들어 올리기 운동을 때때로 해주면서 몸이 자동적으로 곧게 펴진 자세를 유지할 수 있도록 한다.

▶ 골반을 수평으로 유지하자.

걸으면서도 골반을 수평으로 유지해주면 배와 엉덩이 부분의 근육을 자연적으로 강화할 수 있다. 약 20초-1분 정도간의 짧은 시간 동안 배의 근육을 위쪽, 안쪽으로 가볍게 들어올리는 것이 가장 좋은 방법이면서도, 아주 간단하다. 동시에 편안한 호흡을 유지하자.

▶ 정면을 향해 걷자.

발걸음을 앞쪽으로 떼면서 발이 정면을 향하거나 약간만 바깥쪽을 향할 수 있도록 한다. 이 때는 다리 앞쪽의 근육들이 사용된다.

▶ 발걸음을 올바르게 떼자.

발을 떼서 땅을 짚을 때에는 제일 먼저 발뒤꿈치의 바깥쪽 부분을 땅에 짚은 후 발의 바깥쪽 부분을 땅에 대주고, 그런 후 발가락 밑의 넓은 부분과 엄지 발가락으로 땅을 짚으면서 바닥을 밀어낸다. 발에 충격을 주지 않고 부드럽게 땅을 디딜 수 있도록 하자. 더 빠른 속도를 내거나, 긴장감을 해소하거나, 더 많은 열량을 소모하고자 한다면 종아리, 허벅지 뒷부분, 엉덩이 근육에 힘을 줘서 걷자.

▶ 팔을 흔들자.

팔이 자연적으로 흔들리는 정도를 더 높여서 추진력을 더할 수 있도록 한다. 중간 정도의 속도로 걷는다면 팔꿈치만 약간 구부러진 채 팔이 거의 곧게 될 수 있도록 하고, 진자(振子)처럼 흔들리게 한다.

빠른 속도로 걷는다면 추진력을 더하기 위해 자동적으로 팔꿈치를 더 많이 구부리게 될 것이다. 이런 식으로 팔 흔드는 정도를 조절해 줌으로써 5-10% 정도 더 많은 열량을 소모할 수 있다. 어깨를 귀 쪽으로 들어올리면서 힘을 가하지 말고, 팔이 몸을 가로지르면서 흔들리지 않도록 한다. 팔은 앞뒤로만 흔들려야 한다.

기타 걷기 정보

1. 운동화

시중에 얼마든지 좋은 운동화들이 판매되고 있다. 운동화만 전문으로 파는 매장을 찾는 것도 좋은 방법이다. 신발을 사기 전에 신고 몇 분간 걸어보면서 편안한지, 힐카운터(뒷축)가 튼튼한지, 충격을 잘 흡수하는지 등을 기준으로 구매를 결정하자(3장 참고).

2. 지 형

달리기 트랙, 흙, 아스팔트 등과 같이 표면이 부드러우면서도 약간 딱딱한 곳들이 걷기에 가장 좋다. 콘크리트나 벽돌 등과 같은 더 딱딱한 표면에서 걸을 경우 너무 심한 압박을 줘서 통증을 악화시킬 수 있다. 하지만 푹신한 안창이 깔린 신발이나 충격 흡수 기능이 강한 신발을 신어주면 이런 문제점이 해결될 수 있다. 부드러운 모래나 울퉁불퉁한 표면에서 걷게 되면 몸이 자꾸 흔들리면서 통증을 악화시킬 수 있으므로 가능하면 이런 곳은 피하자.

3. 손/다리에 운동용으로 부착하는 무거운 것

목이나 팔에 통증이 있다면 손에 무거운 것을 달지 말자. 그렇게 하면 나쁜 자세를 취하도록 몸을 아래쪽으로 잡아당기거나 몸에 힘을 무리하게 가할 것이다. 팔에 무거운 것을 단다면 가슴을 곧게 펴고, 어깨는 아래쪽으로 내리고, 목은 편안하게 올바른 자세를 취하도록 한다. 다리에 무거운 것을 달면 본인 수준의 적정 심장 박동수에 도달하는 게 어려운 사람들에게 있어서 심장 박동수가 증가되는 긍정적인 효과가 있지만, 걷는 자세가 나빠질 수 있다. 신체 부위에 무거운 것을 달지 않고도 적정 심장 박동수에 쉽게 도달할 수 있다면 사용을 자제하자.

크로스컨트리 스키

이 운동은 겨울 스포츠에 아주 심취해 있는 사람이나 크로스컨트리 스키 운동기구를 집에 보유하고 있는 사람이 할 수 있는 것으로, 처음에는 다소 까다롭지만 완벽하게 배우기까지는 꽤 단순한 반복 운동이다. 걷는 움직임과 아주 유사하지만 앞으로 나아가기 위한 추진력을 가하기 위해 팔과 다리에 힘을 주는 정도가 보통 걷기보다는 더 세다고 할 수 있다. 이 운동은 걷기보다 팔, 다리, 상체의 체력을 훨씬 더 빨리 증가시키는데, 수영보다도 더 빨리 증가시킨다. 달리기 하는 것보다는 부상의 위험이 적고, 걷기와 마찬가지로 등에 통증이 있는 사람들에게 아주 효과적인 운동이다.

걷기, 수영하기, 배를 바닥에 대고 눕기 등을 했을 때 통증이 완화되는 사람의 경우, 또 활보하는 것을 좋아하거나 겨울 활동을 좋아한다면 크로스컨트리 스키가 아주 제격이다.

이 운동을 했을 때 통증이 증가되거나, 걷기가 지루하다고 생각하거나, 겨울에는 집안에서 시간을 보내는 게 좋다면 크로스컨트리 스키는 별로 맞지 않다.

• **좋은 움직임(그림 5.105)**

머리/목, 가슴, 골반이 조화를 이루면서 중립적인 상태로 곧은 자세를 취해야 한다. 골반을 앞쪽으로 기울이지 않고 수평 상태로 유지하기 위해 좀더 의식하고, 배 아랫부분과 엉덩이 부분에 가볍게 힘을 준다. 가슴은 곧게 펴는 동시에 좀 벌려줌으로써 공기가 원활히 통하도록 하고, 팔과 다리가 좀더 효율적으로 움직이도록 한다. 머리와 목은 상체 위에서 균형을 잘 잡고 위치해야 하는데, 힘을 무리하게 주지 않고서도 자연스럽게 그 자세를 유지하도록 한다.

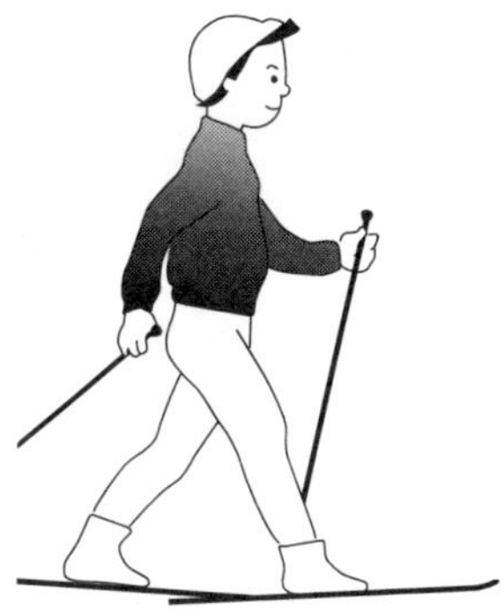

그림 5.105

• **나쁜 움직임**

너무 과장된 자세는 피한다. 머리와 목이 가슴보다 앞쪽으로 나오지 않도록 하고, 너무 아래쪽을 쳐다보지 않도록 한다. 가슴을 구부정하게 만들지 말고, 배와 엉덩이가 완전히 바깥쪽을 향하도록 하지 말자.

• **몸풀기**

유산소 걷기의 몸풀기와 똑같은 개념으로, 크로스컨트리 스키를 즐긴 후에 와류탕(월풀), 마사지기, 진동기 등을 사용하면 몸의 체계를 재정비할 수 있다.

유산소 달리기

유산소운동을 어느 정도 지속적으로 해줬다면 걷기만으로는 적정 심장 박동수에 도달하지 못할 수 있다. 이럴 때에는 걷기를 천천히 달리기로 전환하는 방법을 써보자. 달리기가 항상 등/목 부위의 통증을 증가시키는 것은 아니지만, 걷기에서 달리기로 전환할 때 다리와 척추에 압박이 심하게 증가되는 것은 사실이므로 달리기가 통증을 증가시킨다면 다시 걷기로 바꾸든지 다른 유산소운동을 해야 한다.

- **운동법**

3장의 '걷기' 부분이나 이번 장의 '유산소 걷기'나 '크로스컨트리 스키' 부분의 정보가 이 운동에도 적용된다. 신체에 무리하게 긴장을 가하지 말고, 머리를 상체 위에 또 상체는 골반 위에 균형을 잘 잡고, 충격을 적절하게 흡수하는 운동화를 착용하고, 적당한 지형에서 운동을 해야 한다. 좋은 운동법을 사용하는 데 특히 집중하자. 대개 달리기는 걷기 중에 습관적으로 드러나는 나쁜 자세를 악화시키므로, 이런 경향을 줄일 수 있는 방법들을 앞부분에서 소개된 대로 따라 해보자.

• **좋은 움직임(그림 5.106)**

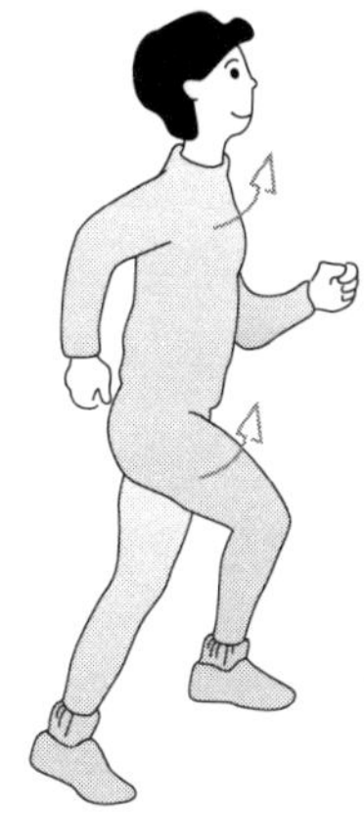

그림 5.106

◇ 머리를 곧게 세우고 뛰자. 얼굴 표정이 편안해 보이도록 만들자. 머리는 어느 쪽으로도 기울이지 않으면서 가슴 위쪽에서 균형을 잘 잡도록 하자. 목에는 무리를 가하지 말자. 머리가 상체를 단단히 짚고 그 위에서 편안히 놓여 있다고 생각하고, 머리가 가슴의 힘으로써 움직인다고 생각하자.

◇ 가슴을 곧게 펴고, 편안하게 벌려주자. 숨을 들이쉬면서 가슴을 들어올리고, 숨을 내쉬면서 올려진 상태를 유지하자. 가슴에 부착된 끈이 가슴을 위쪽, 앞쪽으로 끌어당기고 있다고 생각하자.

◇ 어깨와 팔꿈치는 힘을 가하지 않은 상태에서 아래쪽을 향해야 하는데, 탄력을 증가시키기 위해 앞뒤로 곧게 움직여야 한다. 신체가 운동하는 데 이 부위들이 한 몫 할 수 있게 한다. 몸통을 좋은 자세로 편안하게 두고, 팔을 움직일 때 몸통이 다소 가만히 있을 수 있도록 한다. 한 팔씩 차례대로 힘을 주며 움직여준다.

◇ 골반 '양동이' 는 수평으로, 안정적으로, 잔잔하게 유지되어야 한다. 자신의 몸이 흔히 취하는 자세가 어떤지에 따라 골반이 앞쪽으로 기울지 않게 하기 위해 배 아랫부분과 엉덩이 부분에 힘을 주자.

◇ 다리를 잘 움직이고, 부드럽게 발걸음을 뗀다. '유산소 걷기' 에서 소개된 내용을 참고하자.

◇ 머리, 가슴, 골반이 같은 방향을 향하도록 하고 곧은 자세를 취한다. 이 부위들이 앞쪽으로 운반되는 상자들이라고 생각하고, 각 부위가 비틀리거나 흔들리지 않도록 한다. 그 상자들을 앞쪽으로 운반하면서 팔과 다리가 어떻게 그것들을 도와 곧게, 균형 있게 드는지 느껴보자.

• **나쁜 움직임**

◇ 아래쪽을 보거나 힘을 주면서 달리지 말자. 얼굴에 긴장감이 있다는 것은 통증을 느끼거나 운동이 즐겁지 않다는 것을 뜻한다. 머리가 앞쪽으로 튀어나오고, 어깨가 높이 들려있거나 구부러져 있고, 팔꿈치가 몸 뒤쪽으로 한참 밀려나 있고, 가슴이 구부정하거나 배에 힘을 준 탓에 아래쪽으로 구부러졌거나, 꼬리뼈가 아래쪽을 향하면서 등 아랫부분이 구부정하거나 편평하게 되 있는 자세는 피해야 한다(그림 5.107).

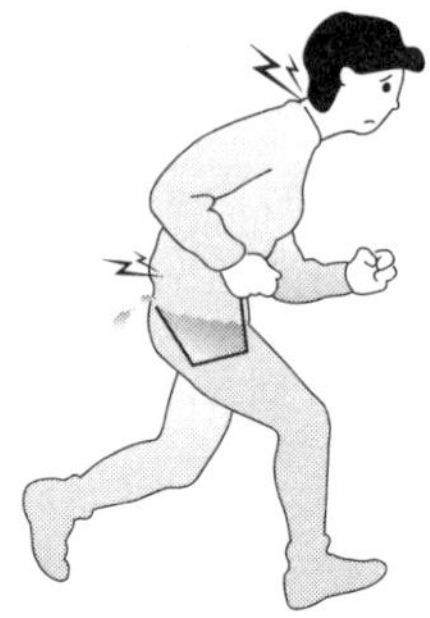

그림 5.107

▷ 너무 힘을 주고 달리지 말자. 위에서 말한 것과 똑같은 문제이긴 한데, 이 자세는 척추가 뒤쪽으로 많이 구부러져 그 결과 턱, 목, 배, 엉덩이가 바깥쪽을 향하게 된다(그림 5.108).

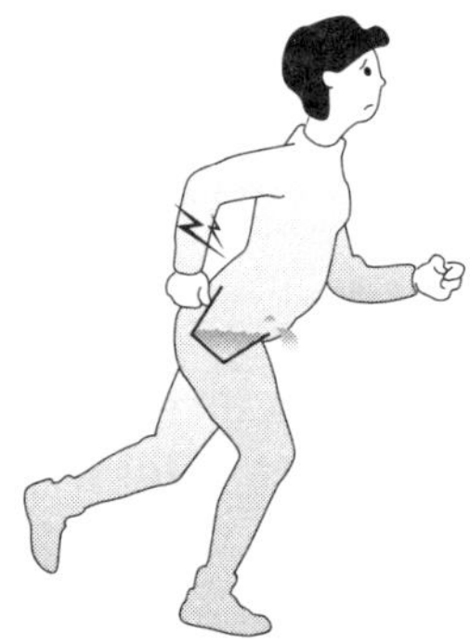

그림 5.108

▷ 몸을 흔들면서 달리지 말자. 신체가 불안정하거나 근육이 경직되면 머리, 가슴, 골반 '양동이', 무릎, 발목 등의 부위가 흔들리거나, 비틀리거나, 좌우로 기우뚱하게 된다(그림 5.109).

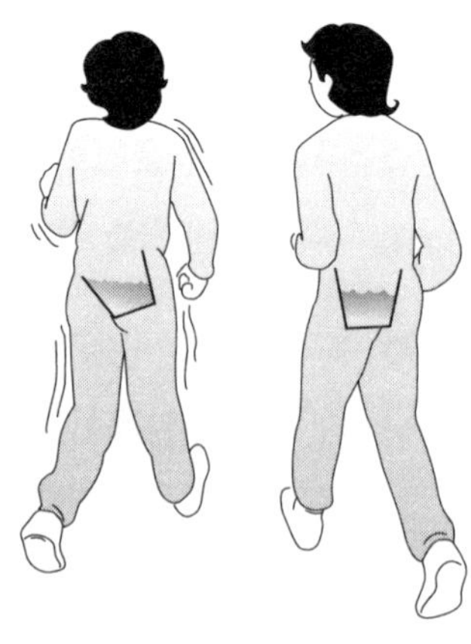

그림 5.109

• **몸풀기**

유산소 걷기와 똑같은 방법으로 몸을 풀어주면 되는데, 이 운동에서는 종아리 늘여주기를 좀더 신경써서 한다.

수 영

물이 운동에 좋은 이유는 몸을 지탱하고 관절에 가해지는 압력을 줄일 뿐 아니라 움직임에 대한 저항력이 커서 움직이기 위해서는 근육이 더 세게, 빠르게 일하게 된다는 점이다. 따라서 몸을 편안히 하는 동시에 구조를 강화하고, 근력을 향상시킬 수 있다.

- **좋은 움직임(그림 5.110)**

◇ 물 속에서는 부드럽게, 효율적으로, 조용하게 움직여야 하는데 어떤 영법을 하더라도 이와 같이 움직이도록 하자.

◇ 머리와 목을 중립적인 자세로 둔다. 예를 들어, 자유형을 할 때는 머리를 물 속에서 이완시켜 머리와 가슴이 일직선을 그리면서 풀장 바닥을 향하도록 한다.

◇ 숨을 쉬기 위해 고개를 틀 때 턱을 안으로 당긴 채 상체도 머리와 함께 조금 틀어주면서 목이 조금이라도 덜 틀어지도록 한다.

◇ 등 아랫부분과 관절은 중립적인 자세를 유지하는데 배 아랫부분을 위쪽, 안쪽으로 살짝 들어올리면 된다.

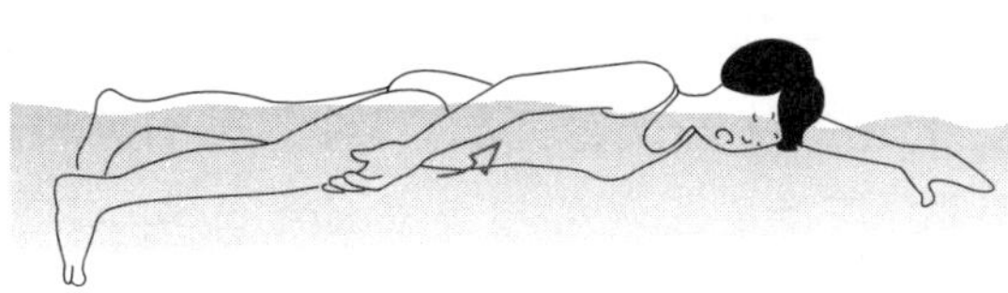

그림 5.110

- **나쁜 움직임(그림 5.111)**

◇ 머리와 얼굴을 위쪽으로 들면 목에 무리가 갈 뿐 아니라 목 윗부분이 뒤쪽으로 구부러진다. 이 자세는 숨을 쉬려고 고개를 틀 때 목에 통증을 유발시킨다. 머리나 눈이 젖지 않게 하려고 이런 자세를 취하는 경우도 있다.

◇ 등 아랫부분이 심하게 뒤로 구부러지면서 배와 엉덩이가 바깥쪽으로 튀어나오지 않도록 한다. 이런 자세는 물의 부력 때문에 일어나기 쉽고, 특히 물 밖에서 이런 자세를 습관적으로 취하는 경우 일어나기 쉽다.

◇ 팔과 다리를 너무 휘두르거나 흔들지 말자. 이런 움직임은 머리, 상체, 골반을 여러 방향으로 기울이기 때문이다. 물이 최소한으로만 튀기도록 신경 쓰면서 운동하자.

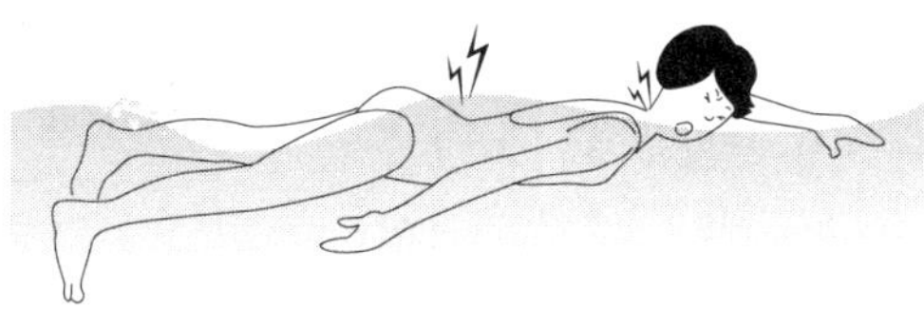

그림 5.111

- **몸풀기**

풀장 안에서 몇 분 정도 있으면서 목과 어깨가 긴장을 풀고 늘여질 수 있도록 한다. 천천히 몸을 풀어줌으로써 적정 심장 박동수에 도달할 수 있게 되고, 통증을 느끼게 될 위험성이 줄어든다. 수영을 하고 나서 목이나 등에 통증이 악화된다면 이를 완화시키기 위해 가슴까지 무릎 당겨 올리기(5장 참고), 목 강화 운동과 압박 줄이기(2장 참고), 목 이완 운동(5장 참고) 등을 하자.

수중 에어로빅

이 운동은 에어로빅의 재미, 긍정적 효과를 모두 주면서도 마른 땅에서 이런 움직임을 함으로써 가해지는 압박이나 통증을 전혀 주지 않는다.

수중 에어로빅을 하면서 빨리 움직이면 물이 저항력을 크게 가하면서 심장 박동수를 높인다. 심장 박동수를 자신의 적정 심장 박동수 수준으로 유지하고, 심장이 너무 빨리 혹은 너무 느리게 뛰지 않도록 조절하자.

몸을 곧게 펴고 균형을 잘 잡은 좋은 서기 자세를 취하도록 한다. 다음에 소개된 운동법들을 순서에 관계없이 여러 개 묶어서 자신의 적정 심장 박동수에 도달해 15-20분 정도 운동할 수 있을 만큼 반복하자. 15분 미만으로 하더라도 최소한 어느 정도의 강화 효과는 볼 것이다. 팔에 대한 저항력을 더 키우고 싶다면 손가락을 쫙 핀 후 손가락과 손가락 사이를 딱 붙인 채로 운동하자.

다리를 옆쪽으로 움직이기

풀장 벽면을 바라보고 서서 양팔은 벽면 위쪽에 올려둔다. 상체와 골반은 정면을 향해야 하는데, 즉 풀장 벽면과 평행 구조를 이뤄야 한다. 한쪽 다리를 들어 옆쪽으로 최대한 들어주되, 통증을 느끼지 않을 정도로 그리고 상체가 어느 쪽으로도 기울지 않을 정도로 들어야 한다. 그런 후 다리를 내리면서 다른 쪽 다리 앞쪽으로 당겨준다. 이제 다리를 들어 옆쪽으로 다시 최대한 들어준 후 내리면서 다른 쪽 다리 뒤쪽으로 당겨준다. 머리, 몸통, 골반이 비틀어지거나 기울어지지 않도록 주의한다. 한쪽 다리마다 20-30번씩 반복한다.

서서 다리 들어올리기

5장을 참고하자. 한쪽 다리마다 20-30번씩 반복하고, 본인의 적정 심장 박동수를 유지할 수 있는 속도로 한다.

제자리 달리기

5장의 '유산소 달리기' 부분을 참고해 좋은 달리기 자세를 취하고, 발가락 아래쪽의 넓적한 부분으로 땅을 짚어준다. 저항력을 높이려면 더 빨리 달리고, 팔꿈치를 구부린 채 팔을 앞뒤로 더 많이 흔들자. 물은 어깨 바로 아래까지 와야 한다.

팔 스트레칭하기

발을 어깨넓이보다 넓게 벌리고, 어깨가 물 바로 아래에 놓이도록 약간 웅크린다. 팔은 몸의 앞쪽에 두고, 손바닥을 위로 향한 채 옆쪽으로 쭉 뻗어준 후 팔을 다시 몸 앞쪽으로 당겨준다. 20-30번 정도 반복한다. 머리, 상체, 골반이 중립적인 자세로 편안하고, 곧은 자세를 취하도록 한다.

제자리 뛰기

어깨 높이 정도의 물 안에서 양쪽 발을 함께 모으고 발가락으로 선다. 그런 후 발에 힘을 주고 다리를 좀 벌리면서 몸이 물 안으로 더 깊이 들어갈 수 있도록 한다. 이와 동시에 팔을 물 위쪽으로 들어올려 준다. 이제 뛰면서 팔을 옆구리 쪽으로 내리고, 양쪽 발을 함께 모은다. 10-30번씩 반복한다.

몸 비틀기

얕은 물에서 발을 넓게 벌리고 안정적인 자세로 웅크리며 몸을 낮춰준다. 손바닥이 본인 쪽을 향하게 하고 손가락을 깍지 껴서 팔을 앞쪽으로 쭉 뻗는다. 마치 막대기를 좌우로 흔드는 것처럼 깍지 낀 팔을 몸의 좌우로 흔든다.

머리, 어깨, 상체, 골반이 조화를 이뤄서 한꺼번에 똑같은 방향을 향해 움직이도록 한다. 다리와 발가락을 주축으로 몸 전체를 비틀고, 회전시키되 몸 전체를 한 덩어리처럼 생각하고 움직이자. 한쪽 방향마다 10-30번씩 반복한다.

크로스컨트리 스키

어깨 높이 정도의 물 안에서 앞부분의 '크로스컨트리 스키' 운동을 해보자. 가슴을 앞쪽으로 약간 구부리되 몸 전체적으로는 곧게 편 좋은 자세를 유지하면서 팔과 다리를 앞쪽으로 한쪽씩 쭉쭉 뻗어준다. 다리가 풀장의 바닥 위에서 움직이는 것이기 때문에 이 운동을 하더라도 제자리에 그대로 있을 것이다. 3-5분 정도 지속한다.

유산소 자전거타기

이 운동에는 일반적인 유산소 효과가 있을 뿐더러 다리 이완 및 강화에 아주 효과적이다. 좋은 자전거를 좋은 자세로 다소 부드러운 지형에서 탄다면 등과 목에 전혀 통증이 가지 않는다.

• **초반 몸풀기**

자전거를 타기 전에는 그다지 몸풀기 운동이 필요하지 않지만, 오랫동안 앉아있었거나 목이 너무 경직되어 있다면 각 부위의 긴장을 풀어줄 적절한 몸풀기 운동을 해줘야 한다. 자전거를 타기 전에 몸에 별 무리가 없다고 생각된다면 걷거나 점차 속도/저항력을 높여가며 자전거 페달을 밟음으로써 간단히 몸을 풀면 된다.

• **좋은 움직임(그림 5.112)**

◇ 골반을 잘 자리잡아 줌으로써 곧고 편안한 자세를 취하고, 가슴을 곧게 펴주며 팔에 힘을 줌으로써 힘을 분산시킨다. 위쪽으로 곧게 서 있는 핸들이 달려있는 자전거를 타면 좀더 자동적으로 좋은 자세를 유지할 수 있다.

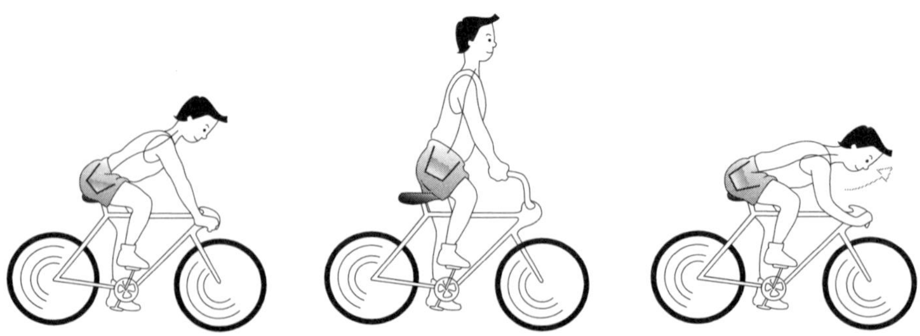

그림 5.112

◇ 자전거 좌석의 적절한 높이가 중요하다. 바닥에 발가락 끝을 대고 자전거에 걸터앉아보자. 좌석의 앞부분에 엉덩이 아랫부분이 닿아야 한다. 자전거 페달을 밟을 때 아래쪽으로 내려가는 다리가 위쪽으로 다시 올라오기 전에 엉덩이와 무릎 부위에서 다소 곧게 펴져야 한다.

자전거 좌석이 너무 높으면 아래쪽으로 내려가는 다리가 제일 낮은 부분까지 내려갔을 때 페달을 밟기 위해 골반을 옆쪽, 아래쪽으로 기울이게 될 것이다. 그 결과 척추가 구부러지고, 비틀어진다. 자전거 좌석이 너무 낮으면 척추가 구부러지면서 심한 압박이 가해지고, 엉덩이와 무릎이 좋지 않은 자세를 취하게 된다.

◇ 편안함을 느끼기 위해 자세를 교정한다. 목에 힘을 가하지 않으면서 여러 방향으로 돌리고, 두개골의 아랫부분과 목 윗부분에 가해진 압박과 긴장을 줄이기 위해 때때로 머리를 앞쪽으로 숙여주자. 모터사이클용 핸들이 달려있는 자전거를 타는 경우 이렇게 자세를 교정해주는 것이 특히나 중요하다.

◇ 등 아랫부분을 천천히 진동시켜라. 등 아랫부분이 경직되기 시작한다면 앞쪽으로 구부려준 후에 다시 등을 원상태로 일으켜 세우면서 조금씩 편안하게 흔들어준다. 3-5번 정도 반복한다.

◇ 압박과 충격은 최소한으로 유지한다. 자전거 좌석이 작고 단단하다면 스프링이나 쿠션이 달려 있는 크고, 좀더 몸을 잘 받쳐줄 수 있는 좌석으로 교체해 충격을 더 많이 흡수하는 것도 하나의 방책이다. 좌석 커버의 종류에 따라서도 각기 다른 느낌을 받을 것이다.

커버 중에는 압력과 충격을 줄이기 위해 특별히 제작된 것들도 있다. 양가죽 커버 등은 아무 것도 깔지 않은 좌석보다는 훨씬 낫겠지만 고무 커버 등과 같은 커버보다는 충격 흡수가 덜 된다. 기포로 된 핸들 커버, 테이프, 덧대진 장갑 등은 팔, 목, 머리 등에 느껴지는 불편함을 덜어준다. 더 부드럽게 아무런 충격 없이 자전거를 타고 싶다면 가까운 자전거 '전문점' 에 가서 충격 흡수 기능을 갖춘 특수 타이어나 좌석에 대해 상담해보자.

압박과 충격을 줄이기 위해 좋은 자세를 취하는 것은 꽤 간단하다. 타면서 통증이 느껴지거나 너무 오랫동안 타고 있었다면 좌석 쪽에 가해지던 힘을 발과 손에 나누어 실어보자. 즉, 몸 전체에 가해지는 힘이 척추에 몰리기 전에 팔과 다리로 분산시키는 것이다. 한쪽 다리는 곧게 편 상태로 다른 쪽 다리만 구부리고 있거나, 양쪽 다리를 쭉 펴고 팔에 좀더 힘을 많이 실은 후 몸을 앞쪽으로 조금만 기울이는 자세를 취해보자. 이런 자세를 취하기도 전에 이미 자세가 나쁘다면 절대 이 자세로 바꾸려고 시도하지 말자.

◇ 본인의 적정 심장 박동수에 도달하고, 그 상태를 유지하자. 운동을 하다가 멈추지 않는 이상 맥박수를 계속 추적하는 것은 거의 불가능하다. 따라서 적정 심장 박동수를 계속 유지하기 위해서는 자신의 호흡에 좀더 신경을 곤두세우는 것이 중요하다.

- **나쁜 움직임(그림 5.113)**

◇ 머리를 앞으로 수그리거나 목을 앞쪽으로 쭉 내밀지 말자. 가슴을 곧게 펴는 자세를 유지하면 이런 자세를 막을 수 있다. 가슴이 구부정해지는 순간부터 머리는 앞쪽으로 떨어질 것인데, 앞쪽을 보기 위해서 목은 들어올려야 할 것이다.

그 결과 곧 연한 조직과 관절에 통증이 유발된다. 모터사이클용 핸들이 달린 자전거의 경우 이런 문제를 종종 일으킨다.

모터사이클 경기를 할 때는 당연히 좋지만, 그렇지 않다면 위로 곧게 선 형태의 핸들로 바꿔주자. 교체하고 싶지 않다면 적어도 브레이크 핸들만이라도 위쪽으로 서 있어야 하는데, 그래야 핸들 위쪽에 손을 올리고 탈 수 있기 때문이다.

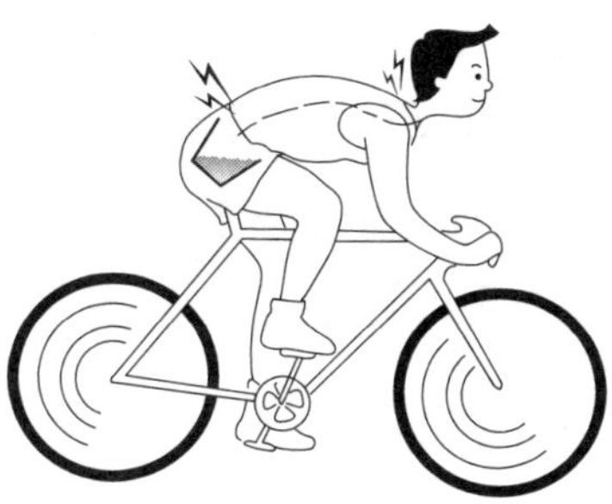

그림 5.113

◇ 몸을 구부정하게 하고 자전거를 타면 가해지는 압박이 더 심해질 것이다. 등을 구부리고, 꼬리뼈가 아래쪽으로 향한 자세로 자전거를 탄다면 특히 울퉁불퉁한 도로에서 통증이 심각해진다. 이런 문제는 핸들의 종류에 상관없이 일어나지만, 특히 경주용 핸들일 경우 흔하게 나타난다. 이런 자세를 자주 취한다면 자전거 좌석 높이를 확인해보자. 분명 너무 낮을 것이다.

◇ 너무 오랫동안 똑같은 자세만 취하고 있지 말자. 좋은 자세를 취하고 있건 그렇지 않건 간에 한 자세에 너무 오랫동안 머물러 있게 되면 통증, 피로, 불편함 등을 더 빨리 느낄 것이다.

• **후반 몸풀기**

초반 몸풀기를 반대 순서로 해준다. 통증을 느끼지 않는다면 완전히 움직임을 멈출 때까지 점차 속도를 늦춤으로써 간단히 몸을 푼다. 통증이 있는 경우 본인에게 가장 효과적인 이완 운동 및 늘이기 운동을 해 주는데, 보통 수준의 몸풀기를 5분 정도 지속한 뒤 특정한 이완/늘이기 운동을 한다. 효과적인 운동들로는 목 강화 운동과 압박 줄이기(2장 참고), 척추를 축으로 몸 비틀기(5장 참고), 팔굽혀펴기(5장 참고) 등이 있다.

에어로빅

몸 전체적 구조를 강화할 뿐 아니라 유연성도 향상시킨다. 선 상태에서 움직이는 것이 별 무리가 없다면, 혹은 음악에 맞춰 춤추는 것을 좋아한다면, 에어로빅이 제격이다. 서 있는 것이나 팔을 위쪽으로 올리는 것이 통증을 악화시킨다면, 혹은 춤추는 것을 싫어한다면 에어로빅을 하지 말아야 한다.

척추가 편안함을 느끼면서 더 힘을 기를 수 있는 가장 효과적인 방법은 머리, 가슴, 골반 부위의 좋은 자세를 유지하는 것이다. 나쁜 자세가 유발되는 것은 대개 너무 빨리 움직이거나, 팔/다리를 너무 높이 들어올리거나, 바닥을 너무 쿵쿵 차거나, 나쁜 구부리기 자세를 취하거나, 전반적인 척추 구조를 조정하지 못하기 때문이다.

- **몸풀기**

좋은 에어로빅 강습이나 비디오 테이프에는 정해진 몸풀기 단계가 있어야 한다. 보통 걷거나 에어로빅 움직임을 좀 느린 속도로 함으로써 몸을 풀 수 있다.

에어로빅 운동을 하기 위해 필요한 움직임들을 신체 구조가 잘 시행할 수 있도록 하기 위해서는 이완/늘이기 운동들이 효과적인데 특히 목 이완 운동, 척추를 축으로 몸 비틀기, 오금 늘이기 운동, 엉덩이 스트레칭, 종아리 늘이기 운동(모두 5장 참고) 등이 좋다. 그림 5.39-5.48로 소개된 스트레칭 운동들은 피하자.

• **1단계 에어로빅**

1단계 수준의 가벼운 에어로빅을 할 때는 적어도 한쪽 발이 항상 땅에 붙어 있는다. 따라서 뛰지 않아도 되고, 충격도 덜 받게 된다. 1단계 에어로빅을 먼저 해보고 통증이 느껴진다면 2단계 에어로빅은 절대 시도하지 말아야 한다.

계단에서 하는 에어로빅 운동은 1단계에 속한다. 이 운동은 팔을 옆쪽, 머리 위쪽으로 움직이는 동시에 여러 높이의 계단들을 반복적으로 오르내리는 것을 포함한다.

이 운동을 할 때 천천히, 좋은 자세로 하면 아주 좋다. 하지만 속도에 연연하기 시작하면 등을 앞쪽/뒤쪽으로 구부리거나, 등 윗부분과 목을 앞쪽으로 떨어뜨리고, 목을 뒤쪽으로 구리는 등의 나쁜 자세를 취하게 된다.

• **2단계 에어로빅**

2단계는 좀더 '공수부대' 수준이라고 할 수 있는데 움직임의 종류가 1단계보다 다양해지기 때문이다. 이 단계의 운동을 재미있고 활기차다고 느끼는 사람들도 있을 것이지만, 만약 통증을 느끼면 1단계 운동만 해준다.

• **좋은 움직임**

◇ 에어로빅을 하는 동안 자신이 취할 수 있는 최상의 자세를 유지한다. 움직이는 동안에도 머리, 가슴, 골반이 균형을 잘 이루면서 곧고, 안정적으로 유지되도록 한다. 거울을 들여다보면서 스스로 자세가 어떤지 확인하고, 좋은 자세를 유지하자.

◇ 다리를 앞쪽으로 차거나, 들어 올리거나, 디딜 때 가슴은 곧게 편 상태로 유지한다. 다리를 너무 높게 혹은 너무 빠르게 들어올리면 자세가 구부정해질 수 있다. 따라서 가슴과 머리를 편안한 상태로 곧게 펴고서 다리를 부드럽게 움직일 수 있도록 한다(그림 5.114).

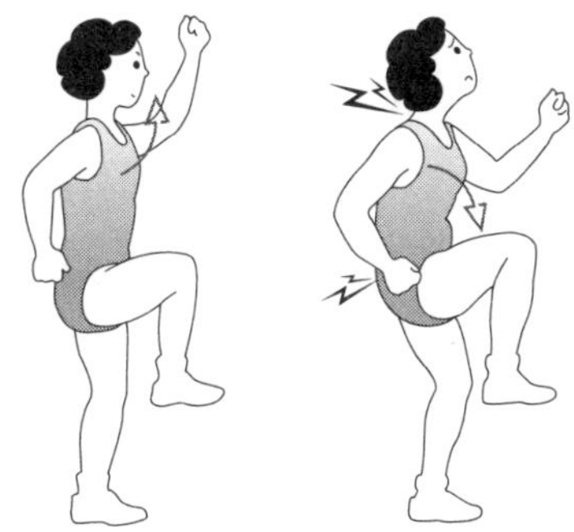

그림 5.114

◇ 팔을 머리 위쪽에서 움직여줄 때 머리와 골반이 어느 쪽으로도 기울지 않고 수평 상태를 유지하도록 한다. 3장에 소개된 골반 수평으로 유지하기, 머리와 가슴 들어 올리기 등의 자세 교정 운동을 참고하자. 머리를 바깥쪽으로 너무 치켜들거나 아래쪽으로 완전히 수그리지 말자. 팔을 올릴 때 배와 엉덩이를 바깥쪽으로 빼지 말자(그림 5.115).

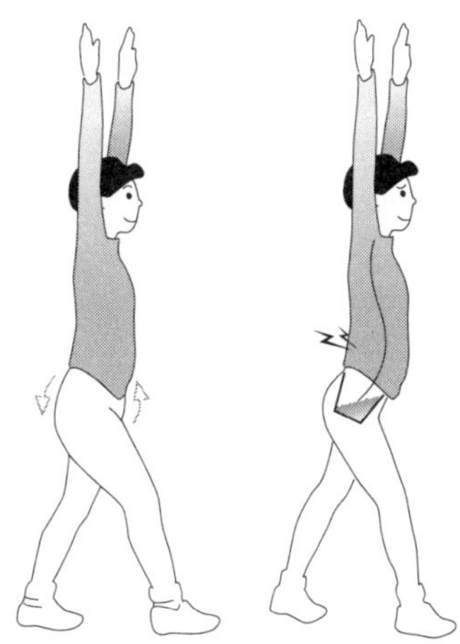

그림 5.115

◇ 다리는 계속 좋은 자세로 유지한다. 무릎 관절이 다리 중간부분 위쪽에서 잘 균형을 잡도록 한다.

걷거나, 돌진하거나, 웅크리는 등의 자세를 취할 때 무릎은 항상 발이 향하는 방향과 같은 곳을 향해야 할 뿐 아니라 발 위쪽에 정확하게 자리를 잡아야 한다. 절대 무릎이 발보다 앞쪽으로 나오면 안 된다.

◇ 가볍고 부드럽게 발을 디디도록 하자. 발가락 아래쪽의 넓은 부분으로 땅을 짚든지 혹은 발뒤꿈치 쪽으로 땅을 짚든지 간에 좀더 조용하게 발을 디디려고 한다면 발을 디딜 때 가해지는 충격이 많이 감소할 것이다.

에어로빅 전용 신발을 사용해보자. 이런 신발은 힐카운터(뒷축)가 안정적이고, 충격 흡수 기능이 뛰어나다.

◇ 나무, 고무, 에어로빅 전용 바닥 등과 같은 어느 정도 충격을 완화할 수 있는 안정적이고, 편평한 바닥에서 에어로빅을 하자. 콘크리트 바닥이나 카펫 위에서는 되도록 에어로빅을 하지 않도록 한다.

- **나쁜 움직임**

◇ 그림 5.40, 5.41처럼 다리를 곧게 펴고 선 상태에서 몸을 앞쪽으로 구부리지 말자. 이런 움직임은 아주 위험하고, 전혀 긍정적인 효과를 내지 않는다.

만약 에어로빅 강습 시간에 이런 자세를 시킨다면, 발을 넓게 벌린 채 몸을 약간 웅크린 자세로 이런 움직임을 해준다. 이렇게 하면 척추의 안정성을 향상시키는 동시에 다리의 체력과 유연성도 더 나아진다.

◇ 너무 무리하지 말자. 대부분의 사람들이 자신의 적정 심장 박동수보다 훨씬 높은 수치를 보이면서 에어로빅을 한다. 하지만 이건 에어로빅이라기보다 몸에 피해만 주는 신체적 스트레스라 할 수 있다.

강습을 받는 문제 중 하나는 자신의 신체가 보이는 반응을 주시하기보다는 강습 교사나 강습을 받는 사람들의 속도, 운동량을 따라가려 한다는 것이다.

본인의 심장 적정 박동수를 유지하면서 운동을 하기 위해서는 자신의 신체가 어떤 반응을 내는지 확인해야 하고, 움직임의 속도가 너무 빠르면 낮춰야 한다.

◇ 너무 열심인 강사나 너무 심취한 다른 강습생들을 항상 염두에 두자. 강사나 다른 강습생들이 동기부여를 할 수 있는 건 사실이지만 그들이 자신보다 더 빨리 움직이고, 발을 더 높이 찰 수 있으므로 자신이 같은 교실 내에 사람들과 무조건적으로 모든 조건을 동일하게 맞춰 운동해야 한다는 생각을 버리자.

거울을 통해서 자신의 신체가 어떤 반응을 보이는지 주의 깊게 살피고, 자세나 기분 즉, 근육의 상태나 감정적인 상태를 개선하기 위해 필요한 행동을 하자. 이렇게 하다 보면 어떤 때는 다른 사람들과 다른 운동을 하게 될 텐데, 본인에게 적정한 심장 박동수를 유지시키면서 통증을 주지 않는 운동을 하는 것뿐이니 괜히 눈치보지 말자.

◇ 본인이 잘 조절할 수 없는 장시간의 에어로빅은 하지 않도록 한다. 대부분의 에어로빅 강습은 몸풀기 시간까지 포함해서 한 시간 정도 된다. 자신이 40분 정도 에어로빅을 지속할 수 있다면 문제가 될 게 없지만, 에어로빅을 막 시작한 초보의 경우에 있어서는 그렇지 않다. 초기에 본인에게 적정한 심장 박동수를 유지하면서 15분 이상으로 운동할 수 있다는 생각은 버리자.

• 후반 몸풀기

심장 박동수가 1분당 100회 정도로 내려올 때까지 운동을 하고 있던 속도를 천천히 낮추고, 격렬함의 정도도 낮춰준다. 에어로빅을 하면서 거의 모든 근육과 관절들이 '동원되었기' 때문에 운동을 마친 후 스트레칭을 해 주는 것은 대개 불필요하다. 하지만 종아리 늘이기 운동을 해 주는 것은 권할 만하다(5장참고).

노 젓기

이 운동 기구는 지난 몇 년에 걸쳐 인기를 다시 얻었는데, 그런 연유로 이 책에서도 소개하겠다. 사실 이 운동은 그리 추천할만한 유산소운동은 아니다.

이 운동을 하면서 취하게 되는 자세나 움직임이 목, 등 부분에 다소 무리가 간다고 할 수 있는데, 특히 자세와 반복량 등을 고려했을 때 이런 점을 쉽게 파악할 수 있다. 만약 앉거나, 몸을 구부리거나, 윗몸 일으키기를 할 때 통증이 악화되는 사람의 경우 이 운동기구를 절대 이용해서는 안 된다.

앉아있을 때 통증을 느끼지 않으면서 이 운동 기구를 잘 사용할 수만 있다면 노 젓기 운동은 다리, 팔, 상체를 강화시킬 수 있는 좋은 운동이 될 것이다. 노 젓기 기구를 잘 사용하기 위해서는 다른 운동들보다 조금 더 신경을 써야 한다.

• **몸풀기**

이 운동은 앉아서 하는 것이므로 걷기로 몸을 푸는 것이 가장 좋다. 노 젓는 좋은 자세를 잡아가면서 1-2분 정도는 느긋한 속도로 노를 저어주자. 적정 심장 박동수에 도달할 때까지 점점 속도를 높이자.

• **좋은 움직임(그림 5.116)**

◇ 운동 기구 좌석에 처음 앉으면서 골반 자리잡아주기 운동을 한다(3장 참고). 꼬리뼈는 최대한 뒤로 가도록 하고, 등 아랫부분과 가슴을 곧게 펴고, 머리는 곧으면서도 어느 쪽으로도 기울지 않은 상태를 유지한다.

◇ 이 자세를 유지하면서 발에 힘을 주며 밀어내고, 팔은 몸 쪽으로 잡아당긴다. 이 움직임을 반복하면서 가슴은 곧게 펴고, 다소 수직의 상태를 유지해준다. 이렇게 하면 등 아랫부분과 머리/목 부위가 저절로 좋은 자세를 취한다.

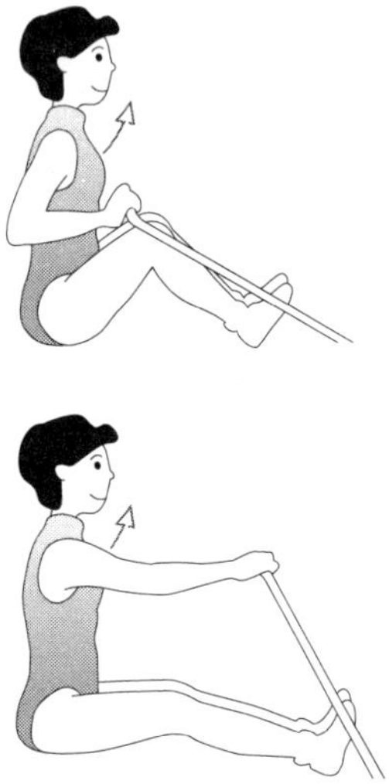

그림 5.116

• **나쁜 움직임(그림 5.117)**

◇ 이 운동을 할 때 구부정하게 앉는 경우가 다반사다. 가슴과 머리가 아래쪽, 앞쪽으로 당겨지지 않고, 등 아랫부분이 구부정해지거나 수그려지지 않도록 주의한다.

◇ 노를 뒤쪽으로 잡아당길 때 몸을 뒤쪽으로 기울이지 말자. 이렇게 하면 팔과 다리의 강화 효과가 줄어들고, 척추에 통증만 가해진다.

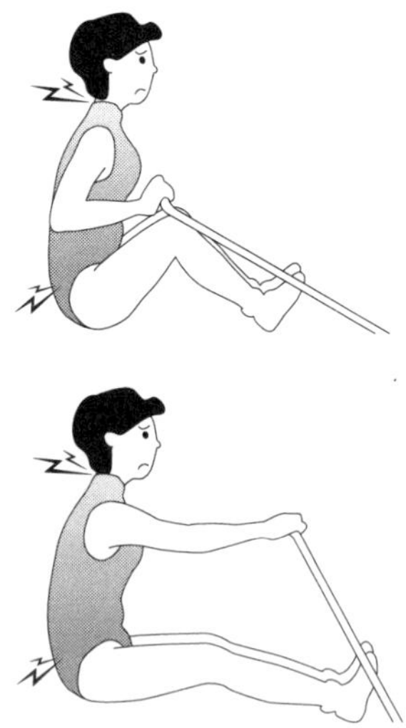

그림 5.117

- **후반 몸풀기**

초반 몸풀기와 마찬가지로 후반 몸풀기로도 걷기가 가장 적합한데 걸으면서 신체 구조를 늘이고, 가해지던 압박을 줄일 수 있기 때문이다. 걷기 외에도 다음의 이완/강화 운동들을 해보자.

- 목 강화 운동과 압박 줄이기(5장 참고)
- 척추를 축으로 몸 비틀기 하체 부위(2장, 5장 참고)
- 팔굽혀펴기(5장 참고)
- 선 자세에서 몸을 뒤쪽으로 구부리기(2장 참고)
- 머리 위쪽에 달린 봉을 잡고 몸 늘이기(5장 참고)

끝맺는 말

이 책을 읽는 독자들이 통증을 스스로 다스릴 수 있도록 자세, 호흡, 상상법, 운동법 등에 관련된 사항들을 이제까지 소개했다. 책을 다 읽고 난 지금도 여전히 궁금한 사항이 있거나, 더 강도 높은 치료가 필요하다고 생각되거나, 좀더 실질적인 치료를 원한다면 목이나 등 부위의 통증을 치료하는 물리치료사와 상담해보는 것이 좋다. 물리치료를 받지 않더라고 물리치료사와 상담만 하면서 스스로 통증을 조금이나마 억제할 수 있는 방법들을 알아볼 수 있다.

좋은 물리치료사를 알아보는 방법에는 여러 가지가 있는데 친구, 가족, 직장 동료, 의사 등에게 아는 물리치료사가 있는지 물어보는 게 가장 간단한 방법이다. 국가에서 운영하는 물리치료협회 같은 곳에 연락을 하면 각 지역의 물리치료사에 대한 정보를 알려줄 것이다. 또, 인근 대학교에 물리치료학과가 개설되어 있는지 알아보는 방법도 있는데, 이런 학과가 개설되어 있다면 물리치료학과 사무실에서 잘 하는 물리치료사를 소개해 줄 수 있을 것이다. 종합 병원에 있는 물리치료과에 가거나 개인 병원에서 물리치료를 받아도 좋다.

물리치료는 법적으로 허용되는 전문 시술이기 때문에 물리치료사에게 진단을 받기 전에 꼭 의사의 소견서를 받아야 하는 것은 아니다. 하지만 이런 법적인 문제를 떠나서 대부분의 보험회사들은 물리치료에 대한 금액을 보상해줄 때 의사 소견서를 요구할 것이다. 자신이 보상 받게 될 보험이 물리치료도 포함하는지 아닌지 알고 싶다면 보험 회사에 연락해 사전에 꼭 알아두자.

어떤 물리치료사에게 치료를 받을지는 순전히 본인의 선택에 달려 있다. 즉, 남들이 추천하는 물리치료사에게 꼭 치료나 상담을 받아야 할 의무가 전혀 없다는 말이다. 자신이 상담/치료를 받은 물리치료사가 맘에 들지 않는다면 여러 명의 물리치료사를 찾아가보고, 더 나은 사람을 선택하자.

이렇게 자신이 어느 정도의 평가를 거쳐 선택한 물리치료사는 자세/움직임 교정, 고통 경감 자세/움직임/담요, 유연성/체력/근력 등을 향상시킬 수 있는 운동법, 구조적 체계와 전기적 체계를 조화시키도록 조직/관절을 운동시킬 수 있는 실질적인 방법 등과 같은 사항들을 알려줄 수 있어야 한다.

마지막으로 하고자 하는 말은, 자신의 신체나 통증을 스스로 다스리는 것은 자신이 결정할 일이라는 점이다. 이 책에는 일상생활에서 나쁜 움직임들을 취하는 빈도를 줄이고, 좋은 움직임들을 취할 수 있게 하는 방법이 소개되어 있다. 자신의 통증을 완화시킨다고 생각되는 자세/움직임/운동 등을 반복하면서, 자신의 몸이 그들에게 익숙해질 시간, 이에 따라 점진적으로 치유될 시간을 허락하자.

어휘

유산소

산소가 몸을 움직이는 데 필요한 에너지를 생산하는 주 원료로서 쓰이는 운동에 대해 말할 때 쓰인다. 유산소운동은 특히 지방 세포들을 신진대사시킬 뿐 아니라 통증을 경감시키는 화학 물질인 엔돌핀의 생성을 활발히 한다. 한 주에 적어도 3번, 한 번에 15-20분 정도 해 주는 것이 적당한데 이 때 자신의 적정 심장 박동수에 도달한 후 이 상태를 유지해야 한다. 걷기, 달리기, 자전거 타기 등이 유산소운동에 속하는데, 적절한 강도로 일정 시간을 지속해줘야 한다.

무산소

산소가 필요한 에너지를 제 때 생산하지 못할 정도로 너무 높은 강도/속도로 하는 운동에 대해 말할 때 쓰인다. 무거운 바벨을 들어올리거나, 100m달리기를 하는 것이 예인데, 이런 운동들은 신체를 강화하긴 하지만 너무 강도가 높을 경우 통증을 악화시킨다.

지지면

서 있는 경우 지지면은 발 바로 아래 부분과 발 사이 부분이라 할 수 있다. 발이 가까이 붙을수록 지지면이 좁아지면서 에너지를 더 많이 소모하고, 근육을 더 긴장시키고, 통증을 악화시킨다. 발이 양 옆으로 혹은 앞뒤로 넓게 벌려져 있을수록 지지면이 넓어지면서 지지면이 좁을 때와는 반대의 현상이 신체에 일어난다. 한 자리에 오랫동안 서 있거나 몸을 구부릴 때 발을 넓게 벌려줌으로써 지지면을 넓혀주면 좋다.

몸통 '블록'

몸통이 층층이 쌓여있는 상자나 블록으로 이루어졌다고 상상하는 것이다. 몸통의 큰 부위 하나하나가 블록 하나를 나타내는데, 예를 들어 발, 허벅지, 골반, 가슴과 등 등의 부위를 포함하는 상체 등이 각각 하나의 블록으로 생각된다. 이 블록들을 시각화 해보면 특히 서 있거나 걸을 때 더 쉽게 좋은 자세를 취할 수 있다.

심장 혈관

심장, 동맥, 정맥 등을 포함하는 체계를 말한다. 이 체계의 상태는 유산소운동을 함으로써 크게 개선될 수 있다.

경부(頸部)

목 부위를 말하는데 두개골 아랫부분부터 뒤쪽의 어깨뼈 부분까지를 포함한다. 또 목 옆 부분에서 인후(咽喉)까지, 목 앞부분과 쇄골뼈 쪽까지를 일컫는다.

무통 회로

신체에 편안함을 주는 전기적 회로이다. 이 회로는 긍정적인 생각/호흡, 좋은 자세, 고통 경감 '담요', 적절하게 균형 잡힌 운동과 휴식 등으로 야기된다.

압박

신체의 구조적 체계에 가해지는 중력의 압력을 의미한다. 중력의 힘은 나쁜 자세나 긴장된 근육으로 인해 증가되는데, 이는 보통 추울 때, 통증을 느낄 때, 화가 날 때, 두려울 때, 우울할 때 더욱 심해진다. 심한 압박이 어느 정도의 시간 동안 계속 가해지다 보면 구조적 체계에 통증이 심해져 결국 신체에 피해를 입히게 된다.

수축

근육이 일을 많이 하게 되면 수축이라고 알려진 근육 긴장을 일으킨다. 휴식을 취할 때나 사무실에서 대개 취하는 자세들에 있어서 몸이 균형을 잡은 채로 잘 지탱될 수 있으려면 언제나 편안한 정도의 즉, 최소한의 수축만이 있어야 한다.

압박 줄이기

신체의 구조적 체계에 가해지는 압력을 줄이는 것이다. 압박은 대개 좋은 자세를 취하거나 근육을 이완시켰을 때 줄어든다. 너무 오랫동안 서 있었거나 너무 많은 일을 함으로써 통증이 악화된 경우 어딘가에 기대는 자세(3장 참고)를 취하면서 척추에 가해지는 압박을 줄이고, 통증도 완화시킬 수 있다.

퇴행

외상, 노화, 질병 등으로 일어나게 되는 부정적인 신체 구조적 변화를 일컫는다. 척추에 있어서의 퇴행이란 척추뼈 사이가 좁아지는 것이다.

전기적 체계

신경 체계를 쉽게 이해할 수 있도록 만든 개념으로, 전기적 체계는 뇌, 척수, 온 몸의 신경, 통증 회로, 무통 회로 등을 포함한다. 전기적 체계의 기능으로는 호흡, 사고, 감각 등이 있다.

엔돌핀

통증 회로를 차단하기 위해 신체 내에서 자연스럽게 생성되는 화학 물질이다. 긍정적인 상상을 하거나 유산소운동을 하면 엔돌핀의 생성이 활발해진다. 치료용 마약을 오랫동안 복용하면 엔돌핀의 생성이 멈출 수 있다.

인체공학적 설계

사용이 편리한 제품들을 설명할 때 쓰이는 말로, 인체 구조를 기준으로 설계돼 특정한 기능들을 가지는 사무실 의자를 예로 들 수 있다. 불행하게도 '인체공학적 설계'가 인기 있는 마케팅 용어로 부상하면서 이제는 '고급' 콘도와 맞먹는 의미로 쓰인다.

좋은 자세

자세 교정 운동을 해주면 나쁜 자세를 취하던 신체는 좋은 자세를 취하게 된다. 좋은 자세란 10-30초 정도의 짧은 시간 동안 의식적으로 좋은 자세를 취하는 것이다. 이렇게 함으로써 신체 내의 자세 '컴퓨터'가 이렇게 바뀐 자세가 이제부터 본연의 모습이라고 인식하게 된다. 그런 후에 좋은 자세를 천천히 풀어주면 신체가 좀더 중립적이면서도 나아진 자세를 취한다. 즉, 잠시 동안이나마 원래의 나쁜 자세를 완전히 취하지는 않을 것이다. 하루에도 여러 번씩 좋은 자세를 취하는 자세 교정 운동을 지속적으로 반복해주면 자세가 실제로도 더 나은 모습으로 개선될 것이다.

신근(伸筋)

척추 주위의 등 근육으로, 꼬리뼈에서부터 목 아랫부분까지를 포함한다. 이 근육이 탄탄하면 몸을 곧게, 일직선에 가깝게 설 수 있는 자세를 취하도록 지탱한다. 이 근육들은 배와 반대쪽에 위치해있지만, 복근(腹筋)과 함께 일하면서 척추가 탄탄하고, 유연하게 움직일 수 있도록 돕는다. 반대로 이 근육들이 지치고, 긴장하면 앉거나, 서거나 혹은 몸을 구부릴 때 구부정한 자세를 취하게 된다. 등 아랫부분이나 목 윗부분이 경직될 경우 척추 전만(前彎)증이 유발되거나 등이 뒤쪽으로 구부러질 수 있다.

등척(等尺) 운동/힘주기 운동

전혀 움직이지 않으면서 근육을 수축시키는 것으로, 근육을 줄이거나 늘이지 않은 상태에서 근육에 긴장을 가하는 것이다.

앉거나 서서 시험해보기

나쁜 자세를 계속 취하면서 최악의 자세가 어떤 건지를 확인해보는 시험이다. 이 시험은 운동으로서 반복하는 것이 아니고 일상 생활에서 취해질 수 있는 나쁜 자세가 어떤 것들인지 알기 전까지만 '시험'으로써 사용해야 한다. 나쁜 자세가 어떤 것인지를 인지한 후에는 편안한 자세를 취하고 서거나 앉은 상태에서 곧바로 좋은 자세를 취해줌으로써 자세 교정 운동을 실시하자.

척추 전만(목/허리 부위)

목과 허리 부위에서 보여지는 척추의 자연스러운 굴곡을 일컫는다(그림 1.13 참고). 어느 정도의 굴곡은 곧은 자세를 취하거나 충격을 흡수하는 데 필요하지만 이런 굴곡이 심해지거나, 너무 편평해지거나, 반대쪽으로 완전히 구부러지는 경우 통증이 유발된다.

요부(腰部)

다섯 개의 척추뼈와 연골, 관련 조직 등으로 이루어진 등 아랫부분을 말한다. 가슴에 굴곡을 보이는 부분 뒤쪽에서부터 골반 바로 위까지의 범위이다.

허리 지지물

초승달처럼 생긴 베개로, 등받이에 등을 기대고 앉을 때 좀더 곧은 자세를 취할 수 있도록 골반과 허리를 지지해준다.

근육 긴장

압박이나 정신적 흥분으로부터 야기된 통증을 수반하는 근육 활동이다. 이는 나쁜 자세, 피로, 부정적인 생각/감정 등으로 인해 나타난다.

정상 근육

움직이거나 쉴 때 구조 체계와 전기 체계가 조화를 잘 이루면서 나타나는 정상적인 근육 활동이다.

중립적 자세

몸통 '블록' 들이 앞뒤로나 양 옆으로 봤을 때 최적의 균형을 잡은 상태를 말한다. 좋은 자세를 취하고 어느 정도 멈춰준 후에 점점 힘을 풀면서 중립적인 자세를 취하게 된다. 좋은 자세에서 힘을 빼면서 취하게 되는 개선된 자세가 그때 그때에 따라 중립적인 자세가 되고, 시간이 지나면서 더 나은 중립적 자세를 취할 수 있게 된다.

뒤쪽으로 구부러진 등 아랫부분

자신의 옆모습을 봤을 때 등 아랫부분이 너무 뒤쪽으로 구부러지면서 배 아랫부분과 엉덩이가 바깥쪽으로 쭉 나와있는 경우를 일컫는다.

뒤쪽으로 구부러진 목

자신의 옆모습을 봤을 때 목이 너무 뒤쪽으로 구부러지면서 턱이 위쪽, 바깥쪽으로 들려 있고, 목이 위쪽, 앞쪽으로 뻗어있고, 머리 윗부분이 뒤쪽으로 기울어져 있는 경우를 일컫는다. 이런 자세는 목에 심각한 통증을 유발한다.

통증 회로

신체 내에 통증을 주는 전기 회로이다. 이 회로는 부정적인 생각/호흡, 나쁜 자세, 과도한/너무 적은 활동 등으로 인해 야기된다.

범위

움직임의 정도를 말한다. 대개 아프거나 불편함을 주는 범위의 움직임은 피해야 하고, 반대로 편안함을 느끼고, 좋은 자세를 취할 수 있을 정도의 움직임을 계속 해줘야 한다.

통증의 전이

원래 통증이 야기된 곳과 별개의 곳에서 느끼는 통증으로, 등에 문제가 있는 것 때문에 허벅지, 다리, 발 부위에서 느끼는 통증이나 목에 문제가 있는 것 때문에 어깨, 팔, 손 부위에서 느끼는 통증이 그 예이다.

굽은 등 아랫부분

자신의 옆모습을 봤을 때 등 아랫부분이 편평하거나 앞쪽으로 구부러지면서 가슴이 앞쪽으로 구부정하게 되는 상태를 말한다. 이런 자세는 등 아랫부분에 심각한 압박을 가하고, 목에 통증을 유발한다.

연한 조직

뼈보다는 근육 골격 체계의 조직들을 모두 포함하는데 근육, 힘줄, 인대, 근막(筋膜), 연골 등이 이에 속한다. 근육 골격 체계에 통증이 있는 경우 대개 피해를 입기 쉬운 부위라 할 수 있다.

긴장/통증

신체 부위가 너무 오랫동안 한 자세를 취하면서 혹은 너무 많은 스트레스를 받으면서 가해지는 압박을 일컫는다.

구조적 균형

자세, 체력, 유연성, 근력 등이 모두 조화를 이루는, 대칭적이면서 아주 좋은 자세이다. 앞뒤 양 옆으로 균형을 잡았다면 그 자세를 유지하기 위해 최소한의 근육 에너지만 소모하면 된다.

구조적 불균형

자세, 체력, 유연성, 근력 등이 조화를 이루지 못하는, 비대칭적이면서 아주 나쁜 자세이다. 이런 구조는 자세를 유지하기 위해 근육을 심하게 긴장시키고, 심한 통증을 유발시킨다.

구조 체계

근육 골격 체계를 이해하기 쉽게 설명하는 개념으로 골격, 근육, 힘줄, 인대 등을 포함한다. 구조 체계가 가지는 기능은 움직일 때, 쉴 때, 운동할 때 자세나 움직임을 취하는 것이다.

흉부 굴곡

경부와 요부 사이에서 보이는 척추의 굴곡을 말한다(그림 1.13 참고). 흉부 굴곡의 크기나 형태가 변형되면 목과 등 아랫부분에 통증이 나타난다.

환기

근육과 신경의 긴장을 해소하기 위해 의식적으로 호흡/상상법을 사용하는 것을 일컫는다.

척추뼈

경부 7개, 흉부 12개, 요부 5개를 포함하는 척추의 뼈를 의미하고, 이는 연한 조직들과 함께 척수에게 안정성, 움직임, 기반 등을 제공한다.

함용운
고려대학교 물리치료학과 교수
대한 운동치료학회 회장

일상생활에서 스스로 목이나 등, 허리의 통증을 다스리는 방법

지은이 / 함용운
펴낸이 / 이호동
디자인 / 김지연

펴낸곳 / 보문각
신 고 / 302-2003-00085
주 소 / 서울시 성동구 성수2가 3동 277-58
전 화 / (02) 468-0457
팩 스 / (02) 468-0458
e-mail / bomungak@paran.com

초판인쇄 / 2007년 10월 10일
초판발행 / 2007년 10월 15일

값 13,000원

ISBN 978-89-91060-92-0 03690

* 파본은 교환해 드립니다.